全国医学高等专科教育"十三五"规划教材
编审委员会

全国医学高等专科教育"十三五"规划教材

供护理、助产等相关专业使用

中医护理学

温茂兴　康凤河　主编

牛兴旺　主审

化学工业出版社

·北京·

本书主要介绍了阴阳五行学说、藏象、经络、病因病机、诊法、辨证、养生与治则、药物疗法与护理、针灸疗法及护理、其他中医护理技术等内容。针对护理专业的工作岗位特点，对中医护理与养生、方药的煎服法与护理、针灸疗法、推拿疗法、拔罐疗法、刮痧疗法等作了详述。在编写体例上，每章前提出学习目标，增加课堂互动性；正文中设置情境导入版块，培养学生的独立思考能力；章末安排了思考题，帮助学生复习和巩固本章知识。

本书可供高职高专护理、助产等相关专业使用，也可供从事护理教学和护理临床的人员参考。

图书在版编目(CIP)数据

中医护理学/温茂兴，康凤河主编. —北京：化学工业出版社，2017.12

全国医学高等专科教育"十三五"规划教材

ISBN 978-7-122-30207-6

Ⅰ.①中… Ⅱ.①温…②康… Ⅲ.①中医学-护理学-医学院校-教材 Ⅳ.①R248

中国版本图书馆 CIP 数据核字（2017）第 191532 号

责任编辑：邱飞婵　郎红旗　　　　　　　　　　　　装帧设计：关　飞
责任校对：边　涛

出版发行：化学工业出版社（北京市东城区青年湖南街 13 号　邮政编码 100011）
印　　装：大厂聚鑫印刷有限责任公司
787mm×1092mm　1/16　印张 13½　字数 331 千字　2018 年 3 月北京第 1 版第 1 次印刷

购书咨询：010-64518888（传真：010-64519686）　售后服务：010-64518899
网　　址：http://www.cip.com.cn
凡购买本书，如有缺损质量问题，本社销售中心负责调换。

定　　价：38.00 元

出版说明

为服务于我国医学高等专科教育护理专业高素质技能型人才的培养，贯彻教育部对"十三五"期间高职高专医药卫生类教材建设的要求，适应现代社会对护理人才岗位能力和职业素质的需要，遵照国家卫生和计划生育委员会关于职业资格考试大纲修订的要求，化学工业出版社作为国家规划教材重要出版基地，在对各院校护理专业的教学情况进行了大量调研和论证的基础上，于2016年12月组织60多所医学高等院校和高职高专院校，共同研讨并编写了这套高等专科教育护理专业"十三五"规划教材。

本套教材包括基础课程、专业课程和公共课程27种，其编写特点如下：

① 在全国广泛、深入调研的基础上，总结和汲取"十二五"教材的编写经验和成果，顺应"十三五"数字化教材的特色，充分体现科学性、权威性，同时考虑其全国范围的代表性和适用性。

② 遵循教材编写的"三基""五性""三特定"的原则。

③ 充分借鉴了国内外有关护理专业的最新研究成果，汲取国内不同版本教材的精华，打破了传统空洞、不实用的研究性知识写作思想，做到基础课程与专业课程紧密结合，临床课程与实践课程紧密对接，充分体现行业标准、规范和程序，把培养高素质技能型人才的宗旨落到实处。

④ 适应教学改革要求。本套教材大部分配有数字资源，部分学科还配有微课，以二维码形式与纸质版教材同期出版。

⑤ 教材出版后，化学工业出版社通过教学资源网（www.cipedu.com.cn）同期配有数字化教学内容（如电子教案、教学素材等），并定期更新。

⑥ 本套教材注重系统性和整体性，力求突出专业特色，减少学科交叉，避免相应学科间出现内容重复甚至表述不一致的情况。

⑦ 各科教材根据院校实际教学学时数编写，精炼文字，压缩篇幅，利于学生对重要知识点的掌握。

⑧ 在不增加学生负担的前提下，提高印刷装帧质量，根据学科需要部分教材采用彩色印刷，以提高教材的质量和可读性。

本套教材的编写与出版，得到了广大医学高等院校和高职高专院校的大力支持，作者均来自全国各学科一线，具有丰富的临床、教学、科研和写作经验。希望本套教材的出版，能够推动我国高职高专护理专业教学改革与人才培养的进步。

《中医护理学》编写人员名单

主　编　温茂兴　康凤河

副主编　毕桂芝　程敏辉　杨丽英

编　者（以姓氏笔画为序）

牛长生（汉中职业技术学院）

毕桂芝（首都医科大学燕京医学院）

刘绍文（铁岭卫生职业学院）

杜　云（天津医学高等专科学校）

杨丽英（新余学院）

康凤河（天津医学高等专科学校）

程敏辉（黑龙江护理高等专科学校）

温茂兴（襄阳职业技术学院）

前言

　　本教材是根据教育部颁布的护理专业教学标准提出的护理人才知识能力等要求，按照专业理论知识"必需、够用"，专业技能"娴熟、实用"的目标编写而成的，供全国高职高专护理、助产专业使用，也可供成人教育及广大医务工作者学习参考。

　　本教材凝聚了所有编者的智慧和教学经验。编写过程中，我们注重汲取不同版本中医护理学教材的长处和精华，对教材内容的编排取舍进行了认真构思，力求提高教材的适用性和针对性。中医护理理论博大精深，而护理、助产等专业的中医护理学学时一般较少，学习的侧重点也有别于其他专业，因而按照中医护理固有的理论体系，循序渐进地组织教学，让学生掌握和了解一定的基础知识和技能，是我们设计教材的理念和追求的目标。本书内容包括中医护理基础理论、诊法与辨证、中医养生与治则、中医用药护理、中医护理技能五大模块。针对护理专业的工作岗位特点，本书对中医护理与养生、方药的煎服法与护理、针灸推拿技术、拔罐法、刮痧法作了详述，鉴于中药与方剂的应用不是护理专业掌握的重点内容，因而以表格的形式直观简略地予以介绍。因内、外、妇、儿各专科具体病证的治疗不在护理专业培养目标之列，故本教材没有介绍具体病证的治疗与护理。

　　本教材编写过程中，首都医科大学燕京医学院、天津医学高等专科学校、新余学院、黑龙江护理高等专科学校、汉中职业技术学院、铁岭卫生职业学院、襄阳职业技术学院的领导和老师们给予了大力支持，特向指导、支持本教材编写工作的各单位领导、专家一并表示衷心感谢。

　　由于编者编写经验不足，学识水平有限，教材中疏漏之处难以避免，诚望使用本书的师生和读者提出宝贵意见。

温茂兴

2017 年 10 月于湖北省襄阳职业技术学院

目录

绪　论

【学习目标】
1. 说出中医护理的整体观念、辨证施护的内涵。
2. 说出中医四大经典著作及其历史意义。
3. 简述金元四大家、温病四大家的学术思想。

中医护理学是我国劳动人民在长期同疾病作斗争的过程中，经过不断积累、完善，逐渐形成的具有独特理论风格和诊疗手段的医学体系。中医护理学不仅在历史上为我国人民的保健事业和中华民族的繁衍昌盛做出了巨大贡献，而且至今仍然是我国人民防治疾病、维护健康的重要手段，并对世界医学的发展产生着深远的影响。

一、中医护理学发展概况

中国医药学历史悠久。距今三千多年前商代的甲骨文中就有疾、医、疥、龋、浴、沫等文字，说明我们的祖先很早就开始了医疗卫生及护理实践。据《周礼·天官》记载，周代宫廷医生中已经有食医（营养医生）、疾医（内科医生）、疡医（外科、伤科医生）、兽医之分，且建立了一套医政组织和医疗考核制度，并开始进行灭鼠、除虫、改善环境卫生等防病调护活动。

在两千多年前的战国时期，古代医家汲取不同哲学流派中唯物论和辩证法的精华，对上古以来的医疗实践进行了理论总结和概括，撰写了我国现存最早的医学经典著作《黄帝内经》。《黄帝内经》又简称《内经》，包括《素问》《灵枢》两部分，共18卷162篇论文。它对人体结构、病理以及疾病的诊断、治疗、预防、养生等问题作了系统阐述，内容十分丰富。它在阐述医学理论的同时，还对当时哲学领域中的一系列重大问题，诸如阴阳、五行、气、天人相应、形神关系等进行了深入探讨。它一方面以当时先进的哲学思想为指导推动医学科学的发展，同时又用医药发展的成果丰富了哲学理论。《黄帝内经》奠定了中医学的理论基础。这一时期的著名医家扁鹊，游走于民间为群众治病，对内、妇、儿、五官等科疾病都有专长，他擅长望诊和切诊，并采用砭法、针灸、按摩、汤液、熨贴、手术等治病方法，对疾病的诊断和治疗方法的发展做出了很大贡献。另一方面，《难经》阐述了脏腑、疾病、经络、针灸等内容，对脉诊和奇经的论述具有创见性，提出了有关命门、三焦的新观点，补充了《内经》的不足。

两汉时期，中医学快速发展。公元1世纪，我国第一部药物学专著《神农本草经》问世，它总结了汉代以前的药物学知识，收载药物365种，其中麻黄定喘、常山截疟、海藻治瘿瘤、水银疗疥疮等记载，不仅疗效确切，而且是世界药物史上最早的记录。东汉末年，杰出的医学家张仲景总结前人的经验，撰写了我国第一部临床医学专著《伤寒杂病论》，该书以六经论伤寒，以脏腑论杂病，确立了包括理、法、方、药在内的中医辨证论治理论体系，使中医学的基础理论与临证实践紧密结合起来，书中记载了许多疗效可靠的名方，至今仍为广大群众的医疗保健发挥着重要作用。在护理学方面，张仲景提出了辨证施护的原则，书中不但有丸、散、膏、丹等服药护理，还有洗、浴、熏、滴耳、吹鼻等外用药护理，以及汗、吐、下、和、温、清、消、补八法的护理。该书对医学发展影响很大，被誉为"证治准绳""方书之祖"。《伤寒杂病论》成书后，由于兵火战乱而散失，后经晋代王叔和搜集整理编成《伤寒论》和《金匮要略》两部书，与《黄帝内经》《神农本草经》合称为中医四大经典著作。东汉末年的另一位名医华佗，最先使用麻沸散对患者进行全身麻醉，并能进行腹腔肿物摘除术和肠胃手术，可见其外科手术已达到很高水平，在全世界开创了全身麻醉状态下施行外科手术的先河，并且是世界上最早的外科手术记载。他还特别重视体育锻炼在防病治病中的作用，认为体育锻炼可以疏通气血，帮助消化，增强体质，防治疾病，曾模仿虎、鹿、熊、猿、鹤五种动物的动作姿态，创编了一套名叫"五禽戏"的体操，开创了医疗体育的先河。三国时期的名医董奉不仅医术高超，而且高尚的医德为后世留下了佳话。他为人治病不收财物，只要求病愈后在他居住的庐山脚下种植杏树，数年后杏树成林，他又把收获的杏子换成粮食去救济贫民，这就是"杏林春暖"典故的由来。

晋至隋唐是我国医药学发展的辉煌时期。晋代王叔和著的《经效脉经》汇集了晋代以前脉学的成就，成为我国第一部脉学专著。皇甫谧著的《针灸甲乙经》是我国第一部针灸学专著。南北朝时期雷敩著的《雷公炮炙论》是我国最早的制药学专著。隋代巢元方等编著的《诸病源候论》是我国第一部病因病机学说和临床证候学专著，也是世界上第一部探讨病因病机的专著。隋唐之间的《颅囟经》是我国最早的儿科专著。唐代的孙思邈是这一时期最负盛名的医学家，被后世尊称为"药王"，他撰写的《备急千金要方》广采民间医疗经验，汇集唐以前大量医学文献资料，内容博大精深，是我国现存最早的医学类书。书中对妇科、小儿科病证的护理论述详细；"避瘟"篇记载了井水消毒、空气消毒的方药，首载葱管导尿法，对消毒技术、疮疡切开引流术和换药术等护理操作均有详细记载。唐代王焘著的《外台秘要》内容丰富，有关人工急救及疾病护理方法直到现在对临证依然有指导意义。唐代大中初年昝殷著的《经效产宝》是我国现存最早的妇产科专著。由唐皇朝组织苏敬等二十余人于659年编写完成的《新修本草》是我国也是世界上第一部由政府颁行的药典，载药850种，比过去公认为世界上最早的药典即1542年欧洲《纽伦堡药典》要早883年。

宋代医学发展的重要标志是印刷技术革新后大批医药书籍得以刊印，临床医学逐步向专科发展。1057年设立"校正医书局"，对历代重要的医籍如《素问》《伤寒论》《金匮要略》《脉经》《针灸甲乙经》《诸病源候论》进行整理、考校、刊印。宋朝庭几度组织力量编著了《太平圣惠方》《圣济总录》和《太平惠民和剂局方》等大型医书。1247年宋慈著的《洗冤录》是世界上最早的法医学专著，比欧洲最早的菲德里法医学专著还要早350多年，先后被译为多国文字，流传世界各地，为世界法医学的发展做出了重大贡献。陈自明的《妇人大全良方》是宋代杰出的妇科专著，至今还有很大的参考价值。北宋钱仲阳是当时有名的儿科医师，从事儿科专业40余年，学术造诣很深，由其弟子整理的《小儿药证直诀》是我国也是世界上较早的儿科学专著。

金元时期，出现了四大医学流派，他们是以刘完素为代表的"寒凉派"，认为病因以火热为多，治法强调降火；以张子和为代表的"攻下派"，认为治病应着重祛邪，故主张汗、吐、下法；以李东垣为代表的"补脾派"，认为补益脾胃是治病之要；以朱丹溪为代表的"滋阴派"，认为病理变化基本是"阳常有余，阴常不足"，故提倡治疗上着重养阴。他们之间的学术争鸣，极大地促进了医学理论的发展。元代危亦林著的《世医得效方》中，关于麻醉药的使用及对脊柱骨折采用悬吊复位法的记载，较之英国达维斯提出此法要早600多年，在伤科方面做出了突出成就。

明代编纂完成的几部方药书籍对后世医学的发展起到了推动作用。1578年，明代伟大医学家李时珍耗费30年时间，参考800多种书籍，并亲自奔走各地虚心求教，作实地调查，搜集各种药物标本，总结了16世纪以前的药物学成就，著成《本草纲目》一书，分52卷，载药1892种，绘图1000多幅，收集方剂10000多首。它不仅丰富了我国医药学的内容，而且奠定了植物学的基础。该书在17世纪初就传到国外，被译成朝鲜语、日语、德语、法语、俄语、拉丁语等多种文字，广泛流传于后世，是世界医学和生物学的重要典籍。明代的《普济方》是一部规模巨大的方书，共收集医方61739首，成为当时方剂学发展的高峰。

11世纪我国即开始应用"人痘接种法"来预防天花，到16世纪出现专著《种痘新书》，17世纪该法流传到欧亚各国，成为人工免疫法的先驱。

明末至清初，由于温疫病连年猖獗流行，在与急性外感病作斗争的过程中逐步形成了温病学派。明末吴又可著成《温疫论》一书，在当时没有显微镜的条件下，提出了传染病的病因是一种叫"戾气"的致病物质，传染途径是从口鼻而入。这种科学的见解，成为我国病因学说发展的里程碑。清代叶天士著《温热论》，阐明温病发生、发展的规律性，创立卫气营血辨证及辨舌、验齿、辨斑疹与白痦等诊断和护理方法；薛生白著《湿热条辨》，简要阐述了湿热病的病因、证候、特点及诊治法则；吴鞠通著《温病条辨》，首创三焦辨证论治的理论；王孟英著《温热经纬》，将温病分为新感与伏气两大类。以上四人被誉为清代"温病四大家"。

明清时期在医学文献的整理和研究方面做了大量工作。属于医学理论和各科汇集的有张景岳的《景岳全书》、王肯堂的《证治准绳》。临床各科方面，内科有薛己的《内科摘要》和王纶的《明医杂著》，外科有陈实功的《外科正宗》和王维德的《外科全生集》，妇科有武之望的《济阴纲目》和傅山的《傅青主女科》，儿科有万全的《万密斋医书十种》和陈复正的《幼幼集成》，针灸科有杨继成的《针灸大成》。这些医籍都是这一时期临床各科的代表性著作，对后世医学的发展均有着深远影响。

新中国成立以后，党和政府十分重视中医工作，制定了继承和发展中医学的政策，中医学的发展进入了一个崭新的历史时期。新兴的中医学科相继问世，中医基础理论研究获得较大进展。引入现代科技研究后证明，经络现象是人群中普遍存在的生命现象，并创造出针刺麻醉术。中医药对疑难杂证的治疗展现了独特优势，中西医结合治疗常见病、多发病取得满意疗效，采用了诸如针拨套出术治疗白内障，小夹板固定治疗骨折，中西医结合治疗急腹症、乙型脑炎、大面积烫伤，青蒿素治疗疟疾等疗法，丰富和发展了中医的治法。中医教育走入正规化轨道，形成了研究生、大学、高职高专、中职相结合的多层次教育模式，有的重点中医药大学进入国家"211"工程。

具有独特优势的中医药学愈来愈受到各国医药界乃至科技界的重视，近年来在全球范围内兴起了中医热，中医学将为全人类的医疗保健事业不断做出新的贡献。

二、中医护理学的基本特点

中医护理的理论体系是在经过长期反复的临床实践，在唯物论和辩证法思想的指导下，逐步形成的。这一独特的理论体系有两个基本特点：一是整体观念；二是辨证施护。

（一）整体观念

整体，就是统一性和完整性。中医学认为，人体是一个有机整体，构成人体的各个部分之间在生理上是相互协调的，在病理上是相互影响的；同时，人体与环境也是一个密切相关的整体。这种机体自身的整体性和内外环境统一性的思想，称之为整体观念。整体观念作为中医学的方法论和指导思想，贯穿于中医生理、病理、诊法、辨证、治疗等整个中医理论体系之中。

1. 人体是一个有机的整体

人体组织结构科学、严密、合理，是千万年来进化的产物。人体是由心、肝、脾、肺、肾（五脏），胆、小肠、胃、大肠、膀胱、三焦（六腑），皮、脉、肉、筋、骨（五体）以及目、舌、口、鼻、耳、前后二阴（诸窍）组成的统一整体。每一个组成部分是一个独立的器官，都有其独立的功能，但是，所有的器官都是通过经络彼此联系相互沟通的，任何细小的局部都是整体不可分割的一部分，不能离开整体而独立存在，离开整体则意味着功能的丧失。

中医学认为，人体整体的统一性是以五脏为中心，配合六腑、形体、官窍，即一脏、一腑、一体、一窍构成一个小系统，如心、小肠、脉、舌构成"心系统"，肝、胆、筋、目构成"肝系统"，以五脏为首形成的五小系统组成一个大（母）系统，从而构成了一个极其合理完善的有机整体。每个小系统都以五脏为首，故以五脏为中心。五脏之中又以心为最高统帅，心主宰人体所有生命活动。在这个有机整体内，五脏之间以相生相克关系维持动态平衡。人体通过精、气、血、津液输布、运行进行滋养濡润，通过经络相互联系协调其运动，从而达到表里相合、上下沟通、紧密联系、协调统一，形神合一，以神统形是整体统一的核心和具体体现。人体的高度统一不仅体现在生理上的协调一致，而且也体现在病理上的互相影响。因为人体一旦发病，脏腑之间、脏腑与体表组织器官之间必然相互影响，所以通过诊察五官、形体、色脉等外在变化，可以了解内在脏腑的病变，从而作出正确的诊断。同样，某些体表的病变，可以采取调整脏腑功能的治法，而脏腑的病变也可以采取外治的方法，针灸治疗就是一个典型的例子。

2. 人与环境密切相关

（1）人与自然界息息相关　人生活在自然中间，自然界存在着人类赖以生存的必要条件。人适应自然界的变化而生存，中医称之为"人与天地相应"。《灵枢·岁露》称："人与天地相参也，与日月相应也。"认为人体是一个小天地，是与自然界不可分割的相互协调的统一体。自然界不仅为人的生存提供必要的环境或条件，其时令交替、气象变迁、环境改变，均可以使人体产生一定的反应或适应。如自然界有春温、夏热、秋燥、冬寒等气候变迁，各种生物受其影响，有春生夏长秋收冬藏的变化，为了与自然界相适应，人体也有类似变化。气候变化影响到人体气血运行，气血或流畅或滞缓，所谓春夏脉多浮大、秋冬脉多沉小等。当春夏阳气发泄时，人体气血容易趋向于表，表现为皮肤松弛多汗少尿；当秋冬阳气收藏时，人体气血容易趋向于里，表现为皮肤致密少汗多尿。人体对自然界的适应还表现在地理环境、居住条件等许多方面。自然界的变化如果超出人体的适应能力，或者由于人体的功能失常，不能对自然界的变化作出适应性调节，就会发生疾病。人体发病往往具有季节特点，如春季多温病，夏季多泻痢，秋季多燥证和疟疾，冬季多伤寒。又如我国江南多湿热，人体腠理比较稀疏；西北多寒燥，腠理多致密。人们生活在这样的环境中，一旦易地而处，对气候、时差、水土不易适应，就有可能生病。

（2）人与社会关系密切　人是社会的组成部分，人能影响社会，社会的变化对人也产生影响。其中影响最明显的是社会的进步与落后、社会的治与乱，以及人的社会地位变化。社会进步经济发达，物资供应充足，医疗保健条件较好，人们的健康水平就较高。国泰民安，人们生活规律，抵抗力强，就不易得病；而社会大乱，人们生活不安宁，抵抗力就会降低，各种疾病就容易流行。社会地位的变化，会带来生活及心理的变化，对人体的健康也会产生影响。

（二）辨证施护

辨证施护是中医认识和护理疾病的基本法则，也是中医护理的基本特点之一。

"病""证""症"在中医护理中是三个不同的概念。"病"是指有特定病因、发病形式、病机、发病规律及转归的一种完整的过程，如感冒、中风、痢疾等。"症"又称"症状"，是疾病所反映出来的孤立的病情，如发热、咳嗽、头痛、腹泻、乏力等。"证"是指证候，是机体在疾病发展过程中某一阶段的病理概括。证候能反映出疾病发展过程中某一阶段病理变化的本质，因而比症状更全面、更深刻、更正确地揭示了疾病的本质，也比"病"更具体、更贴切。

辨证，就是将望、闻、问、切所收集的症状与体征，通过分析、综合，辨清其疾病的病因、性质、部位和邪正之间的关系，从而概括判断为某种证候。施护，就是根据辨证的结果，确定相应的护理方法。辨证是决定施护的前提和依据，施护是辨证的目的和手段。所以说辨证施护的过程，就是认识疾病和护理疾病的过程。辨证与施护，是诊治和护理疾病过程中相互联系不可分割的两个方面，是理论和实践相结合的体现，是理、法、方、药在临床上的具体应用，是指导中医临床护理工作的基本法则。

辨证施护既不同于"对症施护"，也不同于现代医学的"辨病施护"。由于一个疾病的不同阶段可以出现不同的证候，而不同的疾病有时在其发展过程中却可以出现相同的证候，因此，同一个疾病由于证候不同，其护理原则和方法也就不同；而不同的疾病只要出现相同的证候，就可以采用相同的护理方法。这就是中医护理"同病异护"和"异病同护"的道理所在。这种针对疾病发展过程中不同质的矛盾用不同的方法去解决的做法，反映了辨证施护的精神实质。

思考题

（1～3题共用题干）

刘某，女，39岁。因恶寒发热、咳嗽来诊。主诉：前晚因贪凉寝于工地楼顶，昨天始感咽干咽痛，咳嗽，今起渐感烦热，出汗，微恶寒，咳嗽加剧，咳少量黄痰。舌红，苔薄黄，脉浮数。精神、饮食欠佳。体温38.8℃，心率96次/分。

1. 如果你施护该患者，最关注患者的（　　　）。

A. 何系统患病　　　　　　　　B. 何证型　　　　　　　　　C. 何症状

D. 何脏器患病　　　　　　　　E. 患何病

2. 中医诊断该患者为风热感冒，你认为（　　　）。

A. 治法同于风寒感冒　　　　　B. 治法同于气虚感冒　　　　C. 治法同于阳虚感冒

D. 宜清热解表　　　　　　　　E. 感冒治法皆相同

3. 服药4天后，患者其他症状改善，咳嗽迁延十多天，到针灸科治疗，针刺手掌部鱼际穴和腕上列缺穴后咳止。关于针刺手掌部穴位治疗咳嗽，以下哪种说法最准确（　　　）。

A. 体现了中医学的辨证论治　　B. 体现了中医学的整体观念

C. 体现了中医学的辨病论治　　D. 治咳嗽最宜用针灸法

E. 治咳嗽必须服药与针灸合用

（温茂兴）

第一章

阴阳五行学说

【学习目标】

1.说出阴阳学说和五行学说的基本内容。

2.简述阴阳学说和五行学说在中医护理中的应用。

第一节　阴阳学说

一、阴阳的基本概念

阴阳是宇宙中相互关联的事物或现象对立双方属性的概括，含有对立统一的观念。阴和阳既可以代表相互对立的两个事物，也可以代表同一事物内部所存在的相互对立的两个方面。阴阳的最初含义是很朴素的，是指日光的向背，朝向日光则为阳，背向日光则为阴。向阳的地方光明、温暖，背阳的地方黑暗、寒冷，古人根据这一特点，就以光明、黑暗、温暖、寒冷分阴阳。先民们在长期的生活实践中，不断地引申其义，将日月、昼夜、天地、上下、动静、升降、水火、内外、雌雄等相反的事物和现象，都以阴阳来加以概括。如昼为阳，夜为阴；晴天为阳，阴天为阴；上为阳，下为阴；火为阳，水为阴等（表1-1）。一般来说，凡是明亮的、温热的、外在的、运动的、兴奋的、上升的、功能亢进的、强大的、功能的，统属于阳的范畴；反之，晦暗的、寒冷的、内在的、静止的、抑制的、下降的、功能衰退的、弱小的、物质的，统属于阴的范畴。阴和阳的相对属性引入医学领域，即是将具有推动、温煦、兴奋等作用的物质和功能，统属于阳；对人体具有凝聚、滋润、抑制等作用的物质和功能，统属于阴。

表 1-1　事物阴阳属性举例

阳	日	天	昼	火	上	左	温热	明亮	春夏	运动	向外	上升	兴奋	亢进	强大	功能
阴	月	地	夜	水	下	右	寒冷	晦暗	秋冬	静止	向内	下降	抑制	衰退	弱小	物质

事物的阴阳属性并不是绝对的，而是相对的。其相对性有两方面内容：一是阴阳双方是通过比较而分阴阳的。因此，单一事物是无法确定阴阳属性的。如80℃的水和20℃的水相比较，80℃的水当属阳，但80℃的水同100℃的水相比较，则应属于阴。二是在阴阳之中可以再分阴阳，就是说阴中包含着阴阳，阳中也包含着阴阳。如昼为阳，夜为阴，而上午为阳中之阳，下午则为阳中之阴；前半夜为阴中之阴，后半夜为阴中之阳。由此可见，宇宙间的

任何事物都可以概括阴和阳两类，任何一种事物内部又可以分为阴和阳两个方面，而每一事物内部阴或阳的任何一方，还可以再分阴阳。这种既相互联系而又相互对立的现象，在自然界里是无穷无尽的。

二、阴阳学说的基本内容

阴阳的对立统一和运动变化规律，主要表现在以下五个方面。

（一）阴阳交感

所谓阴阳交感，是指阴阳二气在运动中相互感应而交合的过程。由于天地阴阳二气的交感或雌雄二性的构合，有形的万物才能产生，新的个体才能诞生。如果没有阴阳的交感运动，就没有生命，也就没有自然界。可见，阴阳交感是生命产生的基本条件。阴阳交感是在阴阳二气运动的过程中进行的，没有阴阳二气的运动，也就不会发生阴阳交感。可以说，阴阳二气是阴阳交感得以实现的基础，阴阳交感则是阴阳二气在运动过程中的一种最佳状态。阴阳的相互交感，使对立着的两种事物或力量统一于一体，于是产生了自然界，产生了万物，产生了人类，并使自然界时时处于运动变化之中。

（二）阴阳对立制约

阴阳学说认为，自然界的一切事物和现象都存在着相互对立的阴阳两个方面。阴阳的相互对立，是说阴阳性质的相反。阴阳相反导致阴阳相互制约，例如温热可以驱散寒冷，冰冷可以降低高温，水可以灭火，火可以使水沸腾而化为气等。温热与火属阳，寒冷与水属阴，这就是阴阳之间的相互制约。阴阳双方制约的结果，使事物取得了动态平衡。就人体的正常生理功能而言，功能之亢奋为阳，抑制为阴，二者相互制约，从而维持人体功能的动态平衡，这就是人体的正常生理状态。

（三）阴阳互根互用

阴阳互根是指一切事物或现象中相互对立着的阴阳两个方面，具有相互依存、互为根本的关系。即阴或阳任何一方都不能脱离另一方而单独存在，每一方都以相对的另一方的存在作为自己存在的前提和条件。如上为阳，下为阴，没有上也就无所谓下，没有下也就无所谓上。热为阳，寒为阴，没有热也就无所谓寒，没有寒也就无所谓热等，所以说阳依存于阴，阴依存于阳。中医学把这种相互依存关系，称之为"互根"。

阴阳的互用是指阴阳之间还存在着相互资生、相互促进和助长对方的关系。《素问·阴阳应象大论》说："阴在内，阳之守也；阳在外，阴之使也。"是说阴精在内，是阳气的根据；阳气在外，是阴精所化生的（役使）。如气属阳，血属阴，血液的化生必须依靠气化作用来实现，而气的运行要靠血为载体。阳根于阴，阴根于阳，无阳则阴无以生，无阴则阳无以化，因此中医学中有"善补阳者必于阴中求阳，善补阴者必于阳中求阴"的说法。

如果由于某种原因，使阴阳双方这种互根互用的关系遭到破坏，就会导致"孤阴不生，独阳不长"。就人体而言，机体物质与功能之间的互根互用关系失常，机体生生不息的功能也就遭到破坏，甚则"阴阳离决，精气乃绝"而死亡。

（四）阴阳消长平衡

阴阳消长是指相互对立又相互依存的阴阳双方，不是处于静止不变的状态，而始终处于

"阴消阳长"或"阳消阴长"的运动变化之中。所谓"消长",是说一方增长,会削弱对方的力量,导致对方相对不足,即"此长彼消";或一方的不足,导致对方的相对亢盛,即"此消彼长"。阴阳双方在这种消长变化的运动中,维持着阴阳之间的相对平衡。所以说,阴阳之间的平衡,不是静止的和绝对的平衡,而是始终贯穿着阴阳双方的消长变化,是动态的、相对的平衡。这种平衡关系称为消长平衡,它也反映了辩证唯物主义关于物质的绝对运动和相对静止的观点。

事物阴阳的消长平衡是普遍存在的。如一年四季气候的变化,从冬经春至夏,气候由寒逐渐变热,是一个"阴消阳长"的过程;由夏经秋至冬,气候由热逐渐变寒,又是一个"阳消阴长"的过程。这种阴阳消长的过程,维持了一年四季气候的正常交替,也使气候处于一种动态平衡之中。

(五)阴阳相互转化

阴阳对立的双方,在一定的条件下,可以各自向其相反的方向转化,阴可以转化为阳,阳也可以转化为阴,从而使事物的性质发生根本性的改变。阴阳的转化必须具备一定的条件,这种条件就是"重"或"极",即所谓"物极必反",就是对立双方的力量消长必须达到极限,才可发生根本变化,没有这一条件,阴阳的转化便不可实现。如某些急性温热病,体温逐渐升高,若不能及时控制,持续高热之后,有可能突然出现体温下降、面色苍白、四肢厥冷、脉微欲绝等阳气暴脱的危象,这种病证变化过程,即属于阳证转化为阴证。阴阳的转化过程是一个由量变到质变的过程,阴阳消长是量变,是阴阳转化的前提,阴阳转化是质变,是阴阳消长的结果。

三、阴阳学说在中医护理中的应用

阴阳学说渗透于中医学理论体系的各个方面,用以说明人体的组织结构、生理功能、病理变化,并有效指导着临床诊断治疗、预防和养生。

(一)说明人体的组织结构

人体是一个有机整体,其一切组织结构,既是有机联系的,又可以划分为相互对立的阴阳两部分。就人体部位来说,上为阳,下为阴;背部为阳,腹部为阴;体表为阳,体内为阴。按照脏腑功能特点划分,心、肝、脾、肺、肾五脏为阴,胆、胃、小肠、大肠、膀胱、三焦六腑为阳。五脏之中,又各有阴阳所属,即心、肺居于上部(胸腔)属阳,肝、脾、肾位于下部(腹腔)属阴。若具体到每一脏腑,则又有阴阳之分,如心有心阴、心阳,肾有肾阴、肾阳。总之,人体组织结构的上下、内外、表里、前后各部分之间,以及内脏之间,无不包含着阴阳的对立统一。所以《素问·宝命全形论》说:"人生有形,不离阴阳。"

(二)说明人体的生理活动

人体正常的生命活动,是阴阳两个方面保持着对立统一的协调关系,使其处于动态平衡状态的结果。凡组织结构和气血津液等物质均属于阴,这些物质所发挥的功能则属于阳。物质是功能的基础,功能是物质的反映。两者之间,不仅互相对立,而且互相依存。各种功能活动(阳)的产生,必然要消耗一定的营养物质(阴),而各种营养物质(阴)的新陈代谢,又必定要消耗一定的能量(阳)。正常情况下,这种阴阳消长处于一种动态平衡之中,保证了脏腑功能的健全和正常的生理活动。

（三）说明人体的病理变化

人体疾病的发生均可用阴阳失调来概括说明。疾病的发生发展关系到正气和邪气两个方面。正气分阴阳，包括阴液和阳气两部分；邪气亦有阴邪和阳邪之分。疾病发生发展的过程，就是邪正斗争的过程，无论其病理变化如何复杂，都不外乎阴阳的偏胜或偏衰。阴或阳任何一方高于正常水平，必然导致另一方的相对不足而发病，即"阳胜则阴病""阴胜则阳病""阳胜则热""阴胜则寒"。反之，阴或阳任何一方的不足，必然导致另一方的相对亢盛而发病，即"阳虚则寒""阴虚则热"。此外，由于阴阳互根，当阴阳任何一方虚损到一定程度时，也常可导致对方的不足，即所谓"阴损及阳""阳损及阴"，甚则出现"阴阳俱虚"。因阴阳失调而出现的病理现象，在一定的条件下，可向各自相反的方向转化，即阴证可以转化为阳证，阳证可以转化为阴证。

（四）用于疾病的诊断

任何疾病，尽管它的临床表现错综复杂，千变万化，但都可以概括为阴证与阳证两大类。临床上常用的八纲辨证，是各种辨证的纲领，而又以阴阳作为八纲的总纲，以统领表里、寒热、虚实，即表证、热证、实证属阳，里证、寒证、虚证属阴。正确的诊断，首先要分清阴阳，才能抓住疾病的本质，做到执简驭繁。

（五）用于疾病的防治

中医学认为，疾病的本质就是阴阳失调。因此，中医学治疗疾病的根本原则就是调整阴阳，补偏救弊，使阴阳重新恢复相对平衡状态。针对疾病阴阳偏胜偏衰的状况，采取"实则泻之""虚则补之"的治疗原则，以达到恢复新平衡的目的。

阴阳学说也可用来概括中药的性能。药物的气、味和升降浮沉，皆可用阴阳来归纳说明。药物有寒、热、温、凉四气，寒凉药属阴，温热药属阳。药物有辛、甘、酸、苦、咸五味，辛、甘属阳，酸、苦、咸属阴。药物有升降浮沉四种作用趋向，升浮药属阳，沉降药属阴。

阴阳学说还可用于指导疾病的预防。中医学认为，人以正气为本，"正气存内，邪不可干""邪之所凑，其气必虚"，善于保养阴精阳气，则邪气不侵。而养护正气的根本法则就是要求人体内部的阴阳变化与天地自然之间的阴阳变化协调一致，也就是说善于调整阴阳，是防病摄生的根本。

第二节　五行学说

一、五行的基本概念

五，指木、火、土、金、水五种物质；行，指它们的运动和变化。五行，就是指木、火、土、金、水五种物质及其运动变化。

五行学说认为，宇宙间的一切事物都是由木、火、土、金、水五种物质所构成，这五种物质各具特性，但都不是孤立存在的，而是紧密联系的，既相互资生，又相互制约，从而促进了自然界事物的发生和发展，维持着它们的协调和平衡。

二、五行学说的基本内容

（一）五行的特性

古人对五行特性的认识，是通过长期的生活和生产实践体验，并加以抽象归纳的结果。因此，五行的特性虽然来自于木、火、土、金、水，但实际上又超越了这五种具体事物的本身，具有抽象的特征和更广泛的含义。

木的特性：古人称"木曰曲直"。曲，屈也；直，伸也。木具有能屈能伸、生长、生发、条达、舒畅的特性。

火的特性：古人称"火曰炎上"。炎，热也；上，向上。火具有温热、升腾、向上的特性。

土的特性：古人称"土爰稼穑"。稼穑，指农作物的播种和收获。土具有承载、生化、受纳的特性。

金的特性：古人称"金曰从革"。从，顺从；革，变革。金具有能柔能刚、变革、肃杀、下降的特性。

水的特性：古人称"水曰润下"。润，滋润；下，向下。水具有寒凉、滋润、向下、闭藏的特性。

（二）事物属性的五行归类

五行学说采用取类比象的方法，将事物的不同性质、作用和形态与五行的特性进行类比，从而分别归属于木、火、土、金、水五行之中。

五行学说对事物属性的归类推演法则是：以天人相应为指导思想，以五行为中心，以空间结构的五方、时间结构的五季、人体结构的五脏为基本框架，将自然界的各种事物和现象以及人体的生理病理现象，按其属性进行归纳。凡具有生发、条达、舒畅等性质和作用者，统属于木。具有温热、炎上等性质和作用者，统属于火。具有承载、生化等性质和作用者，统属于土。具有肃杀、下降等性质和作用者，统属于金。具有寒凉、滋润、向下等性质和作用者，统属于水。将人体的生命活动与自然界的事物和现象联系起来，便形成了人体内外互相关联的五行结构系统，用以说明人体的生理病理现象及人与自然环境的统一性（表1-2）。

表 1-2　事物属性的五行归类举例

自然界						五行	人体							
方位	气候	季节	五化	五色	五味		脏	腑	五官	形体	情志	五液	五华	五声
东	风	春	生	青	酸	木	肝	胆	目	筋	怒	泪	爪	呼
南	暑	夏	长	赤	苦	火	心	小肠	舌	脉	喜	汗	面	笑
中	湿	长夏	化	黄	甘	土	脾	胃	口	肉	思	涎	唇	歌
西	燥	秋	收	白	辛	金	肺	大肠	鼻	皮毛	悲	涕	皮毛	哭
北	寒	冬	藏	黑	咸	水	肾	膀胱	耳	骨	恐	唾	发	呻

（三）五行的相生相克

五行学说以五行的相生、相克来说明事物之间的相互资生和相互制约关系，五行的相生、相克是事物运动变化的正常规律。

相生，是指一事物对另一事物的生长和功能具有促进、助长和资生的作用。五行相生的次序是：木生火，火生土，土生金，金生水，水生木，依次资生，循环无端。在五行相生的关系中，任何一行都有"生我"和"我生"两方面的关系。生我者为母，我生者为子，所以又称"母子关系"。以火为例，生我者为木，则木为火之母；我生者为土，则土为火之子。其他依此类推。

相克，是指一事物对另一事物的生长和功能具有抑制和制约的作用。五行相克的次序是：木克土，土克水，水克火，火克金，金克木。在五行相克的关系中，任何一行都有"克我"和"我克"两方面的关系。克我者为所不胜，我克者为所胜，所以又叫"所胜""所不胜"的关系。以土为例，克我者为木，则木为土之所不胜；我克者为水，则水为土之所胜。其他依此类推。

在五行的生克关系中，任何一行都有"生我"和"我生"，"克我"和"我克"四个方面的关系。以木为例，生我者为水，我生者为火，克我者为金，我克者为土。这就说明，在五行系统中，各个部分不是孤立存在而是密切相关的，每一部分的变化，必然影响其他部分的状态，而其本身又受到五行整体的统一制约。

五行的相生相克是不可分割的两个方面。没有生，就没有事物的运动和变化；没有克，就不能维持正常协调关系下的变化与发展。因此，必须生中有克，克中有生，相反相成，才能维持和促进事物相对的平衡协调和运动变化。五行之间这种生中有克、克中有生、相互生化、相互制约的关系，称之为"制化"。如金可以克木，但木可以通过生火，使火来克金，以此来维持相互之间的平衡。其他依此类推（图1-1）。

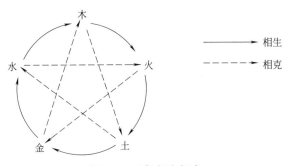

图 1-1 五行相生相克

（四）五行的相乘相侮

相乘相侮是五行之间正常的生克制化现象遭到破坏以后出现的异常的相克现象。

相乘：乘，凌也，即欺负之意。五行相乘，是指五行中某一行对其所胜一行的过度克制。相乘的次序与相克同。

引起相乘的原因，有太过和不及两个方面。太过所致的相乘，是指五行中某一行过于亢盛，对其所胜的一行进行超过正常限度的克制，引起其所胜一行的虚弱，从而导致五行之间生克制化的异常。如木气过于亢盛，对土克制太过，土本无不足，也难以承受木的过度克制，导致土的不足，称之为"木旺乘土"。不及所致的相乘，是指五行中某一行过于虚弱，难以抵御其所不胜一行正常限度的克制，使其本身更显虚弱。如土气过于不足，木虽然处于正常水平，土仍难以承受木的克制，使土更显不足，称之为"土虚木乘"。

相侮：侮，即欺侮，有恃强凌弱之意。相侮是指五行之间的克制次序遭到破坏，出现逆向克制的异常相克现象，又称"反克"。因此，相侮的次序与相克的次序正好相反。发生相侮的原因主要有两个方面：一是五行中的某一行过于强盛，对原来"克我"的一行进行反克。例如，正常情况下木应受到金的克制，若木气太盛，不仅不受金的克制，反而反克金，称为"木侮金"。二是五行中的某一行过于虚弱，不仅不能克制应克的一行，反而受到被克一行的反克。例如，正常情况下，金应克木，若金气虚弱，不仅不能克木，反而受到木的反侮，称为"金虚木侮"。

五行之间的乘侮现象可以同时发生。如木过强时，既可乘土，又可侮金；反之，木气虚弱时，则不仅金来乘木，而且其所胜之土也乘虚而反侮之。

三、五行学说在中医护理中的应用

（一）说明五脏的生理功能与相互关系

五行学说将五脏归属于五行，以五行的特性来说明五脏的生理功能特点。如肝属木，肝主疏泄而恶抑郁；心属火，心阳主温煦；脾属土，脾化生气血而为后天之本；肺属金，肺气清肃下降；肾属水，肾藏精、主水。

五行学说用五行相生的关系说明五脏之间的相互资生、相互为用的关系。如肝生心即木生火，肝藏血以济心；心生脾即火生土，心阳温煦脾土、助脾运化；脾生肺即土生金，"脾气散精，上归于肺"；肺生肾即金生水，肺气清肃，通调水道以助肾水；肾生肝即水生木，肾藏精以滋养肝血。

用五行相克的关系说明五脏之间相互制约、相互克制的关系。肾克心即水克火，肾水滋润上行以制约心火，防止其过亢；心克肺即火克金，心火的温煦有助于肺气宣发，制约肺气的过于肃降；肺克肝即金克木，肺气清肃下行可抑制肝气的过度升发；肝克脾即木克土，肝木条达可疏泄脾土之壅滞；脾克肾即土克水，脾主运化水湿可防止肾水泛滥。

（二）说明五脏病变的相互影响

在临床上，五脏发生病变时，可以"母病及子"，也可"子病犯母"。如先有肾精不足，不能滋养肝阴，导致肝肾阴虚，又叫"水不涵木"，就是"母病及子"的表现。先有心血不足，累及肝脏，导致肝血不足而成心肝血虚，就是"子病犯母"，或称"子盗母气"。

同时，五脏病变时，也可出现"相乘"和"相侮"的现象。如肝气亢盛，影响脾的运化功能，叫"木乘土"。肝火上亢，消铄肺金，使肺的宣发肃降功能失常，称为"木火刑金"或"木火侮金"。

（三）用于疾病的诊断

人体是一个有机整体，内脏有病可以反映到相应的体表组织，出现色泽、声音、气味、形态、脉象等方面的异常变化。由于五脏与五色、五音、五味等都根据五行的特性进行了分类归属，因此在诊断疾病时，就可以用望、闻、问、切四诊所得来的资料，用五行的归类和生克乘侮规律来推断疾病的发生和演变。如面见青色、喜食酸味、脉见弦象，多为肝病；面见赤色、口苦、心烦、脉洪，多为心火亢盛；面见黄色，多为脾虚；面见白色，多为肺病；面见黑色，多为肾病。

（四）用于疾病的治疗

在脏腑功能失调时，除对本脏进行治疗外，还应考虑到脏腑的传变关系，根据五行的生克乘侮规律调整其他脏腑的太过与不及，控制疾病的传变，防止疾病传入他脏。如肝气亢盛，可致木旺乘土，传病于脾，故在泻肝时要补脾，防止肝病传变于脾。

在确定治疗原则时，可以根据相生规律采取补母和泻子的方法。如滋水涵木法，即补益肝肾法，是通过滋补肾阴来养肝阴，适用于肝肾阴虚或肝阳偏亢之证；培土生金法，即补脾益肺法，是通过补益脾气来补肺气，适用于脾肺气虚证。也可以根据相克规律采取"抑强"和"扶弱"的方法，"抑强"主要用于太过引起的相乘和相侮，"扶弱"主要用于不及引起的相乘和相侮。如抑木扶土法，即疏肝健脾法，适用于木旺乘土或土虚木乘之证，如用于木旺乘土，则以抑木为主、扶土为辅，如用于土虚木乘之证，则应以扶土为主、抑木为辅。

思考题

(1～3题共用题干)

林某，女，43岁。因家庭变故，半年来郁郁寡欢，渐感胸胁胀闷，嗳气泛酸，时有呃逆，头晕头痛，失眠，纳差，脘腹胀满，神疲乏力，渐消瘦，查体血压升高。舌淡苔薄黄，脉弦数。

1.用五行学说解释其病机，正确描述是（　　）。

A.木克土 　　　　　　　　B.土侮木 　　　　　　　　C.木乘土

D.木侮土 　　　　　　　　E.土生木

2.患者未及时得治，后频发咳逆，咳少量黏痰，甚或咯血，面红，眼干红。用五行学说解释其病机，正确描述是（　　）。

A.土生金 　　　　　　　　B.金克木 　　　　　　　　C.金侮木

D.金乘木 　　　　　　　　E.木侮金

3.患者治疗1个月后，其他症状改善，唯余头晕目眩、耳鸣、腰膝酸软、午后烦热、颧红、盗汗。舌红少苔，脉弦细数。属肝肾阴虚。宜用的治法是（　　）。

A.益火补土法 　　　　　　B.培土生金法 　　　　　　C.金水相生法

D.滋水涵木法 　　　　　　E.培土制水法

（温茂兴）

第二章

藏　象

○○○○○○○○○○○○○○○○○○○○○○○○○○○○○○○○○○○○○○
○○○○○○○○○○○○○○○○○○○○○○○○○○○○○○○○○○○○○○
○○○○○○○○○○○○○○○○○○○○○○○○○○○○○○○○○○○○○○

【学习目标】

1. 说出五脏六腑的生理功能、常见病理表现，气血津液之间的关系。
2. 简述五脏六腑之间的关系，气血津液的概念、生成及功能。
3. 具有初步运用藏象理论说明人体生理活动与病理变化的能力。

情境导入

李某，女，32岁，经常不按时进餐，每餐进食也不规律。昨日与几个好友一起聚餐，进食很多，回家后出现腹部胀满、疼痛、嗳腐吞酸，舌苔厚腻，脉滑。

请问：

1. 根据藏象学说，影响到哪个脏？
2. 该脏腑互为表里的是什么？
3. 脏与腑之间如何相互影响？

藏象，最早见于《素问·六节藏象论》。藏，在内之意，指藏于人体内的脏腑，其中包括五脏、六腑以及奇恒之腑；象，征象和形象之意，其一是指脏腑的形态结构，例如：关于肾的具体形态，《类经图翼》描述："肾有两枚，形如豇豆，相并而曲，附于脊之两旁，相去各一寸五分，外有黄脂包裹，各有带两条。"其二指藏于体内的脏腑表现于外的生理活动和病理变化。所谓"藏象"，就是指人体内脏腑的生理活动及病理变化表现于外的征象。

藏象学说是我国医学理论体系的核心，是中医基础理论的重要组成部分，是辨证论治的基础，对临床实践具有普遍的指导意义。其研究内容可分为两部分：一是研究人体各脏腑的生理功能、病理变化及脏腑间相互关系；二是探讨气血津液的生理功能、病理变化以及相互关系。

第一节　脏　腑

脏腑是人体内脏的统称，分为脏、腑和奇恒之腑。心、肝、脾、肺、肾合称为五脏，形态结构是实体性器官，主要生理功能为生化和贮藏精气，所谓"藏精气而不泻"。胆、胃、大肠、小肠、三焦、膀胱合称为"六腑"，形态结构为中空的空腔器官，主要生理功能为收纳和腐熟水谷，传化和排泄糟粕，所谓"传化物而不藏"。脑、髓、骨、脉、胆、女子胞合称为"奇恒之腑"，奇，异也，恒，常也。"奇恒之腑"形态结构类似"腑"，多为中空的空腔器官，功能主藏精气又与脏相似，似脏非脏，似腑非腑，故称之为"奇恒之腑"。

一、五脏

（一）心

心居于胸腔，其位置偏左，有心包卫护于外。膈之上，内有孔窍。心的生理功能是"主血脉和主藏神"。其五行属性为"火"，起着主宰生命活动的作用，称为"君主之官"。与六腑中的"小肠"互为表里。心开窍于"舌"，在体合脉，其华在面，在志为喜，在液为汗。其主要生理功能如下。

1. 心主血脉

脉，即血脉、经脉，为血之府，即血液的居所。脉是血液运行的通道，全身的血液，都在脉中运行，依赖心脏的搏动而输送到全身，川流不息，循环无端，发挥其濡养作用。脉道的通利与否，直接影响到血液的运行。

心主血，一是指心气能够推动血液运行，输送营养物质于全身脏腑、形体、官窍；二则水谷精微通过脾的转输升清作用，上输于心肺，在肺吐故纳新之后，复注于心脉化赤而变成新鲜血液。所以说，"血乃中焦之汁，流溢于中以为精，奉心化赤而为血"（《侣山堂类辨》）。"奉心化赤而为血"说明心也参与血液的生成。"血为心火之化，以其为心火所成……故经谓心生血，又云血属于心"（《医碥·血》）。

心主脉，指心气推动和调控心脏的搏动和脉道的舒缩，使得脉道通利，血流通畅。心脏的正常搏动，依赖心气。心气充沛，才能维持心力、心率和心律，血液才能在脉中正常运行。血液的正常运行，也有赖于血液本身的充盈。心气充沛、脉道通利、血液充盈，三者具备，血液得以正常运行，表现出面色红润、脉象和缓有力。如心气不足、血液亏虚、脉道不利，势必造成血流不畅，可见面色苍白、脉细弱无力，如果出现心血瘀阻可见面色灰暗，唇舌青紫，心前区憋闷、刺痛等。

2. 心藏神

心藏神也称心主神志、心主神明。神有广义之神和狭义之神。广义之神：整个人体生命活动的外在体现，主宰着人体生命活动，如面色、眼神、言语、肢体活动等；狭义之神：人的精神、意识、思维活动。心所藏之神既有广义之神，又有狭义之神。

人的精神、意识、思维活动，藏象学说将其归属于五脏，但重要的为心所主。古人之所以将心称为"五脏六腑之大主"，主要指心主神明的功能。《素问·灵兰秘典论》："心者，君主之官也，神明出焉。"

因此，心主神明的生理功能正常，则神志清晰，思维敏捷，语言流利。如心主神明的生理功能异常，则出现失眠、健忘、多梦、反应迟钝、精神萎靡等症。

3. 在体合脉、其华在面、在志为喜、在液为汗、开窍于舌

（1）在体合脉、其华在面　全身的血液都归属于心，由心脏来支配。华，光彩。其华在面，面部的色泽变化可以反映心的生理功能正常与否。由于头面部的血管非常丰富，十二经脉的气血皆上行于头面部，故心气旺盛，血脉充盈，面部红润有光泽。

（2）在志为喜　是指心的生理功能与精神情志中的"喜"相关。藏象学说指出人的情志变化，由五脏所化生，喜、怒、忧、思、恐称为五志，分属五脏。喜，是良性刺激，有益心主血脉等生理功能，但过度后，又会损伤心神。心主神志的功能过强，令人喜笑不止；功能不及，令人悲伤。

（3）在液为汗　汗液，是津液通过阳气蒸腾气化后，通过汗孔排出体表的液体。由于汗液由津液所化生，中医提出血与津液同出一源，因此有"血汗同源"之说。而血又为心所主，也有"汗为心之液"之称。

（4）开窍于舌　舌为"心之苗"。心经的别络连舌本，散舌下，舌有主味觉和表达语言的功能，其功能是否正常，有赖于心的生理功能。心开窍于舌，是指舌为心的外在表现，心的功能异常，可导致味觉的改变和舌强语謇等。舌面无表皮覆盖，血管极其丰富，因此，从舌质的色泽可直接观察气血运行正常与否，同时可以判断心的功能。心的功能正常，则舌体柔软灵活，味觉灵敏，语言流利。如心的阳气不足，则舌质淡白胖嫩；心的阴血不足，则舌质红绛瘦小；心火上炎则舌红，甚则生疮；心血瘀阻，则舌质紫暗或有瘀点；心主神志功能异常，则舌强、言语错乱等。

在藏象学说中，心的生理功能包括心、血、脉在内的完整的循环系统，还是精神、意识和思维活动的体现。"心者，生之本，神之变也，其华在面，其充在血脉"，是对心的生理功能的高度概括。

附：

心 包 络

心包络，简称心包，是裹护在心外的包膜，为心脏的外围组织，其上附有脉络，是通行气血的经络，合称心包络。"心象尖圆形，如莲蕊……外有赤黄裹脂，一是为心包络"《类经图翼·经络》。故心包络有保护心、代心受邪的作用。在外感热病中，因温热之邪内陷，出现高热神昏、谵语等心神受扰的病态，称之为"热入心包"。

（二）肺

肺居于胸中，与心同居膈上，左右各一，上连气管，喉为门户，是五脏六腑中位置最高者，故称"华盖"，为五脏之长。肺的生理功能是"主气、司呼吸，主宣发肃降，通调水道，朝百脉主治节"。其五行属性为"金"，与六腑中的"大肠"互为表里。肺开窍于"鼻"，在体合皮，其华在毛，在志为忧，在液为涕。《黄帝内经》中称其为"相傅之官"。其主要生理

功能如下。

1. 肺主气、司呼吸

肺主气，包括主一身之气和主呼吸之气两方面。"肺主一身之气"（《医门法律·明胸中大气之法》）。人身之气均为肺所主，所以说"诸气者，皆属于肺"（《素问·五脏生成论》）。

（1）肺主一身之气　是指肺有主持、调节全身各脏腑之气的作用，即肺通过呼吸而参与气的生成和调节气机的作用。"人身之气，禀命于肺，肺气清肃则周身之气莫不服从而顺行"（《医门法律·肺痈肺痿门》）。具体体现在两个方面。

① 气的生成：肺参与一身之气的生成，特别是宗气的生成。自然界的清气吸入于肺，脾胃运化把饮食物变成水谷精气，由脾气升清，上输于肺。自然界的清气和水谷精气在肺内结合，积聚于胸中的上气海（上气海，指膻中，位于胸中两乳之间，为宗气汇聚发源之处），便称之为宗气。宗气上出喉咙，以促进肺的呼吸运动；贯通心脉，以行血气而布散全身，以温养各脏腑组织和维持它们的正常功能活动，在生命活动中占有重要地位。

② 对全身气机的调节方面：所谓气机，泛指气的运动，升降出入为其运动形式。肺的呼吸运动，是气的升降出入运动的具体体现。肺有节律地一呼一吸，对全身之气的升降出入运动起着重要的调节作用。

肺主一身之气的功能正常，则各脏腑之气旺盛。反之，肺主一身之气的功能失常，会影响宗气的生成和全身之气的升降出入运动，表现为少气不足以息、声低气怯、肢倦乏力等气虚之候。

（2）肺主呼吸之气　是指肺通过呼吸运动，吸入自然界的清气，呼出体内的浊气，实现体内外气体交换的功能。肺司呼吸的功能正常，则气道通畅，呼吸调匀。若外邪犯肺，影响其呼吸功能，则出现咳嗽、喘促、呼吸不利等症状。

2. 主宣发肃降

宣谓宣发，即宣通和发散之意。肺主宣发是指肺气向上升宣和向外布散的功能。主要体现在三个方面。

（1）呼出浊气　经肺的呼吸运动，吸入自然界的清气，呼出体内的浊气，以保持呼吸道的清洁，有利于肺之呼吸。

（2）输布津液精微　肺将脾所转输的津液和水谷精微，布散到全身，外达于肌表，以温润、濡养五脏六腑、四肢百骸、肌腠皮毛。

（3）宣发卫气　调节腠理之开阖，将代谢后的津液化为汗液，由汗孔排出体外。因此，肺气失于宣散，则可出现呼吸不利、胸闷、咳嗽，以及鼻塞、打喷嚏和无汗等症状。

肃谓肃降，清肃下降之意。肺主肃降是指肺气清肃、下降的功能，主要体现在四个方面。

（1）吸入清气　肺之宣发以呼出体内浊气，肺之肃降以吸入自然界的清气，以完成吸清呼浊、吐故纳新的作用。

（2）输布津液精微　肺将脾所转输的津液和水谷精微向下向内布散于脏腑组织，以供其生理功能之需要。

（3）通调水道　肺为水之上源，肺气肃降则能通调水道，使水液代谢产物下输膀胱。

（4）清肃洁净　肃清肺和呼吸道内的异物，以保持呼吸道的洁净。因此，肺气失于肃降，则可现呼吸短促、喘促、咳痰等肺气上逆之候。

3. 通调水道

所谓通，即疏通；所谓调，即调节。水道即水液运行、输布、排泄的通道。通过肺的宣发和肃降对体内水液输布、运行和排泄起到疏通和调节作用。由于肺为华盖，其位最高，参与调节体内水液代谢，故有"肺为水之上源"（《血证论·肿胀》）的说法。

4. 肺朝百脉、主治节

肺朝百脉的生理作用为助心行血。治节，即治理和调节。全身的血液都通过经脉而聚会于肺，通过肺的呼吸，进行体内外清浊之气的交换，然后将富含清气的血液输送至全身，即肺协助心脏推动血液在脉管内运行。肺与心在生理病理上反映了气和血的密切关系。若肺气虚衰，不能助心行血，就会影响心主血脉的生理功能，而出现血行障碍，如胸闷心悸、唇舌青紫等症状。

5. 在体合皮、其华在毛、在志为忧、在液为涕、开窍于鼻

（1）在体合皮、其华在毛　皮毛，指皮肤、汗腺、毫毛等组织，为一身之表，为邪客之门户，赖卫气和津液润养，具有排汗、散气、感觉和抵御外邪的功用。肺的生理病理与皮肤、汗腺的功能，以及毫毛的润泽荣枯密切相关。若肺的生理功能正常，则皮肤健康、毫毛光泽，抵御外邪的能力较强。肺的功能失常，则皮肤枯槁憔悴、毫毛萎黄，抵御外邪的能力低下，易受外邪侵袭。另外，皮毛还有调节呼吸和体温的作用。汗孔又称气门，它不仅有排泄汗液的作用，还能随肺之宣发和肃降，进行微弱的气体交换以调节呼吸。临床上出现皮毛方面的病变，均可从肺着手进行论治。

（2）在志为忧　是指肺的生理功能与精神情志中的"忧"相关。忧愁是属于非良性刺激的情志活动，尤其是在过度忧伤的情况下，往往会损伤机体正常的生理活动，忧愁对人体的影响，主要是损耗人体之气。因肺主气，所以忧愁过度易于伤肺，所谓"悲则气消"。而肺气虚弱时，机体对外来非良性刺激的耐受能力下降，也较易产生忧愁的情志变化。

（3）在液为涕　涕即鼻涕。是由鼻黏膜分泌的液体，有润泽鼻窍、洁净鼻腔的作用。因肺开窍于鼻，故称涕为肺液。在生理情况下，肺气和利，则鼻涕的质和量正常，润泽鼻腔而不外流。在病理情况下，肺的病变常导致鼻涕质、量、味的变化。

（4）开窍于鼻　"肺气通于鼻，肺和则鼻能知香臭矣"（《灵枢·度篇》）。肺主呼吸，鼻为呼吸出入之门户，所以说"开窍于鼻"。鼻要发挥正常的通气和嗅觉功能，必须依赖肺气和调，呼吸畅利。如外感风寒袭肺，则鼻塞流涕影响嗅觉；肺有燥热，则鼻孔干涩；邪热壅肺，往往有气喘鼻煽。可见肺与鼻窍是息息相关的。

（三）脾

脾位于中焦，在膈之下，与胃以膜相连，其色赤紫，形如镰刀。脾的生理功能是"主运化、主升清、主统血"，其五行属性为"土"，与六腑中的"胃"互为表里。脾开窍于"口"，在体合肌肉，其华在唇，在志为思，在液为涎。中医学的"脾"是现代医学脾和胰的合称，而其生理、病理又远非脾、胰所能概括。《黄帝内经》中称其为"仓廪之官"。其主要生理功能如下。

1. 主运化

运，转运、转输；化，消化。脾主运化指脾具有把饮食水谷转化为水谷精微和津液，并将其吸收、转输到全身各脏腑的生理功能。

（1）运化水谷　水谷，指各种饮食物。运化水谷功能是指脾气促进食物消化和吸收并转输其精微的功能。饮食入胃，须依赖于脾的运化功能，将水谷转化为精微物质，经脾的转输和散精作用，滋养其脏腑和全身各处。因此，脾运化水谷的功能旺盛，才能为化生精、气、血、津液提供足够的养料，才能使全身脏腑组织得到充分的营养，以维持正常的生理活动。水谷精微，是人体维持生命活动所需营养物质的主要来源，也是生成气血的主要物质基础，素有"脾为后天之本，气血生化之源"。如脾的运化功能减退，则见腹胀、食欲不振、大便溏烂、疲倦、消瘦等症状。

（2）运化水液　亦称运化水湿，是指脾对水液的吸收、转输和排泄作用。生理情况下运化水谷和运化水液在体内同时进行。饮入于胃，通过脾主运化布散水精的作用，把机体所需的水液上输于肺，通过肺的宣发肃降功能，内滋养五脏，外滋润肌腠皮毛；其浊者，一部分化为汗液而排出体外，一部分经肾下至膀胱而为尿液。脾的功能正常可以防止水液在体内发生不正常停留，也就能防止湿、痰、饮等病理产物。反之，就会出现以上病理产物，甚至水肿。"诸湿肿满，皆属于脾"。

2. 脾主升清

升，上升；清，水谷精微。脾主升清与胃主降浊的功能相对而言。二者相反相成，贯穿了饮食物消化、吸收、输布、排泄的全过程。脾的运化特点以上升为主；脾主升清是指水谷精微借脾气之上升而输于心、肺、头目，通过心肺的作用化生气血，以供营养全身；头目也得以水谷精微的滋养，才能耳聪目明，所以脾以升为健。《素问·经脉别论》："饮入于胃，游溢精气，上输于脾，脾气散精，上归于肺。"脾能升清则水谷精微才能正常吸收和输布，气血生化有源，机体生命活动才能旺盛。脾不升清，气血生化无源，将出现神疲乏力、头晕目眩、腹胀、泄泻等症；脾的升清，对维持机体内脏位置有重要作用。脾气下陷出现久泄、脱肛，甚或内脏下垂等症，临床常用补脾气、升清阳的方法治疗。

3. 脾主统血

统，即统摄、控制之意。脾具有统摄血液在脉管中正常运行，防止溢出脉外的功能。

脾主运化，为气血生化之源，气血并行，气行则血行。如脾功能正常则气血生化有源，气的固摄功能也正常，血液不会溢出脉外。若脾功能失常，气血生化乏源，气的固摄功能亦低下，则出现便血、尿血、皮下出血、女子崩漏等各种出血情况。临床上多采用健脾益气、摄血止血的方法治疗。

4. 在体合肌肉、主四肢，其华在唇、在志为思、在液为涎、开窍于口

（1）在体合肌肉、主四肢　在体合肌肉，指脾运化水谷化生精微物质以充养肌肉，肌肉的丰满和消瘦与脾气的盛衰关系密切。脾主四肢，是因为四肢的运动与肌肉的收缩、舒展功能密切相关，所以四肢的运动亦赖于脾所化生的水谷精微的充养作用。故脾功能正常，营养充足，则肌肉丰满、壮实，四肢活动有力；反之，若脾失健运，气血化生不足，则肌肉消瘦、四肢乏力，甚则废痿不用。

（2）开窍于口、其华在唇　口腔位于消化道的最上端，食物要通过口腔进入消化道，因此饮食口味与脾运化功能有关。如脾失健运，则出现口淡无味、口腻、口甜等症状。

口唇的色泽与气血旺盛有关，因脾为气血生化之源，所以口唇的色泽不但反映了全身的气血充盈程度，也反映了脾的功能正常与否。如脾的运化功能正常则气血旺盛，唇色红润。

（3）在志为思　思意为思考，是人体思维的一种活动状态，中医认为由心、脾所主持。正常的思考对人体不会有很大影响，一旦思虑过度，就会影响机体的正常活动，重要的是影响气的升降出入，出现气结、气滞，进而影响脾的升清功能，出现不思饮食、头目眩晕、脘腹胀满等症状。

（4）在液为涎　涎，唾液中较清稀的部分，为脾所化生，上行于口，起到润泽口腔、消化食物的作用。如脾胃功能失常，可见唾液分泌增多、流涎等。

机体生命活动的延续和气血津液的化生，都有赖于脾胃运化的水谷精微，故称脾为气血生化之源、"后天之本"，这对于防病治病和养生都有重要意义。

（四）肝

肝位于膈下，右胁之内，腹腔之上。肝有主藏血为体阴、行疏泄而用阳的生理特点。肝的生理功能是"主疏泄、主藏血"，其五行属性为"木"，与六腑中的"胆"互为表里。脾开窍于"目"，在体合筋，其华在爪，在志为怒，在液为泪。特点为主升主动，喜条达而恶抑郁。《黄帝内经》称其为"将军之官"。其主要生理功能如下。

1. 主疏泄

疏，疏通、畅达；泄，发散、升散。肝气具有疏通、畅达全身气机，进而促进精血津液的运行输布、脾胃之气的升降、胆汁的分泌排泄以及情志的舒畅等作用。这一功能反映了肝脏主升、主动、主散的生理特性，是调畅全身气机，推动血和津液运行的一个重要环节，主要表现如下。

（1）调畅气机　气机，即气的升降出入运动。肝的主升、主动、主散的生理特性是气机疏通、升发、畅达的重要条件。肝调畅气机，就是说肝的疏泄功能，对全身气机升降出入运动之间的协调平衡，起着重要的疏通和调节作用。人体气机调畅，才能维持气血的正常运行，脏腑功能才可以正常发挥。肝的疏泄功能异常，可见胸胁、两乳或少腹胀满不适；气滞血行不畅，则胸胁刺痛、经行不畅、痛经、闭经，甚则形成癥积。若肝气升发太过，则见面红耳赤、头胀头痛、目赤肿痛、头晕耳鸣，甚则血随气升而见吐血、咯血，甚则昏厥。

（2）调节情志　情志，是指情感、情绪，人类精神活动中以反映情感变化为主的心理过程。肝调节情志，是指肝通过其疏泄功能对气机进行调节，也可以调节人的情志活动。情志活动虽由心所统领，同时与肝的疏泄功能密切相关。正常的情志活动以气血为物质基础，依赖气机的调畅，而肝影响着气血的运行，又可调理气机，起到调节情志的作用。肝的疏泄功能正常，气血流畅，气机调畅，则心情舒畅，精神愉快。若肝的疏泄失常，肝气郁结，则心情抑郁、闷闷不乐、善太息；若肝的升发太过，则肝阳偏亢或肝火过盛，可见精神亢奋、烦躁易怒等异常表现。

（3）促进消化吸收　肝的疏泄功能主要通过两个方面来促进消化作用。

① 调节脾胃的升降：胃主受纳，脾主运化；胃主降，脾主升，两者共同完成饮食物的消化吸收。肝的疏泄功能是维持脾胃升降协调的前提条件。肝的疏泄功能正常，使脾之清阳能升，水谷精微上输于心肺，又能帮助胃之受纳腐熟，使浊阴下降，食物下传于小肠。病理情况下，若肝失疏泄，可使胃失和降，而见恶心、呕吐、嗳气、呃逆、胃脘胀满疼痛等肝胃不和的表现；或出现脾气不升，出现腹胀、腹痛、腹泻等肝脾不调的表现。

② 调节胆汁的分泌和排泄：肝的疏泄功能有助于促进胆汁的分泌和排泄，帮助脾胃进行饮食物的消化吸收。肝气郁结，则可导致胆汁的分泌和排泄异常，出现胁肋胀痛、口苦纳呆、厌食油腻，甚则黄疸等。

此外，肝主疏泄，调畅气机，还有助于三焦水道的通利，协调水液代谢；肝主疏泄还有利于运行气血，调理冲任，调节妇女的月经及孕育功能；疏泄有度，亦可调节男子精液的正常排泄。

2. 主藏血

肝具有贮藏血液和调节血流量的作用，适应人体在不同生理状态下的需要，达到防止出血的目的。当人体处于安静状态时，机体需要的血流量会减少，部分血液回流至肝脏贮藏起来；当人体处于运动状态时，机体的血液需要量会增加，肝脏内贮藏的血液就会被调动出来，满足全身各组织器官的需要。《素问·五脏生成论》："肝藏血，心行之，人动则血运于诸经，人静则血归于肝脏。"若肝藏血的功能失常，一是肝血不足，可见两目干涩昏花、视物不清、夜盲、肢体麻木、屈伸不利等；二是肝不藏血，可导致出血之证，而见吐血、衄血、咯血、妇女月经过多或崩漏等症。

3. 在体合筋、其华在爪、在志为怒、在液为泪、开窍于目

（1）在体合筋、其华在爪　筋，包括肌腱、韧带和筋膜，附着于骨聚于关节，是连结关节、肌肉，主司运动的特殊组织。肝在体合筋，是因为筋的功能的发挥，须赖肝血的濡养。所以，肝血充足，筋得其养，则肢体强健有力，活动灵活自如。若肝血不足，筋失所养，则出现手足震颤、肢体麻木或屈伸不利；若热邪亢盛，燔灼肝经，筋脉挛急，可见四肢抽搐、手足震颤、牙关紧闭、角弓反张等肝风内动之证。

爪，即指（趾）甲。肝血养筋，而"爪为筋之余"，故爪的荣枯与肝血的盈亏密切相关。肝血足，则爪甲坚韧，红润有泽；反之肝血亏虚，则爪甲软薄而质脆、色夭而枯。

（2）开窍于目、在液为泪　眼睛的功能是视觉功能，与肝的关系最密切。肝藏血，眼赖肝血濡养才能发挥视觉功能。在病理情况下，肝病会反映于目，如肝阴不足，则两目干涩；肝血不足，则视物不清；肝经风热，则目赤痒痛；肝火上炎，则目赤肿痛等。

肝开窍于目，泪从目出，故泪为肝之液。若肝血足，泪液濡养不外溢，能濡润双目，从而起到清洁排除异物的作用。若肝的功能失常，可导致泪液分泌异常。如肝血亏虚，津液分泌不足，则两目干涩；肝经风热，则迎风流泪；肝经湿热，则目眵增多。

（3）在志为怒　怒是一种不良的精神刺激，是指人们在情绪激动时的一种情志变化。怒是一定限度内情绪的宣泄，对维护机体的生理平衡具有重要意义。大怒不解，则成为一种不良的刺激，可使肝气上逆，可见头胀头痛，甚则血随气升，而见呕血或昏厥。

（五）肾

肾位于腰部，左右各一，是人体重要的脏器之一，在五脏六腑中占主导地位，有"先天之本"之称。肾的生理功能是藏精，主生长、发育、生殖，主水，主纳气；主骨生髓。其五行属性为"水"，与六腑中的"膀胱"互为表里。肾开窍于"耳及前后二阴"，在体合骨，其华在发，在志为恐，在液为唾。其主要生理功能如下。

1. 肾藏精，主生殖、生长、发育

精是构成人体的基本物质，也是维持人体各种功能的物质基础，包括先天之精和后天之精。先天之精禀受于父母，与生俱来；后天之精来源于饮食水谷之精，由脾胃化生。先天之精和后天之精两者贮藏于肾，二者相互为用，相互资助，称为"肾精"。"肾精"是人体生长发育、生殖功能的物质基础，影响人体各个脏腑功能。肾中精气盛衰，关系到人体生殖和生长发育的能力。从幼年开始，肾的精气逐渐充盛，就会有齿更发长等变化；到青春期，肾的精气充盛，产生了"天癸"，标志着男子产生精子，女子开始按期来月经，性功能逐渐成熟，而具备生殖能力；到老年，肾中精气逐渐衰退，性功能和生殖能力随之减退至消失，形体也逐渐衰老，故《素问·上古天真论》说："丈夫八岁，肾气实，发长齿更；二八，肾气盛，天癸至，精气溢泻……七八，天癸竭，精少，肾藏衰，形体皆极，八八，则齿发去。女子，七岁肾气盛，齿更发长，二七，而天癸至，任脉通，太冲脉盛，月事以时下……七七，任脉虚，太冲脉衰少，天癸竭，地道不通，故形坏而无子也。"反映了肾之精气在人体生长、发育和生殖功能方面的作用。如果肾精亏损，则小儿发育迟缓、筋骨痿软、智力发育不全等，成年人则有早衰、头昏耳鸣、精力减退等，女子则有生殖器官发育不全、月经初潮来迟、经闭、不孕等，男子则有精少不育等。

> **知识拓展**
>
> ### 命门学说
>
> 命门，生命之门，最早可见于《灵枢·根结》，指出："命门者，目也。"命门是人体生命的根本和维持生命所需的要素。命门学说是脏腑学说的重要组成部分。命门的作用有：①元气之根本，人体能量产生的发源地；②能够促进三焦气化；③命门之火还有温煦脾胃、帮助脾胃消化的作用；④命门与人体的性功能和生殖功能有着密切的关系；⑤命门还有纳气的作用。

2. 肾主水

肾主水是指肾在调节体内水液代谢平衡方面起着极为重要的作用，肾对体内水液的存留、分布与排泄，主要是靠肾的气化功能完成的，气化作用的源动力是肾阳，同时依赖肾阳和肾阴的调节作用，我们通常将这种调节作用比作"开"与"阖"。一般认为，肾阳主开，肾阴主阖，肾阴不足，则开多阖少，小便则多，常见于尿崩症、糖尿病等，治疗时应滋补肾阴。如肾阳不足，则开少阖多，小便则少，多出现浮肿等症，治疗时应温补肾阳为主。

3. 主纳气

纳，即固摄、受纳。肾有助肺吸气和降气的功能，摄纳肺所吸入的清气，防止呼吸浅表，才能保证体内外气体的正常交换。临床中只有肾气充足，肺得其滋助才能气道通畅，呼吸均匀。其功能减退则出现呼吸浅表、呼多吸少等病理现象。

4. 在体为骨、其华在发、在志为恐、在液为唾、开窍于耳及二阴

（1）主骨生髓，通于脑　肾主藏精，而能生髓，髓居于骨中，骨赖髓以充养。所以《素问·宣明五气篇》说"肾主骨"，《阴阳应象大论》说"肾生骨髓"。肾精充足，则骨髓生化有源，骨骼得到髓的充足滋养而坚固有力。如果肾精虚少，骨髓的化源不足，不能营养骨骼，便会出现骨骼脆弱无力，甚至发育不良。所以小儿囟门迟闭，骨软无力，常是由于肾精不足骨髓空虚所致。临床上应用补肾药物，加速骨质的生长和愈合，治疗各种骨髓疾病和再生障碍性贫血等均收到满意的效果，这是以中医的肾藏精、精血互生、肾主骨、精生髓的理论为依据的。

髓有骨髓和脊髓之分，脊髓上通于脑，所以《灵枢·海论》说："脑为髓之海。"脑的功能是主持精神思维活动，故又称："元神之府。"因脑髓又赖于肾精的不断化生，如肾精亏虚者，除出现腰酸腿软等症外，还会出现头晕、失眠、思维迟钝等症状。

"齿为骨之余"，牙齿也有赖于肾精的充养，故某些牙齿的疾病也与肾有关，若肾精充足，则牙齿坚固。如小儿生牙过晚、成人牙齿松动、容易脱落等，均为肾精不足的反映。临床上肾虚之牙痛齿摇，用补肾的方法治疗常获得疗效，就是这个道理。

（2）其华在发、开窍于耳及二阴　发，即头发，又称血余。发之营养来源于血，故称"发为血之余"。但发的生机根源于肾。因为肾藏精，精能化血，精血旺盛，则毛发壮而润泽，故又说肾"其华在发"。由于发为肾之外候，所以发的生长与脱落、润泽与枯槁，与肾精的关系极为密切。

耳是听觉器官。听觉是否灵敏，与肾中精气有密切的关系，肾中精气充足，髓海得养，则听觉灵敏，分辨能力强；肾精不足，髓海失养，则耳鸣耳聋、听觉减退。人到老年，肾中精气多开始衰退，则会出现听力减退。故有肾开窍于耳的说法。

二阴是前阴（尿道和外生殖器）和后阴（肛门）的总称，前阴是与排尿和生殖有关的器官。后阴是排泄粪便的通道。尿液的贮存和排泄虽是膀胱的功能，但必须依赖肾的气化作用才能完成。因此，尿频、尿的多少、遗尿、尿失禁等与肾的功能失常有关。人的生殖功能也跟肾有关。粪便的排泄虽由大肠所主，但亦与肾有关。如肾阴亏虚，肠道枯涸则便秘；肾阴虚衰，水湿停滞则泄泻。

（3）在志为恐　恐和惊相似，都是对事物惧怕的一种不良精神刺激。"恐则气下，惊则气乱"，是指恐和惊的刺激，对机体的气体运行会产生不良的影响。"恐则气下"是指人在恐惧状态下，气机闭塞不通，气迫于下，则下焦胀满，甚则遗尿；"惊则气乱"是指机体遇到惊吓时，会出现心神不定、手足无措等表现。

（4）在液为唾　唾液中较稠厚的称唾。唾为肾精所化生，有滋养肾中精气的作用。如果多唾或久唾，容易耗损肾中精气。

知识拓展

肾主藏精，精气化生唾液；脾主运化，运化水谷水液化生涎。唾与涎二者都是由口腔分泌的液体，但是有一定的区别：涎由脾精所化生，质地清稀，可从嘴角流出，俗称"口水"，正常情况下可以保护口腔黏膜，润泽口腔，有助于食物的吞咽和消化；唾由肾精所化生，来源于舌下，质地稠厚，咽而不吐，有滋养肾中精气的作用。有养生学者以舌抵上腭，待津唾满口后，咽之以养肾精，说明唾液的重要意义。

二、六腑

六腑，是胆、胃、大肠、小肠、三焦、膀胱的总称。它们共同的生理功能是：将饮食物腐熟消化，传化糟粕。《素问·五脏别论》说："六府者，传化物而不藏，故实而不能满也。所以然者，水谷入口，则胃实而肠虚，食下，则肠实而胃虚。"由于六腑专司传化饮食物，故说"实而不能满也"。

（一）胆

胆，六腑之首，隶属于奇恒之腑。胆与肝相连，附于肝之短叶间；肝和胆又有经脉相互络属，而为表里。

《灵枢·本输》中有"胆者，中精之府"之称，内藏清净之液，即胆汁。胆汁色黄绿，味苦，由肝之精气所化生，汇集于胆，泄于小肠，协助饮食物消化，是脾胃运化功能得以正常进行的重要条件。胆汁的化生和排泄，由肝的疏泄功能控制和调节。若肝的疏泄功能正常，则胆汁排泄畅达，脾胃运化功能也健旺。反之，肝失疏泄，导致胆汁排泄不利，影响脾胃的运化功能，而出现胁下胀满疼痛、食欲减退、腹胀、便溏等症；若胆汁上逆，则可见口苦、呕吐黄绿苦水；胆汁外溢，则可出现黄疸。

胆的主要生理功能是贮存和排泄胆汁。胆汁有助于饮食物的消化吸收，故为六腑之一；

又因胆本身并无传化饮食物的生理功能，且藏精汁，与胃、肠等腑有别，故又属奇恒之腑。

（二）胃

胃，又称胃脘，位于中焦，分上、中、下三部。胃的上部称上脘，包括贲门；胃的中部称中脘，即胃体的部位；胃的下部称下脘，包括幽门。胃的主要生理功能是受纳与腐熟水谷，胃以降为和。

1. 主受纳、腐熟水谷

受纳，是接受和容纳的意思。腐熟，是饮食物经过胃的初步消化，形成食糜的意思，饮食入口，经过食管，容纳于胃，故称胃为"太仓""水谷之海"。机体的生理活动和气血津液的化生，都需要饮食物的营养，故又称胃为"水谷气血之海"。《灵枢·玉版》说："人之所受气者，谷也；谷之所注者，胃也；胃者，水谷气血之海也。"容纳于胃中的水谷，经过胃的腐熟后，下传于小肠，其精微经脾之运化而营养全身。所以，胃虽有受纳与腐熟水谷的功能，但必须和脾的运化功能配合，才能使水谷化为精微，以化生气血津液，供养全身。饮食营养和脾胃对饮食水谷的运化功能，对于维持机体生命活动至关重要，所以《素问·平人气象论》说："人以水谷为本。"

2. 主通降，以降为和

胃为"水谷之海"，饮食物入胃，经胃的腐熟后，必须下行入小肠，进一步消化吸收，所以说胃主通降，以降为和。由于在藏象学说中，以脾升胃降来概括机体整个消化系统的生理功能。因此，胃的通降作用，还包括小肠将食物残渣下输于大肠、大肠传化糟粕的功能在内。

胃的通降是降浊，降浊是受纳的前提条件。所以，胃失通降，不仅可以影响食欲，而且因浊气在上而发生口臭、脘腹胀闷或疼痛，以及大便秘结等症状。若胃气不仅失于通降，进而形成胃气上逆，则可出现嗳气酸腐、恶心、呕吐、呃逆等症。

（三）小肠

小肠，是一个相当长的管道器官，位于腹中，其上口在幽门处与胃之下口相接，其下口在阑门处与大肠之上口相连。小肠与心有经脉互相络属，故与心相为表里。小肠的主要生理功能是受盛、化物和泌别清浊。

1. 主受盛、化物

受盛，即是接受、以器盛物的意思。化物，具有变化、消化、化生的意思。小肠的受盛功能主要体现于两个方面：一是小肠是接受经胃初步消化之饮食物的盛器；二是指经胃初步消化的饮食物，在小肠内有较长时间的停留，以利于进一步消化和吸收。小肠的化物功能，是将经胃初步消化的饮食物，进一步消化，将水谷化为精微。《素问·灵兰秘典论》："小肠者，受盛之宫，化物出焉。"

2. 泌别清浊

泌，分泌；别，分别。小肠的泌别清浊功能，主要体现于以下三个方面：一是将经过小肠消化后的饮食物，分为水谷精微和食物残渣两个部分；二是将水谷精微吸收，把食物残渣向大肠输送；三是小肠在吸收水谷精微的同时，也吸收了大量的水液，故又称"小肠主液"。

小肠的泌别清浊功能，还与尿液的量有关。如小肠的泌别清浊功能正常，则二便正常；

如小肠的泌别清浊功能异常，则大便变稀薄，而小便短少，也就是说，小肠内水液量的多寡与尿量有关。临床上常用的"利小便即所以实大便"的治法，即是这个原理在临床治疗中的应用。

由此可见，小肠受盛、化物和泌别清浊的功能，在水谷化为精微的过程中是十分重要的，实际上这是脾胃升清降浊功能的具体表现。因此，小肠功能失调，既可引起浊气在上的腹胀、腹痛、呕吐、便秘等症，又可引起清气在下的便溏、泄泻等症。

（四）大肠

大肠亦居腹中，其上口在阑门处紧接小肠，其下端紧接肛门。大肠与肺有经脉相互络属，而为表里。大肠的主要生理功能是传化糟粕。

大肠接受经过小肠泌别清浊后所剩下的食物残渣，再吸收其中多余的水液，形成粪便，经肛门而排出体外，所以《素问·灵兰秘典论》说："大肠者，传导之官，变化出焉。"传导，即接上传下之意。"变化出焉"，即将糟粕化为粪便。大肠的传导变化作用，是胃降浊功能的延伸，同时亦与肺的肃降有关。此外，大肠的传导作用，亦与肾的气化功能有关，故有"肾主二便"之说。

（五）膀胱

膀胱位于小腹中央，为贮尿的器官。膀胱和肾直接相通，二者又有经脉相互络属，故为表里，膀胱的主要生理功能是贮尿和排尿。

尿液为津液所化，在肾的气化作用下生成尿液，下输于膀胱。尿液在膀胱内潴留至一定程度时，即可及时自主地排出体外。所以《素问·灵兰秘典论》说："膀胱者，州都之官，津液藏焉，气化则能出矣。"

膀胱的贮尿和排尿功能，全赖于肾的气化功能；所谓膀胱气化，实际上隶属于肾的蒸腾气化。膀胱病变，主要表现为尿频、尿急、尿痛；或是小便不利，尿有余沥，甚至尿闭；或是遗尿，甚则小便失禁。如《素问·宣明五气篇》所说："膀胱不利为癃，不约为遗尿。"膀胱的这些病变，归根结底，也多与肾的气化功能有关。

（六）三焦

三焦作为六腑之一，其主要生理功能是通行元气，运行水液。

1. 主持诸气，总司全身的气机和气化

三焦是气升降出入的通道，又是气化的场所，故有主持诸气，总司全身气机和气化的功能。元气，是人体最根本的气。元气根于肾，通过三焦而充沛于全身，故《难经·三十一难》说"三焦者，水谷之道路，气之所终始也"，《难经·三十八难》说三焦"有原气之别焉，主持诸气"，说明三焦是气升降出入的通道，人体的气，是通过三焦而输布到五脏六腑充沛于全身的。《中藏经》将三焦通行原气的作用作了较详尽的描述，它在《论三焦虚实寒热生死顺逆脉证之法》中认为三焦"总领五脏六腑、营卫经络、内外左右上下之气也；三焦通，则内外左右上下皆通也，其于周身灌体，和内调外，荣左养右，导上宣下，莫大于此者也"。

2. 为水液运行之道路

《素问·灵兰秘典论》说："三焦者，决渎之官，水道出焉。"决，疏通之意；渎，沟渠；决渎，即疏通水道。也就是说，三焦有疏通水道、运行水液的作用，是水液升降出入的通路。全身的水液代谢，是由肺、脾胃、肠、肾、膀胱等许多脏腑的协同作用而完成的，但必须以三焦为通道，才能正常地升降出入。如果三焦之水道不够通利，则肺、脾、肾等输布调节水液的功能也难以实现。所以，又把水液代谢的协调平衡作用，称作"三焦气化"。

三焦上述两个方面的功能，是相互关联的。这是由于水液的运行全赖于气的升降出入，人体的气是依附于血、津液而存在的。因此，气升降出入的通道，必然是血或津液的通道；津液升降出入的通道，必然是气的通道。实际上是一个功能的两个方面而已。

三焦如果是上焦、中焦、下焦三个部位的概念，其生理特点如下。

上焦：上焦的部位，一般都根据《灵枢·营卫生会》的论述而定："上焦出于胃上口，并咽以上，贯膈而布胸中"，将横膈以上的胸部，包括心、肺两脏和头面部，称作上焦；也有人将上肢归属于上焦。上焦的生理功能特点，也根据《灵枢·决气》的论述，以"开发""宣化"和"若雾露之溉"为其主要生理功能。也就是说，上焦是主气的升发和宣散，但它不是有升无降，而是"升已而降"，故说"若雾露之溉"，《灵枢·营卫生会》也因此而概括为"上焦如雾"。《温病条辨》中提出"治上焦如羽，非轻不举"的治疗原则，也是以此为其主要理论依据的。

中焦：中焦的部位，是指膈以下，脐以上的上腹部。但在《灵枢·营卫生会》中是指整个胃，即是从胃的上口（贲门）至胃的下口（幽门）。对于中焦的生理功能特点，实际上包括脾和胃的整个运化功能，故说中焦是"泌糟粕，蒸津液"，升降之枢，气血生化之源。《灵枢·营卫生会》提出的"中焦如沤"和《温病条辨》提出的"治中焦如衡，非平不安"的治疗原则，都是以中焦是"升降之枢"为其主要理论依据的。

中焦所属的脏腑，从解剖部位来说，包括脾、胃、肝、胆，在《黄帝内经》中虽未具体指明，但在《黄帝内经》的脉法和晋代王叔和的《脉经》中，均以肝应左关，而属于中焦。至后世温病学说以"三焦"作为辨证纲领后，将外感热病后期出现的一系列肝的病证，列入"下焦"的范围后，现在临床辨证中，仍多从之。

下焦：下焦的部位，一般也根据《灵枢·营卫生会》之说，将胃以下的部位和脏器，如小肠、大肠、肾和膀胱等，均属于下焦。下焦的生理功能特点，《黄帝内经》中说它排泄糟粕和尿液，《灵枢·营卫生会》概括为"下焦如渎"，但后世对藏象学说有了发展，将肝肾精血、命门元气等都归属于下焦，因而扩大了下焦的生理功能特点。《温病条辨》提出"治下焦如权，非重不沉"，实际上也包含这一概念在内。

> **知识拓展**
>
> ### 奇恒之腑
>
> 奇恒之腑，包括脑、髓、骨、脉、胆、女子胞六个脏器组织。它们在形态上多属中空而与腑相似，在功能上则不是饮食物消化排泄的通道，而且又贮藏精气，与脏的生理功能特点相类似，奇恒之腑中除胆为六腑之一外，其余的都没有表里配合，也没有五行的配属，这是不同于五脏六腑的又一特点。

三、脏腑之间的关系

人体是一个统一的有机整体，它是由脏腑、经络等许多组织器官所构成的。各脏腑、组织、器官的功能活动不是孤立的，而是整体活动的一个组成部分，它们不仅在生理功能上存在着相互制约、相互依存和相互为用的关系，而且还以经络为联系通道，在各脏腑组织之间，相互传递着各种信息，在气血津液环周于全身的情况下，形成了一个非常协调和统一的整体。

（一）脏与脏之间的关系

古人在理论上多是以五行的生克乘侮来进行阐述的。但经过历代医家的观察和研究，脏与脏之间的关系已超出了五行生克乘侮的范围，目前主要从各脏的生理功能来阐释其相互之间的关系。

1. 心与肺

心与肺的关系，主要是心主血和肺主气、心主行血和肺主呼吸之间的关系。"诸血者，皆属于心""诸气者、皆属于肺"，心主血与肺主气的关系，实际上是气和血相互依存、相互为用的关系（详见本章第二节）。临床上肺气虚或肺失宣肃，均可影响心的行血功能，而导致血液运行失常，涩迟，而出现胸闷、心率改变，甚则唇青、舌紫等血瘀之病理表现。反之，若心气不足、心阳不振，瘀阻心脉等导致血行异常时，也会影响肺的宣发和肃降功能，出现咳嗽、气促等肺气上逆的病理现象。这就是心肺之间在病理上的相互影响。

2. 心与脾

心主血，脾统血，脾又为气血生化之源，故心与脾的关系极为密切。脾的运化功能正常，则化生血液的功能旺盛。血液充盈，则心有所主。脾气健旺，脾的统血功能正常，则血行脉中，而不逸出脉外。因而，心与脾的关系主要表现在血液的生成和运行方面。在病理上，心脾两脏亦常互为影响，如思虑过度，不仅暗耗心血，且可影响脾的运化功能；若脾气虚弱，运化失职，则气血生化无源，则可导致血虚而心无所主。若脾不统血而致血液妄行，则也会造成心血不足。以上种种，均可形成以眩晕、心悸、失眠、多梦、腹胀、食少、体倦、面色无华等为主症的"心脾两虚"证。

3. 心与肝

心主血，肝藏血。人体的血液，生化于脾，贮藏于肝，通过心以运行全身。心之行血功能正常，则血运正常，肝有所藏；若肝不藏血，则心无所主，血液的运行必致失常。正是由于心和肝在血行方面密切相关，故在临床上"心肝血虚"亦常常同时出现。

心主神志，肝主疏泄。人的精神、意识和思维活动，虽由心所主，但与肝的疏泄功能亦密切相关。由于情志所伤，多化火伤阴，因而在临床上心肝阴虚、心肝火旺常相互影响或同时并见。

4. 心与肾

心在五行属火，位居于上而属阳；肾在五行属水，位居于下而属于阴。从阴阳、水火的升降理论来说，位于下者，以上升为顺；位于上者，以下降为和。《素问·六微旨大论》说的"升已而降，降者为天；降已而升，升者为地。天气下降，气流于地；地气上升，气腾于天"，即是从宇宙的范围来说明阴阳、水火的升降。所以，在理论上认为心火必须下降于肾，肾水必须上济于心，这样，心肾之间的生理功能才能协调，而称为"心肾相交"，也即"水火既济"。反之，若心火不能下降于肾而独亢，肾水不能上济于心而凝聚，那么，心肾之间的生理功能就会失去协调，而出现一系列的病理表现，即称为"心肾不交"，也就是"水火失济"。例如：在临床上出现的以失眠为主症的心悸、怔忡、心烦、腰膝酸软，或见男子梦遗、女子梦交等症，多属"心肾不交"。

此外，由于心肾阴阳之间亦有密切关系，心或肾的病变亦能相互影响。例如：肾阳虚水泛，能上凌于心，而见水肿、惊悸等"水气凌心"之证候；心阴虚，亦能下汲肾阴，而致阴虚火旺之证。

5. 肺与脾

肺与脾的密切关系主要表现于气的生成和津液的输布代谢两个方面。机体气的生成，主要依赖于肺的呼吸功能和脾的运化功能；肺所吸入的清气和脾胃所运化的水谷精气，是组成气的主要物质基础。因此，肺的呼吸功能和脾的运化功能是否健旺，与气的盛衰密切相关。

在津液的输布代谢方面，则主要是由肺的宣发肃降、通调水道和脾的运化水液、输布津液所构成。肺的宣发肃降和通调水道，有助于脾的运化水液功能，从而防止内湿的产生；而脾转输津液，散精于肺，不仅是肺通调水道的前提，而且，实际上也为肺的生理活动提供了必要的营养。因此，二者之间在津液的输布代谢中存在着相互为用的关系。

肺脾二脏在病理上的相互影响，主要也在于气的生成不足和水液代谢失常两个方面。例如脾气虚损时，常可导致肺气不足；脾失健运，津液代谢障碍，水液停滞，则聚而生痰、成饮，多影响肺的宣发和肃降，可出现喘咳痰多等临床表现。所以说"脾为生痰之源，肺为贮痰之器"。当然，肺病日久，也可影响到脾，而致脾的运化功能失常或使脾气虚，从而出现纳食不化、腹胀、便溏，甚则水肿等病理表现，称之为"上病及中"，亦是"培土生金"治法的理论依据。

6. 肺与肝

肺与肝的关系，主要表现于气机的调节方面。肺主降而肝主升，二者相互协调，对于全身气机调畅是一个重要的环节。若肝升太过，或肺降不及，则多致气火上逆，可出现咳逆上气，甚则咯血等病理表现，称之为"肝火犯肺"。相反，肺失清肃，燥热内盛，亦可影响及肝，肝失条达，疏泄不利，则在咳嗽的同时，出现胸胁引痛胀满、头晕头痛、面红目赤等症。

7. 肺与肾

肺与肾的关系，主要表现于水液代谢和呼吸运动两个方面。肾为主水之脏，肺为"水之上源"，肺的宣发肃降和通调水道，有赖于肾的蒸腾气化。反之，肾的主水功能，亦有赖于肺的宣发肃降和通调水道。因此，肺失宣肃，通调水道失职，必累及于肾，而致尿少，甚则水肿；肾的气化失司，关门不利，则水泛为肿，甚则上为喘呼，咳逆倚息而不得平卧。即如《素问·水热穴论》所说："其本在肾，其末在肺，皆积水也。"

肺主呼气，肾主纳气，肺的呼吸功能需要肾的纳气作用来协助。肾气充盛，吸入之气方能经肺之肃降而下纳于肾，故有"肺为气之主，肾为气之根"之说。若肾精气不足，摄纳无权，气浮于上；或肺气久虚，久病及肾，均可导致肾不纳气，出现动则气喘等症。

此外，肺与肾之间的阴液也是相互资生的，肾阴为一身阴液之根本，所以肺阴虚可损及肾阴。反之，肾阴虚亦不能上滋肺阴。故肺肾阴虚常同时并见，而出现两颧嫩红、骨蒸潮热、盗汗、干咳音哑、腰膝酸软等症。

8. 肝与脾

肝藏血而主疏泄，脾统血、主运化而为气血生化之源。肝脾两脏的关系，首先在于肝的疏泄功能和脾的运化功能之间的相互影响。脾的运化，有赖于肝的疏泄，肝疏泄功能正常，则脾运化功能健旺。若肝失疏泄，就会影响脾的运化功能，从而引起"肝脾不和"的病理表现，可见精神抑郁、胸胁胀满、腹胀腹痛、泄泻便溏等症。

其次，肝与脾在血的生成、贮藏及运行等方面亦有密切的联系。脾运健旺，生血有源，且血不逸出脉外，则肝有所藏。若脾虚气血生化无源，或脾不统血，失血过多，均可导致肝血不足。

此外，如脾胃湿热郁蒸，胆热液泄，则可形成黄疸。可见，在病理上肝病可以传脾，脾病也可以及肝，肝脾两脏在病变上常常是互为影响的。

9. 肝与肾

肝肾之间关系极为密切，有"肝肾同源"之说。肝藏血，肾藏精。藏血与藏精之间的关系，实际上即是精和血之间存在着相互资生和相互转化的关系。血的化生，有赖于肾中精气的气化；肾中精气的充盛，亦有赖于血液的滋养。所以说精能生血，血能化精，称之为"精血同源"。在病理上，精与血的病变亦常相互影响。如肾精亏损，可导致肝血不足；反之，肝血不足，也可引起肾精亏损。

另外，肝主疏泄与肾主封藏之间亦存在着相互制约、相反相成的关系，主要表现在女子月经来潮和男子泄精的生理功能。若二者失调，则可出现女子月经周期失常、经量过多或闭经，男子遗精滑泄或阳强不泄等症。

由于肝肾同源，所以肝肾阴阳之间的关系极密切。肝肾阴阳，息息相通，相互制约，协调平衡，故在病理上也常相互影响。如肾阴不足可引起肝阴不足，阴不制阳而导致肝阳上亢，称之为"水不涵木"；如肝阴不足，可导致肾阴亏虚，而致相火上亢。反之，肝火太盛也可下劫肾阴，形成肾阴不足的病理变化。

10. 脾与肾

脾为后天之本，肾为先天之本。脾之健运，化生精微，须借助于肾阳的温煦，故有"脾阳根于肾阳"之说。肾中精气亦有赖于水谷精微的培育和充养，才能不断充盈和成熟。因此，脾与肾在生理上是后天与先天的关系，它们相互资助、相互促进，在病理上亦常相互影响、互为因果。如肾阳不足，不能温煦脾阳，则可见腹部冷痛、下利清谷，或五更泄泻、水肿等症。若脾阳久虚，进而可损及肾阳，而成脾肾阳虚之病证。

（二）六腑之间的关系

六腑，是以"传化物"为其生理特点，六腑之间的相互关系，主要体现于饮食物的消化、吸收和排泄过程中的相互联系和密切配合。

饮食入胃，经胃的腐熟和初步消化，下传于小肠，通过小肠的进一步消化，泌别清浊，其清者为精微物质，经脾的转输，以营养全身；其剩余之水液，吸收后，成为渗入膀胱的尿液；其浊者为糟粕（食物之残渣），下达于大肠。渗入膀胱的尿液，经气化作用及时排出体外；进入大肠的糟粕，经传导与燥化，而由肛门排出体外。在饮食物的消化、吸收和排泄过程中，还有赖于胆汁的排泄，以助饮食的消化；三焦不仅是水谷传化的道路，更重要的是三焦的气化作用，推动和支持着传化功能的正常进行。

六腑之间在病理上亦可相互影响。如胃有实热，消灼津液，则可致大肠传导不利，大便秘结不通；而大肠燥结，便闭不行，亦可影响胃的和降，而使胃气上逆，出现恶心、呕吐等症。又如胆火炽盛，常可犯胃，导致胃失和降而见呕吐苦水。脾胃湿热，熏蒸肝胆，而使胆汁外泄，可发生黄疸病证。应当指出，六腑虽然是以通为用，但亦有太过、不及之异，故必须认真进行辨证分析。

（三）脏与腑之间的关系

脏与腑的关系，实际上就是阴阳表里关系。由于脏属阴，腑属阳；脏为里，腑为表，一脏一腑、一阴一阳、一表一里相互配合，并有经脉相互络属，从而构成了脏腑之间的密切联系。

1. 心与小肠

心的经脉属心而络小肠，小肠的经脉属小肠而络心，二者通过经脉的相互络属构成了表里关系。在病理方面，如心有实火，可移热于小肠，引起尿少、尿热赤、尿痛等症。反之，如小肠有热，亦可循经上炎于心，可见心烦、舌赤、口舌生疮等症。

2. 肺与大肠

肺与大肠亦是通过经脉的络属而构成表里关系。肺气的肃降，有助于大肠传导功能的发挥；大肠传导功能正常，则有助于肺的肃降。若大肠实热，腑气不通，则可影响肺的肃降，而产生胸满、喘咳等症。如肺失清肃，津液不能下达，可见大便困难；肺气虚弱，气虚推动无力，则可见大便艰涩而不行，称之为"气虚便秘"。若气虚不能固摄，清浊混杂而下，可见大便溏泄。

3. 脾与胃

脾与胃通过经脉相互络属而构成表里关系。胃主受纳，脾主运化，两者之间的关系是"脾为胃行其津液"，共同完成饮食物的消化吸收及其精微的输布，从而滋养全身，故称脾胃为"后天之本"。

脾主升，胃主降，相反相成。脾气升，则水谷之精微得以输布；胃气降，则水谷及其糟粕才得以下行。故《临证指南医案》说："脾宜升则健，胃宜降则和。"胃属燥，脾属湿，胃喜润恶燥，脾喜燥恶湿，两者燥湿相济，阴阳相合，方能完成饮食物的传化过程。故《临证指南医案》又说："太阴湿土得阳始运，阳明燥土得阴自安。"

由于脾胃在生理上相互联系，因而在病理上也是相互影响的。如脾为湿困，运化失司，清气不升，即可影响胃的受纳与和降，可出现食少、呕吐、恶心、脘腹胀满等症。反之，若饮食失节，食滞胃脘，胃失和降，亦可影响脾的升清与运化，可出现腹胀、泄泻等症。《素问·阴阳应象大论》说："清气在下，则生飧泄；浊气在上，则生膜胀。"这是对脾胃升降失常所致病证的病理及临床表现的概括。

4. 肝与胆

胆附于肝，有经脉互为络属，构成表里关系。胆汁来源于肝之余气，所以胆汁能正常排泄和发挥作用，亦依靠肝的疏泄功能。若肝的疏泄功能失常，就会影响胆汁的分泌与排泄；反之，若胆汁排泄不畅，亦会影响肝的疏泄。因此，肝与胆在生理和病理上密切相关，肝病常影响胆，胆病也常波及于肝，终则肝胆同病，如肝胆火旺、肝胆湿热等。此外，肝主谋虑，胆主决断，从情志意识过程来看，谋虑后则必须决断，而决断又来自谋虑，两者亦是密切联系的。

5. 肾与膀胱

肾与膀胱通过经脉互为络属，构成表里关系。膀胱的贮尿和排尿功能，依赖于肾的气化。肾气充足，则固摄有权，膀胱开合有度，从而维持水液的正常代谢。若肾气不足，气化失常，固摄无权，则膀胱之开合失度，即可出现小便不利或失禁或遗尿、尿频等病症。例如，老年人常见的小便失禁、多尿等，即多为肾气衰弱所致。

第二节　气、血、津液

情境导入

钱某，女，36岁，职员，全身出现水肿3天，加重3天，患者6天前患感冒，脚踝及眼睑出现浮肿，未吃药，后全身出现浮肿，小便量少，口渴不欲饮，舌红苔黄脉弦。

请问：

1. 该患者属于气、血、津液哪类病证？

2. 引起病变的脏腑是什么？

3. 如何护理？

气、血、津液，是构成人体的基本物质，是脏腑、经络等组织器官进行生理活动的物质基础。

气，是不断运动着的具有很强活力的精微物质；血，基本上是指血液；津液，是机体一切正常水液的总称。从气、血、津液的相对属性来分阴阳，则气具有推动、温煦等作用，属于阳；血和津液都为液态物质，具有濡养、滋润等作用，属于阴。

机体的脏腑、经络等组织器官，进行生理活动所需要的能量，来源于气、血、津液；气、血、津液的生成和代谢，又依赖于脏腑、经络等组织器官的正常生理活动。因此，无论在生理还是病理上，气、血、津液和脏腑、经络等组织器官之间，始终存在着互为因果的密切关系。

一、气

（一）气的分类与生成

气，在古代是人们对于自然现象的一种朴素认识。早在春秋战国时期的唯物主义哲学家，就认为"气"是构成世界最基本的物质；宇宙间的一切事物，都是由气的运动变化而产生的。如《周易·系辞》说："天地氤氲，万物化生。"这种朴素的唯物主义观点被引进医学领域，在中医学中逐渐形成了气的基本概念。

气，是构成人体最基本的物质。"人以天地之气生，四时之法成"（《素问·宝命全形论》），"天地合气，命之曰人"。人是自然界的产物，也就是"天地之气"的产物。人的形体构成，实际上也是以"气"为其最基本的物质基础，所以《医门法律》又说："气聚则形成，气散则形亡。"

气，同时也是维持生命活动最基本的物质。《素问·六节藏象论》说："天食（音义同'饲'）人以五气，地食（音义同'饲'）人以五味。五气入鼻，藏于心肺，上使五色修明，音声能彰；五味入口，藏于肠胃，味有所生，以养五气。气和而生，津液相成，神乃自生。"人的生命活动，需要从"天地之气"中摄取营养成分，以养五脏之气，从而维持机体的生理活动。所以，气是维持人体生命活动最基本的物质。

综上所述，气是构成和维持人体生命活动最基本的物质。由于气具有活力很强的不断运动的特性，对人体生命活动有推动和温煦等作用，因而中医学中以气的运动变化来阐释人体的生命活动。

1. 气的分类

人体的气，从整体上说，是由肾中精气、脾胃运化而来的水谷精气和肺吸入的清气所组成，在肾、脾胃、肺等生理功能的综合作用下而生成，并充沛于全身。但具体来说，人体的气又是多种多样的，由于其主要组成部分、分布部位和功能特点的不同，而又有各种不同的名称。主要有如下几种。

（1）元气　又称"原气""真气"，是人体最基本、最重要的气，是人体生命活动的原动力。

① 组成与分布：元气的组成，以肾所藏的精气为主，依赖于肾中精气所化生。《难经·三十六难》说："命门者……原气之所系也"，明确地指出了元气根于肾。肾中精气以受之于父母的先天之精为基础，又赖后天水谷精气的培育。如《景岳全书》说："故人之自生至老，凡先天之有不足者，但得后天培养之力，则补天之功，亦可居其强半，此脾胃之气所关于人生者不小。"可见元气的盛衰，并不完全取决于先天禀赋，亦与脾胃运化水谷精气的功能密切相关。

元气是通过三焦而流行于全身的，内至脏腑，外达肌肤腠理。《难经·六十六难》说："三焦者，原气之别使也。"

② 主要功能：元气的主要功能，是推动人体的生长和发育，温煦和激发脏腑、经络等组织器官的生理活动，所以说，元气是人体生命活动的原动力，是维持生命活动最基本的物质。机体的元气充沛，则各脏腑、经络等组织器官活力旺盛，机体强健而少病。若因先天禀赋不足，或因后天失调，或因久病损耗，以致元气的生成不足或耗损太过时，就会形成元气虚衰而产生种种病变。

（2）宗气　是积于胸中之气。宗气在胸中积聚之处，称作"气海"，又称"膻中"。故《灵枢·五味》说："其大气之搏而不行者，积于胸中，命曰气海。"

① 组成与分布：宗气，是以肺从自然界吸入的清气和脾胃从饮食物中运化而生成的水谷精气为其主要组成部分。因此，肺的呼吸功能与脾胃的运化功能正常与否，直接影响着宗气的旺盛与衰少。

宗气聚集于胸中，贯注于心肺之脉，上"出于肺，循喉咽，故呼则出，吸则入"（《灵枢·五味》），下"蓄于丹田，注足阳明之气街（相当于腹股沟部位）而下行于足"（《类经·针刺类·解结推引》）。故《灵枢·邪客》说："宗气积于胸中，出于喉咙，以贯心脉而行呼吸焉"，《灵枢·刺节真邪》又说："宗气留于海，其下者，注于气街；其上者，走于息道。"

②主要功能：宗气的主要功能有两个方面：一是走息道以行呼吸。凡语言、声音、呼吸的强弱，都与宗气的盛衰有关。二是贯心脉以行气血。凡气血的运行、肢体的寒温和活动能力、视听能力、心搏的强弱及其节律等，皆与宗气的盛衰有关。故《素问·平人气象论》说："胃之大络，名曰虚里，贯膈络肺。出于左乳下，其动应衣，脉宗气也。盛喘数绝者，其病在中……绝不至，曰死；乳之下，其动应衣，宗气泄也。"这就充分说明了宗气具有推动心脏搏动、调节心律等功能。所以，在临床上常常以"虚里"处（相当于心尖搏动部位）

的搏动状况和脉象来测知宗气的盛衰。

（3）营气　是与血共行于脉中之气。营气富有营养，故又称"荣气"。营与血关系极为密切，可分而不可离，故常常"营血"并称。营气与卫气相对而言，属于阴，故又称为"营阴"。

① 组成与分布：营气，主要来自脾胃运化的水谷精气，由水谷精气中的精华部分所化生。营气分布于血脉之中，成为血液的组成部分而循脉上下，营运于全身。故《素问·痹论》说："营者，水谷之精气也。和调于五脏，洒陈于六腑，乃能入于脉也。故循脉上下，贯五脏，络六腑也。"

② 主要功能：营气的主要生理功能有营养和化生血液两个方面。水谷精微中的精专部分，是营气的主要成分，是脏腑、经络等生理活动所必需的营养物质，同时又是血液的组成部分。所以《灵枢·邪客》说："荣气者，泌其津液，注之于脉，化以为血，以荣四末，内注五脏六腑。"

（4）卫气　是运行于脉外之气。卫气与营气相对而言，属于阳，故又称为"卫阳"。

① 组成与分布：卫气，主要由水谷精气所化生，它的特性是"慓疾滑利"。也就是说它的活动力特别强，流动很迅速。所以它不受脉管的结束，运行于皮肤、分肉之间，熏于肓膜，散于胸腹。

② 主要功能：卫气的生理功能有以下三方面：一是护卫肌表，防御外邪入侵；二是温养脏腑、肌肉、皮毛等；三是调节腠理的开合、汗液的排泄，以维持体温的相对恒定等。如《灵枢·本藏》说："卫气者，所以温分肉，充皮肤，肥腠理，司开合者也""卫气和，则分肉解利，皮肤润柔，腠理致密矣。"

营气和卫气，都以水谷精气为其主要的生成来源，但是"营在脉中""卫在脉外"（《灵枢·营卫生会》）；营主内守而属于阴，卫主外卫而属于阳，二者之间的运行必须协调，不失其常，才能维持正常腠理开合、正常的体温、"昼精而夜寐"（《灵枢·营卫生会》），以及正常防御外邪的能力；反之，若营卫不和，即可出现恶寒发热、无汗或汗多，"昼不精而夜不寐"，以及抗御外邪能力低下等。

人体的气，除了上述最重要的四种气之外，还有"脏腑之气""经络之气"等。所谓"脏腑之气"和"经络之气"，实际上都是元气所派生的，是元气分布于某一脏腑或某一经络，即成为某一脏腑或某一经络之气，它属于人体元气的一部分，是构成各脏腑、经络最基本的物质，又是推动和维持各脏腑、经络进行生理活动的物质基础。

2. 气的生成

人体的气，来源于禀受父母的先天之精气、饮食物中的营养物质（即水谷之精气，简称"谷气"）和存在于自然界的清气。

先天之精气，依赖于肾藏精的生理功能，才能充分发挥先天之精气的生理效应；水谷之精气，依赖于脾胃的运化功能，才能从饮食物中摄取而化生；存在于自然界的清气，则依赖于肺的呼吸功能。因此，从气的来源或气的生成来看，除与先天禀赋、后天饮食营养，以及自然环境等状况有关外，亦与肾、脾胃、肺的生理功能密切相关。肾、脾胃、肺等生理功能正常并保持平衡，人体的气才能充沛；反之，肾、脾胃、肺等生理功能的任何异常或失去协调平衡，均能影响气的生成，或影响气的正常生理效应，从而形成气虚等病理变化。此外，在气的生成过程中，脾胃的运化功能尤其重要。因人在出生以后，必须依赖饮食物的营养以维持生命活动，而机体从饮食物中摄取营养物质，又完全依赖脾胃的受纳和运化功能，才能对饮食物进行消化、吸收，把其中的营养物质化为水谷精气。先天之精气，必须依赖于水谷精气的充养，才能发挥其生理效应。所以《灵枢·营卫生会》说："人受气于谷"，《灵枢·五味》说："故谷不入半日则气衰，一日则气少矣。"

（二）气的功能

气，是维持人体生命活动最基本的物质，对于人体具有十分重要的生理功能。故《难经·八难》说："气者，人之根本也"，张景岳说："人之有生，全赖此气。"（《类经·摄生类》）气的生理功能，主要有五个方面。

1. 推动作用

气是活力很强的精微物质，对于人体的生长发育，各脏腑、经络等组织器官的生理活动，血的生成和运行，津液的生成、输布和排泄等，均起着推动、激发其运动的作用。如果气虚或气的推动、激活作用减弱，均能影响机体的生长、发育，或出现早衰，或使脏腑、经络等组织器官的生理活动减弱，或使血和津液的生成不足和运行迟缓，从而引起血虚、血液运行不利和水液停滞等病理变化。

2. 温煦作用

《难经·二十二难》说："气主煦之"，即是说气是人体热量的来源。人的体温，是依靠气的温煦作用来维持恒定；各脏腑、经络等组织器官，也要在气的温煦作用下进行正常的生理活动；血和津液等液态物质，也要依靠气的温煦作用，进行正常的循环运行，故说"血得温而行，得寒而凝"。如果气的温煦作用失常，不仅出现畏寒喜热、四肢不温、体温低下、血和津液运行迟缓等寒象；还可因某些原因，引起气聚而不散，气郁而化热，出现恶热喜冷、发热等热象。所以《素问·刺志论》说："气实者，热也；气虚者，寒也。"

3. 防御作用

机体的防御作用是非常复杂的，虽然包括了气、血、津液和脏腑、经络等组织器官多方面的作用，但气在这里起着相当重要的作用。气的防御作用，主要体现于护卫全身肌表，防御外邪入侵。《素问·评热病论》说："邪之所凑，其气必虚。""其气必虚"，是指气的防御作用减弱，外邪得以侵入机体而致病。由此可见，气的防御作用减弱，全身的抗病能力随之而下降，机体也易罹患疾病。

4. 固摄作用

气的固摄作用，主要是防止血、津液等液态物质无故流失。具体表现在：固摄血液，可使血液循脉而行，防止其逸出脉外；固摄汗液、尿液、唾液、胃液、肠液和精液等，控制其分泌排泄量，以防止其无故流失。若气的固摄作用减弱，可导致体内液态物质大量流失的危险。如气不摄血，可导致各种出血；气不摄津，可导致自汗、多尿或小便失禁、流涎、泛吐清水、泄泻滑脱；气不固精，可出现遗精、滑精和早泄等。

气的固摄作用与推动作用是相反相成的两个方面。一方面气能推动血液的运行和津液的输布、排泄；另一方面，气又可固摄体内的液态物质，防止其无故流失。由于这两个方面作用的相互协调，构成了气对体内液态物质之正常运行、分泌、排泄的调节和控制，这是维持人体正常的血液循行和水液代谢的重要环节。

5. 气化作用

气化，是指通过气的运动而产生的各种变化。具体地说，是指精、气、血、津液各自的新陈代谢及其相互转化。例如：气、血、津液的生成，都需要将饮食物转化成水谷之精气，然后再化生成气、血、津液等；津液经过代谢，转化成汗液和尿液；饮食物经过消化和吸收后，其残渣转化成糟粕等，都是气化作用的具体表现。如果气化功能失常，能影响气、血、津液的新陈代谢，影响饮食物的消化吸收，影响汗液、尿液和粪便等的排泄，从而形成各种代谢异常的病变。所以说气化作用的过程，实际上就是体内物质代谢的过程，是物质转化和能量转化的过程。

气的五个功能，虽然各不相同，但都是人体生命活动中不可缺少的，它们密切地协调配合，相互为用。

二、血

（一）血的生成

血，是红色的液态样物质，是构成人体和维持人体生命活动的基本物质之一，具有很高的营养和滋润作用。

血必须在脉中运行，才能发挥它的生理效应。如因某些原因而逸出于脉外，即为出血，又可称为"离经之血"。脉，具有阻遏血液逸出的功能，故有"血府"之称。

血，主要由营气和津液所组成。营气和津液，都来自所摄入的饮食物经脾和胃的消化吸收而生成的水谷精微，所以说脾和胃是气血生化之源。《灵枢·决气》所说的："中焦受气取汁，变化而赤，是谓血"，即充分说明了脾和胃（中焦）的运化功能在生成血液过程中的地位和作用。至于血液的生成过程，则又要通过营气和肺的作用，方能化生为血。如《灵枢·邪客》在论述营气化生血液的功能时说："营气者，泌其津液，注之于脉，化以为血；以荣四末，内注五脏六腑……"，《灵枢·营卫生会》中更强调了肺在化生血液中的作用，说："中焦亦并胃中，出上焦之后，此所受气者，泌糟粕，蒸津液，化其精微，上注于肺脉，乃化而为血；以奉生身，莫贵于此，故独得行于经隧。"

综上所述，营气和津液，都是生成血的主要物质基础。由于营气和津液都来源于水谷精气，所以饮食营养的优劣和脾胃运化功能的强弱，直接影响着血液的化生。饮食营养长期摄入不足，或脾胃运化功能长期失调，均可导致血液生成不足，而形成血虚的病理变化。

此外，精和血之间还存在着相互资生和转化的关系。精藏于肾，血藏于肝。肾中精气充盈，则肝有所养，血有所充；肝的藏血量充盛，则肾有所藏，精有所资，故有"精血同源"之说。

（二）血的循行

血在脉管中运行不息，流布于全身，环周不休。随着血的运行，为全身各脏腑组织器官提供了丰富的营养，以供其需要。

血，属于阴而主静。血的运行，主要依赖于气的推动作用。血在脉管中运行而不至逸出脉外，也是由于气的固摄作用；由于脉管具有"壅遏营气，令无所避"（《灵枢·决气》）的功能，所以在正常情况下，血液不会离于经隧逸出脉外而导致出血。

"气入胃，散精于肝……食气入胃，浊气归心，淫精于脉，脉气流经，经气归于肺，肺朝百脉，输精于皮毛，毛脉合精，行气于府，府精神明，留于四藏，气归于权衡。"这段原文描述了水谷精气的运行走向，但实际上已十分明确地指出了水谷精气是进入血液循环的。故从中得以了解血液循环的具体走向，这个走向虽与现代生理学所已知的有所不同，但已明确指出了心、肺和脉构成了血液的循环系统。

血液的正常运行，决定于气的推动作用和固摄作用之间的协调平衡。由于心脏的搏动，推动着血液的运行。《素问·痿论》说："心主身之血脉"，《医学入门》说："人心动，则血行诸经。"血液的正常循环，还与某些脏器的生理功能密切相关，如肺的宣发和朝会百脉、肝的疏泄等，是推动和促进血液运行的重要因素；脾的统血和肝的藏血等，是固摄血液的重要因素。此外，脉道是否通利、血或寒或热等，更是直接影响着血液运行的或迟或速。《素问·调经论》说："血气者，喜温而恶寒，寒则涩不能流，温则消而去之。"因此，血液的正常运行，不仅依赖于心的生理功能，而且还与肺、肝、脾等脏器的生理功能有关。如果推动和促进血液运行的作用增加，或固摄血液的作用减弱，则血液运行加速，甚则逸出脉外，而导致出血；反之，则血液运行减慢，运行不利，可导致血瘀等病理变化。

（三）血的功能

血，具有营养和滋润全身的生理功能。血在脉中循行，内至脏腑，外达皮肉筋骨，如环无端，运行不息，对全身各脏腑组织器官起着充分的营养和滋润作用，以维持正常的生理活动。《难经·二十二难》说："血主濡之"，这是对血的营养和滋润作用的简要概括。《素问·五脏生成篇》说："肝受血而能视，足受血而能步，掌受血而能握，指受血而能摄。"这是进一步阐释了机体必须依赖于血的营养和滋润作用才能维持正常的功能活动。

血的营养和滋润作用，具体体现在面色的红润、肌肉的丰满和壮实、皮肤和毛发的润泽有华、感觉和运动的灵活自如等方面。如果血的生成不足或持久过度耗损，或血的营养和滋润作用减弱，均可引起全身或局部血虚的病理变化，出现头昏目花、面色不华或萎黄、毛发干枯、肌肤干燥、肢体或肢端麻木等临床表现。

血，是机体精神活动的主要物质基础。故《素问·八正神明论》说："血气者，人之神，不可不谨养。"人精神充沛，神志清晰，感觉灵敏，活动自如，均有赖于血气的充盛，血脉的调和与流利。正如《灵枢·平人绝谷》中所说的："血脉和利，精神乃居。"所以，不论何种原因所形成的血虚、血热或运行失常，均可以出现精神衰退、健忘、多梦、失眠、烦躁，甚则可见神志恍惚、惊悸不安，以及谵狂、昏迷等神志失常的多种临床表现。

三、津液

（一）津液的生成、输布和排泄

津液，是机体一切正常水液的总称，包括各脏腑组织器官的内在体液及其正常的分泌物，如胃液、肠液和涕、泪等。津液，同气和血一样，是构成人体和维持人体生命活动的基本物质。

津和液，同属于水液，都来源于饮食，有赖于脾和胃的运化功能。由于津和液在其性状、功能及其分布部位等方面均有所不同，因而也有一定的区别。一般来说，性质较清稀，流动性较大，布散于体表皮肤、肌肉和孔窍，并能渗注于血脉，起滋润作用的，称为津；性质较稠厚，流动性较小，灌注于骨节、脏腑、脑、髓等组织，起濡养作用的，称为液。故《灵枢·五癃津液别》说："津液各走其道，故三焦出气，以温肌肉，充皮肤，为其津；其流而不行者，为液。"津和液之间可以相互转化，故津和液常同时并称，但在发生"伤津"和"脱液"的病理变化时，在辨证论治中，又须加以区分。

津液的生成、输布和排泄，是一个复杂的生理过程，涉及多个脏腑的一系列生理功能。《素问·经脉别论》说："饮入于胃，游溢精气，上输于脾，脾气散精，上归于肺，通调水道，下输膀胱，水精四布，五经并行。"这是对津液生成和输布、排泄过程的简明概括。

津液来源于饮食水谷。津液是通过胃对饮食物的"游溢精气"和小肠的"分清别浊""上输于脾"而生成。津液的输布和排泄，主要是通过脾的转输、肺的宣降和肾的蒸腾气化，以三焦为通道输布于全身的。

脾对津液的输布作用，即是《素问·太阴阳明论》所说的"为胃行其津液"。脾胃是通过经脉，一方面将津液"以灌四旁"（《素问·玉机真脏论》）和全身；另一方面，则将津液"上输于肺"。这两个方面统属于脾的"散精"功能。

肺对津液的输布和排泄作用，又称作"通调水道"。通过肺的宣发作用，将津液输布于全身体表，以发挥津液的营养和滋润作用，津液通过代谢化为汗液而排出体外。故说肺"输精于皮毛"（《素问·经脉别论》）。津液通过肺的肃降作用，向下输送到肾和膀胱，最后化为尿液而排出体外。此外，肺在呼气中也排出了大量的水分。可见，肺的宣发肃降、通调水道，对于津液的输布和排泄起着重要的作用。

肾对于津液的输布和排泄，亦起着极其重要的作用。《素问·逆调论》说："肾者水脏，主津液。"肾对津液的主宰作用，主要表现在肾所藏的精气，是机体生命活动的原动力，亦是气化作用的原动力。因而胃的"游溢精气"、脾的"散精"、肺的"通调水道"以及小肠的"分清别浊"，都需要依靠肾的蒸腾气化作用而实现。全身的津液，最后亦都要通过肾的蒸腾气化，升清降浊，使"清者"蒸腾上升，从而向全身布散；"浊者"下降化为尿液，注入膀胱。尿液排泄量的多少，实际上是调节着全身津液的代谢平衡。故《素问·水热穴论》说："肾者，胃之关也。关门不利，故聚水而从其类也。"

综上所述，津液的生成，依赖于脾胃对饮食物的运化功能；津液的输布，依靠脾的"散精"和肺的"通调水道"功能；津液的排泄，主要是依靠汗液、尿液和随着呼吸排出的水气；津液在体内的升降出入，是在肾的气化蒸腾作用下，以三焦为通道，随着气的升降出入，布散于全身而环流不息。故《素问·灵兰秘典论》说："三焦者，决渎之官，水道出焉。"可见津液的生成、输布、排泄及其代谢平衡，依赖于气和许多脏腑一系列生理功能的协调平衡，其中尤以肺、脾、肾三脏的生理功能起主要作用。所以，不论是气的病变或脏腑的病变，均可影响津液的生成、输布、排泄，破坏津液的代谢平衡，从而形成伤津、脱液等津液不足的病理变化，或导致水、湿、痰、饮等津液环流障碍，水液停滞积聚的病理变化。

（二）津液的功能

津液有滋润和濡养的生理功能。如：布散于肌表的津液，具有滋润皮毛肌肤的作用；流注于孔窍的津液，具有滋润和保护眼、鼻、口等孔窍的作用；渗入于血脉的津液，具有充养和滑利血脉的作用，而且也是组成血液的基本物质；注入内脏组织器官的津液，具有濡养和滋润各脏腑组织器官的作用；渗于骨的津液，具有充养和濡润骨髓、脊髓和脑髓等作用。故《灵枢·决气》说："腠理发泄，汗出溱溱，是谓津……谷入气满，淖泽注于骨，骨属屈伸，泄泽，补益脑髓，皮肤润泽，是谓液。"

四、气、血、津液之间的相互关系

气、血、津液的性状及其功能，均有其各自的特点。但是，这三者又均是构成人体和维持人体生命活动最基本的物质。三者的组成，均离不开脾胃运化而生成的水谷精气。三者的生理功能，又存在着相互依存、相互制约和相互为用的关系。因此，无论在生理或病理情况下，气、血、津液之间均存在着极为密切的关系。

（一）气与血的关系

气属于阳，血属于阴。《难经·二十二难》说："气主煦之，血主濡之。"简要概括了气和血在功能上的差别。但是，气和血之间，又存在着"气为血之帅""血为气之母"的密切关系。具体来说，即是存在着气能生血、行血、摄血和血为气之母四个方面的关系。

1. 气能生血

气能生血，是指血的组成及其生成过程中，均离不开气和气的运动变化——气化功能。营气和津液，是血的主要组成部分，它们来自脾胃所运化的水谷精气。从摄入的饮食物，转化成水谷精气，从水谷精气转化成营气和津液，从营气和津液转化成赤色的血，均离不开气的运动变化。因此说气能生血。气旺，则化生血的功能亦强；气虚，则化生血的功能亦弱，甚则可导致血虚。因此，在临床治疗血虚病证时，常常配合应用补气的药物以提高疗效，这是气能生血理论指导临床的实际应用。

2. 气能行血

血属阴而主静。血不能自行，有赖于气的推动；气行则血行，气滞则血瘀。血液的循行，有赖于心气的推动、肺气的宣发布散、肝气的疏泄条达。因此，气虚则推动无力，气滞则血行不利、血行迟缓而形成血瘀，甚则阻滞于脉络，结成瘀血。气机逆乱，血行亦随气的升降出入异常而逆乱。如血随气升，可见面红、目赤、头痛，甚则吐血；血随气陷，可见脘腹坠胀，甚则下血、崩漏等。临床治疗血行失常的病证时，常分别配合应用补气、行气、降气等药物，才能获得较好的效果，此是气能行血理论指导临床的实际应用。

3. 气能摄血

摄血，是气固摄功能的具体体现。血在脉中循行而不逸出脉外，主要依赖于气对血的固摄作用。如果气虚而固摄血液的作用减弱，可导致各种出血病证，即"气不摄血"。治疗时，必须用补气摄血的方法，才能达到止血的目的。以上三个方面气对血的作用，可概括为"气为血帅"。

4. 血为气之母

血为气之母，一是指血能载气。由于气的活力很强，易于逸脱，所以气必须依附于血和津液，而存在于体内。如果气失去依附，则浮散无根而发生气脱。所以，血虚者，气亦易衰；血脱者，气亦逸脱。在治疗大出血时，往往多用益气固脱之法，其机制亦在于此。二是指血能养气，即血不断地为气的生成和功能活动提供水谷精微。

（二）气与津液的关系

气属阳，津液属阴。气和津液的关系，与气和血的关系极其相似。津液的生成、输布和排泄，全赖于气的升降出入运动和气的气化、温煦、推动、固摄作用；而气在体内的存在，不仅依附于血，且亦依附于津液，故津液亦是气的载体。兹分述如下。

1. 气能生津

津液的生成，来源于摄入的饮食物，有赖于胃"游溢精气"和脾运化水谷精气之功。所以，脾胃之气健旺，则化生的津液就充盛；脾胃之气虚衰，则影响津液的生成，而致津液不足。因此，在临床上亦常可见气津两伤之证。

2. 气能行津

气能行津也称气能化津。津液的输布及其化为汗、尿等排出体外，全赖于气的升降出入运动。由于脾气的"散精"和转输、肺气的宣发和肃降、肾中精气的蒸腾气化，才能促使津液输布于全身而环周不休，使经过代谢的多余津液转化为汗液和尿液排出体外，津液的代谢才能维持生理平衡。在气的升降出入运动不利时，津液的输布和排泄亦随之而受阻；由于某种原因，津液的输布和排泄受阻而发生停聚时，则气的升降出入运动，亦随之而不利。因此，气虚、气滞可致津液停滞，称作气不行（化）水；津液停聚而致气机不利，则称作水停气滞（阻）。二者互为因果，从而形成内生水湿、痰、饮，甚则水泛为肿的病理变化。

3. 气能摄津

津液的排泄，有赖于气的推动和气化作用。津液的正常代谢，也有赖于气的固摄作用。因此，在气虚或气的固摄作用减弱时，势必导致体内津液的无故流失，发生多汗、漏汗、多尿、遗尿等病理现象。

4. 津能载气

由于津液能载气，故在多汗、多尿和吐泻等大量津液流失的情况下，亦可出现"气随津脱"的病证。《金匮要略心典》说："吐下之余，定无完气"，即是此意。

（三）血与津液的关系

血和津液，都是液态样的物质，也都有滋润和濡养的作用，与气相对而言，二者都属于阴。因此，血和津液之间亦存在着极其密切的关系。

血和津液的生成都来源于水谷精气，由水谷精气所化生，故有"津血同源"之说。津液渗注于脉中，即成为血液的组成部分。《灵枢·痈疽》说："中焦出气如雾，上注溪谷，而渗孙脉，津液和调，变化而赤为血。"这说明在生理上，津液是血液的重要组成部分。

在病理情况下，血和津液之间也多相互影响。例如：在失血过多时，脉外之津液，可渗注于脉中，以补偿脉内血液容量不足；与此同时，由于脉外之津液大量渗注于脉内，则又可形成津液不足，出现口渴、尿少、皮肤干燥等病理现象。反之，在津液大量损耗时，不仅渗入脉内之津液不足，甚至脉内之津液亦可渗出于脉外，形成血脉空虚、津枯血燥等病变。因此，对于失血患者，临床上不宜采用汗法，《伤寒论》有"衄家不可发汗"和"亡血家不可发汗"之诫；对于多汗夺津或津液大亏的患者，亦不可轻用破血、逐血之峻剂，故《灵枢·营卫生会》又有"夺血者无汗，夺汗者无血"之说。这即是"津血同源"理论在临床上的实际应用。

思考题

(1~5题共用题干)

张某，男，28岁。昨日淋雨后出现头痛、鼻塞、流涕，舌红苔白，脉浮。

1. 该病例影响（　　）。

A. 心 　　　　B. 肝 　　　　C. 脾 　　　　D. 肺 　　　　E. 肾

2. 该脏的生理功能为（　　）。

A. 主血脉 　　B. 主统血 　　C. 主水 　　　D. 主运化 　　E. 主气司呼吸

3.其开窍为（　　）。

A.鼻　　　　　　B.口　　　　　　C.耳　　　　　　D.舌　　　　　　E.目

4.情志方面主要与（　　）有关。

A.怒　　　　　　B.喜　　　　　　C.悲　　　　　　D.恐　　　　　　E.思

5.该脏在五行中属（　　）。

A.金　　　　　　B.木　　　　　　C.水　　　　　　D.火　　　　　　E.土

（6～9题共用题干）

郭某，女性，65岁，两年前自觉时常耳鸣，近日感到听力下降，耳鸣如蝉鸣，时作时止，劳累则加重，兼见头晕，腰膝酸软，脉沉细，舌淡苔薄白。

6.此患者病变影响到的脏为（　　）

A.肝　　　　　　B.肾　　　　　　C.脾　　　　　　D.心　　　　　　E.肺

7.与此脏相表里的腑为（　　）

A.胃　　　　　　B.小肠　　　　　C.大肠　　　　　D.膀胱　　　　　E.胆

8.该脏的其华在（　　）

A.面　　　　　　B.头发　　　　　C.爪甲　　　　　D.唇　　　　　　E.以上都不是

9.该脏与自然界季节相通的为（　　）

A.春　　　　　　B.夏　　　　　　C.秋　　　　　　D.冬　　　　　　E.长夏

（杜　云）

第三章

经　络

○○
○○
○○

【学习目标】

1. 能利用针灸人模型说出十二经脉的命名、走向、交接、分布规律。

2. 理解和简述经络系统的组成。

3. 了解经络的功能。

情境导入

罗某，男，40岁，平素经常胃部不适，或胀满或隐隐作痛，经中医调理后症状缓解。今日因贪食寒凉，使胃部不适感再次复发，并引起膈肌突然而强烈的收缩，呃呃连声，不能自已。按医嘱针刺后症状消失。

请问：

1. 针刺相应的腧穴，使症状缓解，体现了经络的什么作用？

2. 针对罗某的病证，遵医嘱应选用哪些经脉、腧穴？

经络是人体组织结构的重要组成部分。经络学说是研究人体经络系统的组成、循行部位、生理功能、病理变化及其与脏腑组织器官相互关系的学说。经络学说是针灸、推拿、保健等中医护理技术的基础，对指导中医临床各科病症的治疗和护理，具有重要的意义。

第一节　经络的概念和经络系统

一、经络的概念

经络是经脉和络脉的总称。"经"有路径的含义，经脉是经络系统的主干，分布较深，有一定的循行路径；"络"有网络的含义，络脉是经脉别出的分支，较为细小，分布较浅，纵横交错，网络全身。经络是运行气血，联络脏腑肢节，沟通上下内外，调节人体各部分功能的一种特殊通路。经络相互贯通，遍布全身，把人体的五脏六腑、四肢百骸、五官九窍、皮肉筋骨等联结成一个有机的整体。

二、经络系统的组成

经络系统是经脉、络脉及其连属部分所组成（图 3-1）。

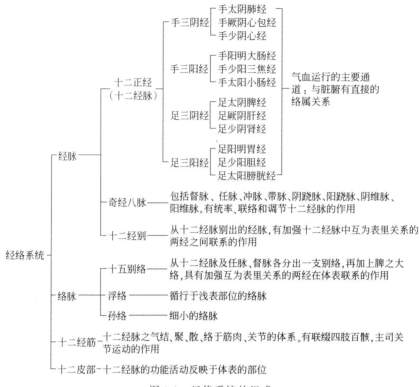

图 3-1 经络系统的组成

（一）经脉

1. 十二经脉

十二经脉包括手三阴经、足三阴经、手三阳经、足三阳经，合称"十二经脉"，又称"十二正经"。十二经脉有一定的循行部位和交接顺序，在肢体的分布和走向有一定的规律，直接联络体内脏腑。

2. 奇经八脉

奇经八脉包括督脉、任脉、冲脉、带脉、阴跷脉、阳跷脉、阴维脉、阳维脉，有统率、联络和调节十二经脉的作用。

3. 十二经别

十二经别是从十二经脉别出的经脉，加强了十二经脉中相为表里的两经之间的联系。

（二）络脉

1. 十五别络

别络是较大的络脉，十二经脉与督脉、任脉各有一支别络，加上脾之大络，合为"十五别络"。

2. 浮络

浮络是循行于人体浅表部位的络脉。

3. 孙络

孙络是最细小的络脉。

此外，经络系统还包括其连属部分，即十二经筋、十二皮部（图3-1）。

第二节　十二经脉

一、名称及分类

十二经脉，主要循行于人体上肢或下肢的内、外侧，对称分布，每一条经脉分别络属于一脏或一腑，其名称包括手或足、阴或阳、脏或腑三个部分。与脏相连的为阴经，与腑相连的为阳经；循行于上肢的为手经，循行于下肢的为足经；循行于肢体内侧面的为阴经，循行于肢体外侧面的为阳经。其中内侧面、外侧面又有前、中、后之分。在内侧面，太阴经在前、厥阴经居中、少阴经在后；在外侧面，阳明经在前、少阳经居中、太阳经在后（表3-1）。内侧面前、中、后线的阴经与外侧面前、中、后线的阳经互为表里。

表3-1　十二经脉名称分类表

	阴经（属脏、里）	阳经（属腑、表）	循环部位（阴经行于内侧，阳经行于外侧）	
手	手太阴肺经 手厥阴心包经 手少阴心经	手阳明大肠经 手少阳三焦经 手太阳小肠经	上肢	前缘 中线 后缘
足	足太阴脾经 足厥阴肝经 足少阴肾经	足阳明胃经 足少阳胆经 足太阳膀胱经	下肢	前缘 中线 后缘

注：在小腿下半部和足背部，肝经在前缘，脾经在中线，至内踝上8寸处交叉之后，脾经在前缘，肝经在中线。

二、分布循行规律

（一）走向与交接规律

十二经脉的走向与交接是有一定规律的，即手三阴经，从胸走手，交手三阳经；手三阳经，从手走头，交足三阳经；足三阳经，从头走足，交足三阴经；足三阴经，从足走腹（胸），交手三阴经（图3-2）。

（二）分布规律

十二经脉对称地分布于人体的两侧，沿着一定的方向循行，其在体表的循行分布有以下规律。

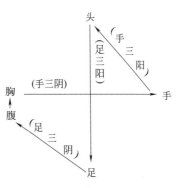

图3-2　十二经脉走向与交接规律

1. 头面部

阳经在头面部的分布规律是阳明经行于面部、额部，太阳经行于面颊、头顶及头项部，少阳经行于头侧部。

2. 躯干部

手三阳经行于肩胛部；手三阴经都从腋下走出；足三阳经在躯干部分布的规律是阳明经行于前（胸腹面），太阳经行于后（背面），少阳经行于侧面。足三阴经都行于腹胸部。

3. 四肢部

阴经行于四肢的内侧面，太阴经在前、厥阴经居中、少阴经在后；阳经行于四肢的外侧面，阳明经在前、少阳经居中、太阳经在后。

（三）表里络属关系

十二经脉中，阴经属脏主里，阳经属腑主表，形成了脏腑的阴阳表里属络关系。手足三阴三阳经，通过各自的经别和别络互相沟通，组成六对"表里相合"的关系。相为表里的两条经脉，分别行于四肢内、外侧的相对位置，并在手或足端相交接。如手阳明大肠经与手太阴肺经相表里，手阳明大肠经为表，手太阴肺经为里，二者交于手端。

相为表里的经脉，阴经属脏络腑，阳经属腑络脏，如手少阴经属心络小肠，手太阳经属小肠络心，心与小肠相为表里。十二经脉的表里关系（表3-1），不仅因相互衔接而加强了一阴一阳两条经脉的联系，而且使一脏一腑在生理功能上相互配合，在病理上相互影响。

（四）流注次序

十二经脉中的气血是周而复始、循环流注的，如环无端。从手太阴肺经开始，依次传至足厥阴肝经，再传至手太阴肺经，使气血周流全身（图3-3）。

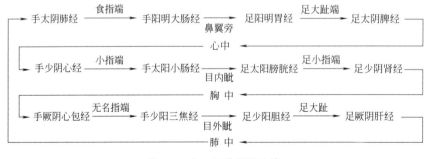

图 3-3　十二经脉流注次序

第三节　奇经八脉

奇经八脉是督脉、任脉、冲脉、带脉、阴跷脉、阳跷脉、阴维脉、阳维脉的总称。奇经八脉不像十二经脉那样有规律的分布，而是纵横交错于十二经脉之间，既不络属脏腑，也无表里关系，故称为"奇经"。其主要生理功能是加强十二经脉之间的联系，调节十二经脉的气血。

督脉：行于腰背正中，上至头面。其功能：一是总督一身之阳经，调节阳经的气血，故称为"阳脉之海"；二是反映脑、髓和肾的功能。

任脉：行于胸腹部正中，上抵颌部。其功能：一是总任一身阴经，称为"阴脉之海"；二是与女子妊娠有关，故有"任主胞胎"之说。

冲脉：并行于足少阴肾经夹脐上行，环绕口唇。其功能：一是调节十二经气血，称为"十二经脉之海"，亦称"血海"；二是调节月经，主生殖发育。

带脉：起于胁下，环绕一周，犹如束带，能约束纵行诸脉，故有"诸脉皆属于带"之说。

奇经八脉中，督、任、冲三脉均起于胞中，同出会阴，故称"一源三岐"。

第四节　经络的生理功能及应用

一、经络的生理功能

（一）沟通联系作用

人体是由五脏六腑、四肢百骸、五官九窍等组织器官组成的复杂有机体，各个组织器官有不同的生理功能，同时它们又会互相协调，来完成各种整体活动。这种有机配合，主要是依靠经络系统的沟通联络来实现的。由于十二经脉及其分支纵横交错，出表入里，通上达下，络属于脏腑，使人的体表、脏腑、官窍及各种组织器官形成了一个上下、内外、前后、左右彼此能紧密联系、协调统一的整体，从而实现有机的整体活动。

（二）运行气血作用

气血是人体生命活动的物质基础，而经络是气血运行的主要通道。经络运行气血，通达全身，使各脏腑组织器官得到营养，从而维持人体的正常生理功能。

（三）感应传导作用

感应传导作用指经络系统对于某些刺激的感觉反应和传递作用。如给予体表针刺刺激时，这种刺激会通过经络传递至脏腑，以达到调节脏腑功能的作用。针刺中的"得气"和"行气"现象，就是经络感应传导作用的具体表现。脏腑的生理功能和病理变化也可通过经络反映于体表。

（四）调节平衡作用

经络能协调阴阳和运行气血，从而调节人体各部分功能。当人体发生疾病时，出现阴阳偏胜偏衰及气血失调的证候时，可运用针灸治法，偏盛的"泻其有余"，偏衰的"补其不足"，抑制的使其兴奋，亢进的使其抑制，使阴阳协调，功能平衡。

二、经络学说的应用

（一）阐释病理变化

由于经络在内络属脏腑，在外可达肌肉，乃至体表，是人体内外通达的一个通路，所以在发生疾病时，它就成为病邪传递的途径。一方面外邪袭表，会沿着经络由表入里、由浅入深传变。如风寒之邪侵袭肌表，初见恶寒发热、头身痛，当病邪循经入肺，就会引起咳嗽、喘息、胸痛等肺经症状。另一方面，当内脏病变时，可通过经络的传导，反映于体表，如足厥阴肝经绕阴器、抵小腹、布胁肋，开窍于目。所以肝胆湿热，可见阴部灼热瘙痒、小腹掣痛；肝气郁结可见胸胁、两乳房、少腹胀痛；肝火上炎可见目赤肿痛等，这都是经络传导的反映。同时，经络也是脏腑之间病变相互影响的途径。如心火可循经下移于小肠，引起尿频、尿急、尿痛；小肠经有热可循经上犯于心，而出现心烦失眠、口舌生疮。

（二）指导疾病的诊断

经络有一定的循行部位和络属的脏腑，可根据疾病症状出现的部位，诊断病证所属的脏腑。如两胁疼痛，多为肝胆病；又如头痛一证，痛在前额，多与阳明经有关；痛在两侧，多与少阳经有关；痛在后头部及项部，多与太阳经有关。

（三）指导疾病的治疗

经络学说广泛地应用于临床治疗，尤其是针灸、按摩和药物疗法。针灸按摩疗法，主要是对某一经或某一脏腑的病变，通过"循经取穴"的方法，进行针刺、施灸或按摩，以调整经络气血的功能。药物都有一定的归经，根据归经选用相应的药物，使药物达到病所，且能引导其他药物归入某经，从而发挥其疗效。如若上焦肺热用黄芩，若中焦胃热用黄连，若下焦湿热用黄柏。

（四）用于疾病的预防

在临床和生活中，人们常常将经络学说应用于拔罐、艾灸、推拿、刮痧、指压腧穴等中医护理技术中，以预防疾病，保健机体。如敲打胆经来疏通经络，调节情绪；艾灸足三里，指压关元、气海等保健腧穴来强身健体；按摩中脘穴来调理脾胃；刮痧涌泉穴来促进睡眠等方法应用广泛。

思考题

（1～2题共用题干）

于某，女，45岁，平素体质较弱，大便时溏时泻，反复发作，饮食减少，脘腹胀闷不舒，面色少华，肢体倦怠，舌淡苔白，脉细弱。诊为：泄泻（脾胃虚弱）。欲针灸调理。

1.根据循经远治作用，应取经脉（　　　）。

A.足太阴脾经　　　　　　B.足厥阴肝经　　　　　　C.足少阴肾经

D.足太阳膀胱经　　　　　E.足少阳胆经

2.此经循行于（　　　）。

A.上肢内侧　　　　　　　B.上肢外侧　　　　　　　C.下肢内侧

D.下肢外侧　　　　　　　E.以上都不对

（3～5题共用题干）

宋某，男，38岁，双目红肿疼痛，急躁易怒，口苦咽干，胸胁胀满疼痛。

3.这属于（　　　）病变。

A.脾经　　　　　　　　　B.肝经　　　　　　　　　C.肾经

D.心经　　　　　　　　　E.肺经

4. 此经的走向是（   ）。

A. 从胸走手   B. 从手走头   C. 从足走胸腹

D. 从足走头   E. 从头走足

5. 此经脉循行于（   ）。

A. 下肢内侧前缘   B. 下肢外侧前缘   C. 下肢内侧中线

D. 下肢外侧中线   E. 上肢内侧中线

（程敏辉）

第四章

病因病机

【学习目标】

1. 说出病因的概念及中医认识病因的方法。
2. 说出六淫、疠气、七情、痰饮、瘀血的概念及各自的致病特点。
3. 能根据常见病因的性质和致病特征，进行辨证施护；正确指导病人养生防病。
4. 理解正气的含义及其在疾病发生发展中的重要意义。
5. 理解阴阳失调的基本概念及其所致病证的病理变化。

第一节　病　　因

情境导入

王某，女，26岁，普通职员，头痛4天，前来就诊。患者头痛遇风冷即痛，颈项不舒，时有连及目痛，恶心。舌淡苔白，脉弦。

请问：

1. 该病人头痛的病因属于外感还是内伤？
2. 若为外感，请说明是受哪种致病因素所致，并说明原因。若为内伤，也请说明致病因素及原因。
3. 该致病因素的特点是什么？

导致疾病发生的原因即病因，又称致病因素。中医把病因分外感病因、内伤病因、病理产物形成的病因及其他病因四类。

一、外感病因

外感病因是指从肌表、口鼻侵入人体而致病的病邪，包括六淫和疠气。

（一）六淫

六淫是风、寒、暑、湿、燥、火（热）六种外感病邪的统称。"淫"即淫邪，有太过、异常致病之意。风、寒、暑、湿、燥、火原本是指自然界的六种正常气候变化，简称"六气"。六气的变化有一定的规律和限度，当气候变化异常，超过了一定限度，如六气太过或不及、非其时而有其气（如冬天应寒反而热等），以及气候变化过于急骤（如骤寒、骤热等），由于机体不能与之相适应，都会导致疾病的发生。此时的"六气"便称为六淫。

1. 六淫的共同致病特点

（1）外感性　六淫之邪伤人，多从肌表、口鼻侵入人体而发病，故又称"外感六淫"，所致的疾病又称外感病。

（2）季节性　六淫致病常有明显的季节性，如春季多风病、夏季多暑病、长夏多湿病、秋季多燥病、冬季多寒病等。

（3）区域性　六淫致病常与居住和工作环境有关。如东南沿海多湿病、温病，西北高原多寒病、燥病，久居湿地多湿病，夏季烈日下工作易中暑等。

（4）相兼性　六淫之邪既可单独致病，又可两种或三种邪气同时侵犯人体而致病，如风热感冒、风寒湿痹、寒湿腰痛等。

（5）转化性　六淫致病在一定条件下，其证候可发生转化。如感受风寒之邪的表寒证可以入里化热，暑湿日久可以化燥伤阴等。

2. 六淫的各自致病特点

（1）风邪　凡致病具有轻扬开泄、善动不居等特性的外邪，称为风邪。风是春季的主气，四季皆有，故风邪引起的疾病以春季多见，但不局限于春季，其他季节皆可发生。

① 风为阳邪，其性开泄，易伤阳位："风为阳邪"是指风邪善动，具有轻扬、升散、向上、向外的特性。"其性开泄"是指风邪侵犯人体易使腠理疏泄开张。"易伤阳位"是指风邪伤人易犯人体上部（头面）、肌表、腰背等阳位。故风邪致病患者出现头痛、项背痛、汗出、恶风等症状。《素问·太阳阳明论》曰："故伤于风者，上先受之。"

② 风性善行而数变："善行"是指风邪致病有病位游移、行无定处的特性。如痹证中的"行痹"，即以游走性关节疼痛为主要临床特征，故又称为"风痹"。"数变"是指风邪致病具有发病迅速和病情变化无常的特点。如风疹，具有起病急骤、此起彼伏、发无定处、时隐时现等特点。

③ 风性主动："主动"是指风邪致病具有动摇不定的特性，如临床上因受风而颜面部肌肉颤动，或口眼㖞斜，为风中经络等。

④ 风为百病之长：《素问·风论》曰"风者，百病之长也"。长，首也。风为百病之长，是指风邪致病极为广泛，六淫之中的寒、湿、燥、火多依附于风邪侵犯人体致病。临床上常见依附于风的病证有外感风寒、风热、风湿、风燥等。

（2）寒邪　凡致病具有寒冷、凝结、收引特性的外邪，称为寒邪。寒为冬天的主气，寒邪为病，以冬季多见。

① 寒为阴邪，易伤阳气：寒为阴气盛的表现，故寒邪属于阴邪。人体阳气本可以制约阴寒，但阴寒之邪盛时阳气不仅不足以驱出寒邪，反被阴寒之邪所伤，故曰"阴胜则阳病"。寒邪伤表，卫阳郁遏，则出现恶寒发热、头身疼痛等症；寒邪直中脾胃，中阳受损，则出现脘腹冷痛、呕吐清水、腹泻等症；寒伤肾阳，肾阳不足，则出现畏寒肢冷、小便清长等症。

② 寒性凝滞，主痛：凝滞即凝结、阻滞不通之意。寒邪侵袭人体，令经脉气血凝滞不通，从而出现各种疼痛症状。若寒邪束表，则头痛、身痛；寒伤中阳，则脘腹冷痛；寒邪阻滞经络，则肢体关节冷痛。

③ 寒性收引：收引即收缩牵引之意。寒性收引是指寒邪侵袭人体可表现为腠理闭塞、气机收敛、经络筋脉收缩而挛急的致病特点。如寒邪侵袭肌表，腠理闭塞，症见恶寒发热、无汗；寒邪侵袭经络及关节，则见筋脉收缩拘急、关节屈伸不利等症。

（3）暑邪　凡致病具有炎热、升散特性的外邪，称为暑邪。暑是夏令的主气，有明显的季节性。暑邪为夏季的火热之邪，纯属外感，无内生暑邪之说。

① 暑为阳邪，其性炎热：暑是夏季火热之气所化，其性炎热，故为阳邪。暑邪为病，多出现阳热症状，如高热、面赤、烦渴、汗多、脉洪大等。

② 暑性升散，易伤津耗气：暑邪属阳邪，易升易散，可致腠理开泄而出汗。汗出过多，耗伤津液，则见口渴喜饮、小便短赤。大汗出的同时，气随津泄，导致津气两伤，甚至气随津脱，则见气短乏力。暑邪伤人还可使阳热内闭，轻者可见头晕、恶心，重者暑热内传扰乱心神，则可见突然昏倒、不省人事，称为"中暑"。

③ 暑多夹湿：暑令气候炎热，多雨潮湿，热蒸湿动，暑热湿气弥漫空间，故暑邪伤人，常兼湿邪。因此，暑邪致病除见发热、烦渴等暑热症状之外，常伴有头身困重、胸脘痞闷、恶心呕吐、大便溏薄等湿阻症状。

（4）湿邪　凡致病具有重浊、黏滞、趋下特性的外邪，称为湿邪。湿为长夏的主气。外湿伤人，除与季节有关之外，还与工作、居住环境有关，如居住环境潮湿，或长期冒雨涉水，或水中作业等都易导致湿邪侵袭。

① 湿性重浊："重"，即沉重之意。是指湿邪致病，人体可出现各种沉重症状，如头重如裹、周身困重、四肢酸软沉重等。

② 湿性黏滞：黏，即黏腻；滞，即停滞。湿邪致病，其黏滞性体现在两个方面：一是证候黏滞，如舌苔垢腻、大便黏滞不爽、小便滞涩不畅等；二是病程较长或反复发作，缠绵难愈，如湿痹、湿疹、湿温等病。

③ 湿为阴邪，易伤阳气，阻碍气机：湿性类水，故属阴邪。湿邪伤人，最易损伤脾阳，则脾失健运，可见纳呆、腹泻、便溏、水肿等症状。湿性重浊黏滞，最易损伤阳气，阻遏气机，使气机升降出入失常，可见胸闷、脘痞，呕恶、大便不爽等症状。

（5）燥邪　凡致病具有干燥、收敛等特性的外邪，称为燥邪。燥是秋天的主气，又称秋燥。

① 燥易伤津：燥邪干燥涩滞，侵入人体，最易伤人津液，出现津液不足之症，如皮肤干燥、咽喉干燥、干咳无痰、口唇干裂、小便短少、大便干结、舌红少津等。

② 燥易伤肺：肺为娇脏，喜润而恶燥，故燥邪极易伤及肺之阴津，使肺失滋润而宣降失职或肺络受损，可见鼻燥咽干、干咳少痰或痰中带血丝、大便干结等症状。

（6）火邪　凡致病具有炎热升腾等特性的外邪，称为火邪。火为热之极，两者程度不同，但性质相同，故常"火热"并称。

① 火为阳邪，其性炎上：火热为阳盛所生，火热之性燔灼、升腾，故火为阳邪，火性炎上。火邪伤人，多侵袭人体上部，尤以头面部为多见，如头痛、烦渴、目赤肿痛、口舌生疮等症状。火热上炎又可扰动神明，可见狂妄躁动、神昏谵语等症状。

② 火易伤津耗气：火为热极，热甚燔灼，迫津外泄，耗伤津液，出现烦渴喜饮、咽干舌燥、小便短赤、大便干结、倦怠乏力等症状。

③ 火易生风动血：火热之邪易燔灼肝经，耗伤阴液，使筋脉失养，而致肝风内动，可见高热、神昏谵语、四肢抽搐、两目上视、颈项强直、角弓反张等症状。火灼脉络，迫血妄行，可见吐血、尿血、便血等出血证。火热之邪入于血分，聚于局部，腐蚀血肉，

发为痈肿疮疡。

（二）疠气

1. 疠气的概念

疠气是一种具有强烈传染性和流行性的致病因素，又称"疫疠""毒气""异气""戾气""乖戾之气"等。疫气引起的疾病称为"疫病"或"瘟疫病"。如大头瘟、疫痢、天花、霍乱、鼠疫、非典型性肺炎、甲型流感等均属于"疫病"的范畴。

2. 疠气的致病方式

疠气不同，其致病及传染方式各异，有自口鼻、肌表、饮食、蚊虫叮咬等途径致病，或相互接触传染而发病。

3. 疠气的发生与流行因素

疠气属于外感致病因素，但有别于六淫，是六淫邪气以外的一种异气。一般认为其发生和流行与气候的反常变化、环境污染和饮食不洁、疠气的预防和隔离措施不力，以及社会因素，如战乱不断、社会动荡不安、生活极度贫困、灾荒等有关。

4. 疠气的致病特点

（1）传染性强，易于流行　疫疠致病有强烈的传染性和流行性，这是疫疠有别于其他病邪的显著特点。其通过空气、食物、接触等多种途径在人群中传播流行。

（2）发病急骤，病情危重　疫疠发病急骤，来势凶猛，病情危重，变化多端，传变较快。如治疗不及时，其死亡率较高。所以说"人感乖戾之气而生病，则病气转相染易，乃至灭门"。

二、内伤病因

七情，指喜、怒、忧、思、悲、恐、惊七种情志变化，是人体对客观外界事物和现象作出的不同情感反应，包括精神、意识及情绪活动，一般不会导致疾病发生。

七情内伤，是指喜、怒、忧、思、悲、恐、惊七种引发或诱发疾病的情志活动。七情反应太过和不及，超过了人体生理和心理的适应和调节能力，会损伤脏腑精气，导致功能失调，或人体正气虚弱，脏腑精气虚衰，对情志刺激的适应和调节能力低下，引发或诱发疾病时，七情则成为病因，因而称之为"七情内伤"。

七情与情志是一般和个别的关系，情志是对包括七情在内的所有情志特征与属性的抽象和概括，七情则是情志概念下具体的七种情志。

喜，是伴随愿望实现、紧张情绪解除时轻松愉快的情绪体验。愿望实现是喜的来源。机体脏腑精气充盛，气血和调，生命状态良好，感受敏锐，且对生活期待高，易于对愿望实现产生相应的内心体验，并感受到心身的喜悦。

怒，是由于愿望受阻、行为受挫而致的紧张情绪的体验。怒与其他情绪不同，单纯体内气血冲逆足以导致怒的产生。机体气血亢逆的内在变化，外界因素阻碍个体愿望实现，是导致怒产生的基本条件。

忧，是对所面临问题的解决看不到头绪，心情低沉并伴有自卑的复合情绪状态。一般轻者曰忧，中度者称为忧郁，重度忧郁则称为郁证。忧可使脏腑功能减退，机体活动水平处于低下状态，故伴有食欲减退、性欲低下、活动减少等临床表现。

思，是对所思问题不解，事情未决，思虑担忧的复合情绪状态，通常称为忧思。思虑与忧郁相近，均有脏腑精气不足的内在因素及情绪低落的特征。但思虑尚伴有轻微焦虑，即对所面临的环境感到压力，对所考虑的问题感到担忧，其思维是正常、活跃的。而忧郁不同，其思维以迟钝呆滞为显著特点。

悲，是指人失去所爱之人或物及所追求的愿望破灭时的情绪体验。悲有程度的不同，轻微曰难过，稍重可谓悲伤，再甚则曰哀痛。产生悲的外界原因是失去所珍重的人或物和所追求的愿望破灭，内在因素则是个体脏气虚衰。悲与喜具有对立属性，表现在对社会事件的破灭与满足、脏腑精气的亏虚与充实两个层面上。

恐，指遇到危险又无力应付而引发的惧怕不安的情绪体验。恐产生的外在因素是面临威胁而无能为力，这是导致恐惧的关键原因。恐的内在因素主要为脏腑精气亏虚。

惊，指突然遭受意料之外的事件而引发的紧张惊骇的情绪体验。产生惊的关键是意外之事不期而至。惊虽多由外发，但常以复合情绪状态存在。如因已盼望之事不期至产生的惊喜，突遇险情而险未至的惊吓，遭受不测风云而前景未卜时的惊恐等。恐和惊不同，体验较单纯，主要为惧怕不安，伴随逃脱的企图行为；而惊既可伴喜，亦可伴恐。

七情代表中医学对人基本情绪的认识。除七情外，爱与恨、自豪与羞涩、尊严与蔑视等，也是人类基本的情志表现。

（一）七情与脏腑气血的关系

1. 七情与脏腑的关系

人体的情志活动必须以五脏化生的精、气、血作为物质基础，在一定程度上精神情志活动是脏腑、气血的外在表现。只有五脏精气充足，功能协调，才能对来自外界的各种精神刺激作出相应的、适度的情感反应。外界的精神刺激只有作用于内脏，才能表现出不同的情志变化。中医学将人体情志变化分属于五脏，即心"在志为喜"，肝"在志为怒"，脾"在志为思"，肺"在志为忧"，肾"在志为恐"。脏腑内在功能异常会影响到情志的变化，而七情太过也会损伤相应的内脏，出现情志病变。

2. 七情与气血的关系

情志活动是脏腑、气血生理的反映。不良的情志刺激，可影响脏腑、气血的正常生理活动；脏腑、气血的生理活动异常，则可表现出异常的情志变化。所以说"血有余则怒，不足则恐"。

（二）七情的致病特点

七情作为致病因素，一方面取决于情志异常变化是否超出了人体的适应范围；另一方面与个体耐受能力和调节能力的强弱有关。七情具有生理和病理的双重性，致病的原因很复杂。首先是社会因素，如战争、社会地位、工作环境、经济收入、家庭婚姻等，都是导致七情内伤的原因；其次是疾病因素，无论患急性病还是慢性病，均可能导致脏腑功能失调，气、血、津液受损，精神受到不同程度的影响，而致七情内伤。此外是体质因素，人体对外界不良刺激的心理适应能力和调节能力是有较大差别的。如先天禀赋、个人修养、体质强弱、年龄差异等，都会影响机体对情志刺激作出反应的程度。

1. 从心而发

心既主宰人体生理活动，也主宰心理活动，包括情志活动。外界事物的刺激首先通过感官内传于心，由心作出相应的反应。各种精神刺激均可损及心神，然后波及其他脏腑。所以说七情皆发于心，心在七情致病中起主导作用。

2. 直接伤及内脏

七情过激可直接影响内脏的生理活动而产生疾病。由于五脏与情志活动的对应关系，不同的情志刺激可伤及不同脏腑，如喜伤心、怒伤肝、思伤脾、忧伤肺、恐伤肾，而以伤心、肝、脾三脏多见。因为心主血而藏神，为五脏六腑之大主，七情太过首先伤及心神，然后影响到其他脏腑而引起疾病。所以说，"悲哀愁忧则心动，心动则五脏六腑皆摇"。肝藏血、主疏泄，调节情志，使全身功能活动处于协调和畅的状态。脾为全身气机升降的枢纽。故情志为害，多造成心、肝、脾三脏气血失调。七情致病，主要表现在三个方面：一是一种情志可以伤及多脏；二是多种情志可同伤一脏；三是既可单独发病，也可同时发病。如思虑劳神，同时损伤心脾，致心脾两虚；郁怒伤肝，肝气逆乱，可以横逆乘脾犯胃，导致肝脾不调、肝胃不和；且七情内伤，均可影响心神。

3. 影响脏腑气机

七情直接影响脏腑气机，使气血运行紊乱，升降出入失常而发病。《素问·举痛论》曰："百病生于气也。怒则气上，喜则气缓，悲则气消，恐则气下……惊则气乱，思则气结。"

（1）怒则气上　是指过度愤怒，可影响肝的疏泄功能，而使肝气横逆上冲，血随气逆，并走于上。临床上常见头胀头痛、面红目赤、呕血，甚则昏厥猝倒。

（2）喜则气缓　正常情况下，喜能缓和精神紧张，使营卫通利，心情平静、舒畅。但暴喜过度，可使心气涣散不收，神不守舍，出现精神不集中，甚则失神狂乱的症状。

（3）悲则气消　是指过度悲忧损伤肺气，使肺气消耗，意志消沉抑郁，从而出现气短声低、倦怠乏力、精神萎靡不振等症。

（4）恐则气下　是指恐惧过度，使肾气不固，气泄于下。临床上出现大小便失禁，甚至昏厥、遗精等症状。

（5）惊则气乱　是指突然受惊吓，损伤心气，导致心气紊乱，心无所倚，神无所归，虑无所定，惊慌失措，临床出现心悸、惊恐不安等症状。

（6）思则气结　是指思虑劳神过度，伤神损脾导致气机郁结，脾运化无力，胃受纳腐熟失职，从而出现脘腹胀满、纳呆、大便溏泻等症状。

怒则气上，影响肝主疏泄；喜则气缓，影响心主神明；悲则气消，影响肺主宣肃；恐则气下，影响肾主闭藏；思则气结，影响脾胃气机升降。另外，忧则气郁，忧亦为肺志，往往与悲、愁、思等相兼为病。忧思太过，既可伤肺，亦可伤心、脾。惊与恐均指受惊吓所产生的情志异常，但有区别，一般来说，对外来的刺激不自知者为惊，自知者为恐。惊则气乱，主要导致心气紊乱，神无所归。

4. 影响病情转归

七情不仅是导致内伤疾病的重要因素，而且对疾病的演变也有着重要的影响。良好的精神状态和自我调节能力使五脏安和，气机顺畅，"气和志达，营卫通利"，促进疾病康复。不良的精神刺激、剧烈的情绪波动可加重脏腑、气血逆乱，促使病情加重，甚至急剧恶化。如胸痹、心痛患者，可因暴喜或暴怒而引起怔忡、心痛暴作、大汗淋漓、四肢厥冷、面色青紫等心阳暴脱的危重证候。疾病初愈，猝然遭受强烈的精神刺激，可使人体气血逆乱而导致病情复发。

三、病理产物形成的致病因素

（一）痰饮

1. 痰饮的概念

痰和饮都是机体水液代谢障碍所形成的病理产物。一般情况下较稠浊的称为痰，较清稀的称为饮。

痰分为有形之痰和无形之痰。有形之痰，是指视之可见、闻之有声的痰液，如咳嗽吐痰、喉中痰鸣等，或指触之有形的痰核、瘰疬；无形之痰，是指只见其征象、不见其形质的痰病，如眩晕、癫狂等。

饮即水液停留于人体局部者，因其所停的部位和症状不同而有不同的名称，有"痰饮""悬饮""溢饮"和"支饮"的区分。

2. 痰饮的形成

痰饮多由外感六淫，或饮食及七情内伤等，使肺、脾、肾及三焦等脏腑气化功能失常，水液代谢障碍，以致水津停滞而成。水湿内停，受阳气煎熬则为痰，得阴气凝聚则为饮。痰饮形成后，饮多留积于肠胃、胸胁及肌肤，而痰则随气升降流行，内而脏腑，外至筋骨皮肉，形成多种病证。

3. 痰饮的致病特点

（1）阻滞气血运行　痰饮为有形之邪，若阻滞于经络，可致气血运行失畅；若停滞于脏腑，可使脏腑气机升降失常。

（2）影响水液代谢　痰饮停滞于脏腑，可影响脏腑气机，导致脏腑功能失调，气化不利，水液代谢障碍。

（3）易蒙蔽心神　心神以清明为要。痰饮为浊物，随气上逆，易蒙蔽清窍，扰乱心神。

（4）致病广泛，变幻多端　痰饮可随气运行，内至脏腑，外至肌肤，产生各种不同的病变，故有"百病多由痰作祟"之说。

（5）病势缠绵，病程较长　痰饮皆由体内水湿停聚而成，故有湿性重浊黏滞之性，因而痰饮致病均表现为病势缠绵，病程较长。

（二）瘀血

1. 瘀血的概念

瘀血指血液停滞，包括离经之血积存体内，或血行不畅，阻滞于经脉、脏腑内的血液。瘀血是在疾病过程中形成的病理产物，同时又是某些疾病的致病因素。

2. 瘀血的形成

（1）气虚　气为血之帅，气能行血、摄血。气虚，一方面无力推动血液运行，导致血行迟滞形成瘀血；另一方面，气虚不能统摄血液，可导致血溢脉外而为瘀。

（2）气滞　气行则血行，气滞则血亦滞。气机郁滞，影响血液正常运行，使血行迟滞而致瘀。

（3）血寒　血得温则行，得寒则凝。外感寒邪或阳虚内寒，不能温煦推动血液运行，使血行不畅而凝滞成瘀。

（4）血热　热入营血，血热互结，或血受热煎熬而黏滞，运行不畅，或热灼脉络，血溢脉外，积存体内，均可形成瘀血。

（5）出血　各种外伤，致使脉管破损而出血，成为离经之血；或其他原因，如脾不统血、肝不藏血等而致出血，所出之血不能及时排出或消散，留积于体内则成瘀血。

3. 瘀血的致病特点

（1）疼痛　多为刺痛，痛处固定不移，拒按，夜间痛甚。

（2）肿块　肿块固定不移，在体表，多为局部青紫肿胀；在体内，多在患处触及固定不移的肿块，按之痛甚，称为癥积。

（3）出血　血色紫黯或夹有血块。

（4）紫绀　面色黧黑，肌肤甲错，口唇、爪甲青紫。

（5）舌象　舌紫黯，或有瘀斑、瘀点，舌下脉络青紫、曲张。

（6）脉象　多见脉细涩、沉弦或结代。

（三）结石

1. 结石的概念

凡体内湿热浊邪，蕴结不散，或久经煎熬，形成沙石样的病理产物，即称为结石。常见的结石有胆结石、肾结石、膀胱结石、胃结石等。一般而言，结石小者，临床症状不明显，且易于排出；若结石较大，则难以排出，留滞于体内而引发新的疾病，成为继发性病因。

2. 结石的形成

（1）饮食不节　偏嗜肥甘厚味，影响脾胃运化，内生湿热，湿热熏蒸，蕴结于胆，久则而为胆结石；湿热下注，蕴结下焦，日久沉积而形成肾、膀胱结石。若空腹吃柿子、枣子等物，则阻遏胃的腐熟和通降，形成胃结石。此外，长期饮用硬水，可导致肾结石。

（2）情志内伤　情志失调，肝胆气郁，肝失疏泄，湿热胆汁蕴结，日久煎熬，形成结石。

（3）服药不当　长期服用钙、镁、铋等药物，与水湿、浊物、热邪结合，酿成结石。

3. 结石的致病特点

（1）多发于空腔性脏器　临床虽有肾结石，但以胆结石、膀胱结石、胃结石等常见，因空腔性脏器易形成结石停留。

（2）病程较长，症状不定　结石多为湿热蕴结，日久煎熬而成（除胃柿石），故形成过程缓慢。由于结石大小不等，停留部位不同，临床症状亦不同。

（3）阻滞气机，易致疼痛　结石为有形之邪，停留脏腑，多易阻滞气机，影响气血津液运行，不通则痛，故结石所致病证，一般可见局部胀痛、酸痛等，甚或绞痛。

四、其他病因

（一）饮食

饮食是人体摄取营养，维持生命活动的必要条件。饮食失宜是导致疾病发生的重要原因。食物主要靠脾胃消化，故饮食所伤主要伤及脾胃，而使脾胃功能失职，升降失常，并可聚湿、生痰、化热或变生他病。饮食失宜主要包括饥饱失常、饮食不洁和饮食偏嗜三方面。

1. 饥饱失常

饮食以适量为宜，过饥、过饱均可导致疾病。

（1）过饥　即摄食不足，气血生化之源匮乏，气血得不到足够的补充，久则气血衰少而为病，症状有面色不华、心悸气短、神疲乏力等。同时，气血衰少则正气虚弱，抵抗力降低，易于感受外邪，继发其他病证。

（2）过饱　即饮食摄入过量，超过了脾胃的受纳运化功能，可导致饮食积滞，脾胃损伤，出现脘腹胀满、嗳腐泛酸、厌食、吐泻等症。小儿由于脾胃功能较弱，又加之食量不能自控，故极易发生过饱损伤，食积日久可酿成疳积，症状有面黄肌瘦、腹胀、手足心热、心烦易哭等。

此外，在疾病初愈阶段，由于脾胃尚虚，若饮食过量或食用不易消化的食物，常可引起疾病的复发，称为"食复"。

2. 饮食不洁

饮食不洁是指食用了不清洁、不卫生或腐败变质、有毒的食物。进食不清洁、不卫生的食物，可引起多种胃肠道疾病，出现腹痛、吐泻、痢疾等，或引起寄生虫病，如蛔虫、蛲虫等，临床症状有腹痛、嗜食异物、面黄肌瘦等。若蛔虫窜入胆道，还可出现上腹部剧痛、时发时止、四肢厥冷、甚或吐蛔等症。若进食腐败变质、有毒的食物，常出现剧烈腹痛、吐泻等中毒症状，重者可出现昏迷或死亡。

3. 饮食偏嗜

饮食要适当调节，才能起到全面营养人体的作用。若任其偏嗜，则易引起部分营养物质缺乏或机体阴阳的偏盛偏衰，从而发生疾病，如佝偻病、夜盲症等就是某些营养物质缺乏的表现。过食生冷寒凉，则易损伤脾阳，寒湿内生，发生腹痛、泄泻等症。过食肥甘厚味，或嗜酒无度，以致湿热痰浊内生，气血壅滞，常可发生痔疮下血，以及痈疽等症。

（二）劳逸

劳逸，包括过度劳累和过度安逸。正常的劳动和适当的体育锻炼有利于气血流通，增强体质；适当的休息可以消除疲劳，恢复体力和脑力，均有利于维持人体正常生命活动，不会使人发生疾病。过度劳累或过度安逸，易使人发病。

1. 过劳

过劳是指过度劳累，包括劳力过度、劳神过度和房劳过度。

（1）劳力过度　劳力过度是指较长时间的体力劳动。劳力过度则伤气，久之则气少力衰，表现为四肢困倦、少气懒言、精神疲惫、形体消瘦等症。

（2）劳神过度　劳神过度是指脑力劳动过度。劳神过度可暗耗心血、损伤脾气，出现心神失养的心悸、健忘、失眠、多梦等症，以及脾不健运的纳呆、腹胀、便溏等症。

（3）房劳过度　房劳过度是指性生活不节，房事过度。房事过度则肾精耗伤，出现腰膝酸软、眩晕耳鸣、精神萎靡，或男子遗精、滑泄、性功能减退甚或阳痿，女子月经不调、带下等症。

2. 过逸

过逸是指过度安逸，即长期不参加劳动，又不进行体育锻炼。人体每天需要适当的活动，气血才能流畅，若长期不劳动，缺乏锻炼，可使气血不畅，脾胃呆滞，表现为精神不振、肢体软弱、食少乏力，动则心悸、气喘、汗出，或发胖臃肿，抗病能力低下，易受外邪侵袭。

（三）外伤、虫兽所伤

外伤指金疮伤、烧伤、烫伤、冻伤、触电、雷电击伤、溺水、虫兽伤等直接侵害人体的损伤。

1. 金疮伤

金疮伤包括枪弹伤、金刃伤、跌打损伤、持重物伤、压轧撞击伤等。这些外伤，均能直接损伤人体的皮肤、肌肉、筋脉、骨骼以及内脏。

2. 烧伤

烧伤主要由火焰、火器所引起的灼伤。烧伤属火毒致病，机体受到火毒伤害，受伤部位可以立即出现水疱、皮焦、疼痛等症状。

3. 烫伤

烫伤主要是接触开水、热粥、热汤、热蒸汽等高温物品造成的。根据烫伤的深浅可分为三度。

（1）一度烫伤　仅损伤皮肤表层，局部皮肤红肿，感到灼痛，没有水疱。

（2）二度烫伤　伤及真皮，局部皮肤除红肿外，有水疱，疼痛剧烈。

（3）三度烫伤　伤及皮下组织、肌肉。

4. 冻伤

冻伤是指人体遭受低温侵袭引起的全身性或局部性损伤。一般来说，温度越低，冻伤时间越长，则冻伤程度越重。冻伤可分全身和局部两种。

（1）全身冻伤　冬季落水或衣着不暖、疲劳、饥饿且在严寒中长时间停留，可发生全身冻伤。全身冻伤因阴寒内盛，损伤阳气，不能推动、温煦血行而致，初为寒战，继则体温逐渐下降、面色苍白、唇甲青紫、感觉麻木，逐渐昏迷、呼吸减弱、脉迟细。若不及时救治，可致死亡。

（2）局部冻伤

① 轻度冻伤：多发生在手、足、耳郭、鼻尖和面颊等部位，仅伤及皮肤表层，局部红肿，感到痒和痛。在冻伤部位可用白酒、辣椒水轻轻涂擦，再涂上冻疮药膏。伤口愈合后不留瘢痕，但再受冻容易复发。

② 重度冻伤：局部皮肤呈紫黑色、肿胀、有水疱。不要用热水烫、火烤，不要捶打伤口处，不要弄破水疱。应保暖，送医院处理。

5. 触电

常因为玩弄电器、湿手摸开关、摸灯口等引起触电。触电对人体的伤害有两种。

（1）局部症状　轻者感到发麻，重者可出现烧伤。

（2）全身症状　重者因电流通过心脏时，引起心室颤动，导致心脏停止跳动，呼吸骤然停止。

6. 雷电击伤

雷电击伤是指雷电对人体造成的伤害。电闪雷鸣时，人在树下或高大建筑物下避雨，可能遭到雷击。

7. 溺水

由于各种原因沉溺水中，可导致窒息，甚至死亡。

8. 虫兽伤

虫兽伤包括毒蛇、猛兽、疯狗咬伤，或蝎、蜂蜇伤等。机体被虫兽所伤，轻则损伤皮肉，重则损伤内脏，或导致死亡。

第二节 病 机

一、邪正斗争

正气与病邪的斗争不仅关系着疾病的发生，而且影响着疾病的发展与转归，同时还直接影响着病证的虚实变化。因此，从某种意义上来说，许多疾病的过程，也就是正邪斗争、邪正盛衰的过程。

1. 正邪斗争与虚实变化

正邪双方在斗争过程中是互为消长的。一般来说，正气增长则邪气消退，而邪气增长则正气消减。随着邪正的消长，患病机体就反映出虚实两种不同的病机与证候，如《素问·通评虚实论》曰："邪气盛则实，精气夺则虚。"

实，主要指邪气亢盛，是以邪气盛为矛盾主要方面的一种病理反映。主要表现为邪气亢盛而正气未衰，正气足以与邪气抗争，故正邪斗争激烈，临床可出现亢盛、有余的实证。实证多见于外感六淫为病的初期或中期，或由于痰、食、水、血等滞留于体内而引起的内伤病证，一般病程较短。临床常见体质壮实、精神亢奋、壮热狂躁、声高气粗、腹痛拒按、二便不通、脉实有力等症状。

虚，主要指正气不足，是以正气虚为矛盾主要方面的一种病理反映。主要表现为正气已虚，无力与邪气抗争，病理反应不剧烈，临床可出现一系列虚弱、不足的证候。虚证多见于疾病后期，各种慢性消耗性疾病，或大汗、大吐、大泻、大出血之后，以及素体虚弱或年老体衰之人。临床常见身体瘦弱、神疲体倦、面容憔悴、声低气微、自汗盗汗、畏寒肢冷、脉虚无力等症状。

正邪的斗争消长，决定着虚或实的病理变化。在某些长期的、复杂的疾病中，由于病邪久留、损伤正气，或正气本虚、无力驱邪而致痰食血水凝结阻滞，形成虚实错杂的病变，以致实邪结聚，阻滞经络，气血不能畅达。因脏腑气血不足，运化无力而致的真实假虚、真虚假实的病变，也是临床常见的。

2. 邪正盛衰与疾病转归

在疾病过程中，正气与邪气不断进行斗争的结果，或为正胜邪退，疾病趋于好转而痊愈；或为邪盛正衰，疾病趋于恶化甚或死亡。若正邪斗争势均力敌，任何一方都不能即刻取得胜利，便会在一定的时间内出现正邪相持。

二、阴阳失调

阴阳失调，是机体阴阳之间失去平衡协调的简称。机体在疾病发生、发展过程中，由于致病因素的影响，导致阴阳双方失去相对平衡，从而形成阴阳偏胜、阴阳偏衰、阴阳互损、阴阳格拒以及阴阳亡失等病理状态。

1. 阴阳偏胜

阴或阳的偏胜，主要是指"邪气盛则实"的实证。病邪侵入人体，必从其类，即阳邪侵入人体，可形成阳偏胜；阴邪侵入人体，会形成阴偏胜。

（1）阳偏胜　阳偏胜，即阳盛，是指机体在疾病过程中所出现的阳气偏盛、功能亢奋、热量过剩的病理状态。其病机特点多表现为阳盛而阴未虚的实热证。阳偏胜多由于感受温热阳邪，或虽感受阴邪但从阳化热；也可由于情志内伤，五志过极化火；或因气滞、血瘀、食积等郁而化热所致。阳偏胜，临床表现为壮热、面红目赤、烦躁不安、舌红苔黄、脉数等实热症状，即所谓"阳盛则热"。阳热亢盛过久，势必损耗人体阴液，故出现热象的同时还可兼见口渴喜冷饮、大便秘结、小便短少等阴伤症状，即所谓"阳盛则阴病"。

（2）阴偏胜　阴偏胜，即阴盛，是指机体在疾病过程中所出现的阴气偏盛、功能障碍或减退、产热不足，以及病理性代谢产物积聚的病理状态。其病机特点多表现为阴盛而阳未虚的实寒证。阴偏胜多由感受寒湿阴邪，或过食生冷，寒滞中阻，阳不制阴，而致阴寒内盛。阴偏胜，临床表现为形寒肢冷、脘腹冷痛、舌淡脉迟等实寒症状，即所谓"阴盛则寒"。阴寒日久，必损阳气，故阴盛实寒病证，常伴有机体生理功能减退、阳热不足等阳虚征象，可见面色㿠白、溲清便溏等阳虚症状，即所谓"阴盛则阳病"。

2. 阴阳偏衰

阴或阳的偏衰，是指"精气夺则虚"的虚证。由于某些原因，出现阴或阳的某一方面物质减少或功能减退时，必然不能制约对方而引起对方的相对亢奋，形成阳虚则阴盛、阳虚则寒（虚寒），或阴虚则阳盛、阴虚则热（虚热）的病理现象。

（1）阳偏衰　阳偏衰，即阳虚，是指机体在疾病过程中所出现的阳气虚损、功能减退或衰弱，温煦不足的病理状态。其病机特点多表现为机体阳气不足，阳不制阴，阴相对亢盛的虚寒证。阳偏衰多因先天不足，后天失养，或劳倦损伤，或久病损伤阳气所致。阳偏衰，临床表现为畏寒肢冷、面色㿠白、神疲倦卧、大便稀溏、小便清长、舌淡脉迟等虚寒症状，即所谓"阳虚则寒"。

（2）阴偏衰　阴偏衰，即阴虚，是指机体在疾病过程中所出现的精、血、津液等物质亏耗，以及阴不制阳，导致阳相对亢奋、功能虚性兴奋的病理状态。其病机特点多表现为阴液不足，滋养、宁静和制约阳热的功能减退，阳气相对偏盛的虚热证。阴偏衰多因阳邪伤阴，或五志过极、化火伤阴，或久病伤阴所致。阴偏衰，临床表现为潮热、五心烦热、颧红、盗汗、形体消瘦、舌红少苔、脉细数无力等虚热症状，即所谓"阴虚则热"。

3. 阴阳互损

阴阳互损，是指在阴或阳任何一方虚损的前提下，病变发展影响到相对的另一方，形成阴阳两虚的病理状态。在阴虚的基础上，导致阳虚，称"阴损及阳"；在阳虚的基础上，导致阴虚，称"阳损及阴"。由于肾藏精，内寓真阴、真阳，肾阴、肾阳为全身阴阳的根本，故无论阴虚、阳虚，多在累及肾阴肾阳及肾本身阴阳失调的情况下，才易发生阴阳互损的病理变化。

（1）阴损及阳　阴损及阳，是指由于阴液亏损，累及阳气生化不足或无所依附而耗散，从而在阴虚的基础上又导致的阳虚，形成了以阴虚为主的阴阳两虚病理状态。如肝阳上亢，其基本病机为肾阴不足，水不涵木而致阴虚阳亢；若肾阴进一步亏损，损及肾阳，继而出现阳痿、肢冷等肾阳虚的症状，转化为阴损及阳的阴阳两虚证。

（2）阳损及阴　阳损及阴，是指由于阳气虚损，累及阴液的生化不足，从而在阳虚的基础上又导致的阴虚，形成了以阳虚为主的阴阳两虚的病理状态。如水肿，常因肾阳虚衰，阳虚水泛而致；若肾阳进一步亏损，必耗伤肾中精气，使肾阴亦伤，出现消瘦、心烦，甚则瘘疯等阴虚症状，转化为阳损及阴的阴阳两虚证。

4. 阴阳格拒

阴阳格拒，是阴阳失调中比较特殊的一类病机，包括阴盛格阳和阳盛格阴两方面。形成阴阳格拒的机制，主要是由于某些原因引起阴或阳的一方偏盛至极，因而壅遏于内，将另一方排斥格拒于外，使阴阳之间不相维系，出现真寒假热或真热假寒等复杂的病理现象。

（1）阴盛格阳　阴盛格阳是指阴寒之邪壅盛于内，逼迫阳气浮越于外，使阴阳之气不相顺接，相互格拒的一种病理状态。阴寒内盛是疾病的本质，但由于格阳于外，在临床上会出现面红、烦热、口渴、脉大等假热之象，故称之为"真寒假热"证。

（2）阳盛格阴　阳盛格阴是指阳热内盛，深伏于里，阳气被遏，郁闭于内，不能外达于肢体而格阴于外的一种病理状态。阳热内盛是疾病的本质，但由于格阴于外，在临床上会出现四肢厥冷、脉象沉伏等假寒之象，故称之为"真热假寒"证。

5. 阴阳亡失

阴阳亡失包括亡阴和亡阳两大类，是指机体阴液或阳气突然大量亡失，导致生命垂危的病理状态。

（1）亡阳　是指机体阳气发生突然性亡失，而致突然发生全身功能衰竭的病理状态。亡阳多由于邪气过盛，正不敌邪，阳气突然亡失所致；或因素体阳虚，正气不足，疲劳过度，耗气过甚；或误用过用汗、吐、下法太过，阳随津泄；或因慢性消耗性疾病，长期耗散大量阳气等。临床多表现为大汗淋漓、肌肤手足逆冷、倦卧、神疲、脉微欲绝等危重虚寒证候。

（2）亡阴　是指由于机体阴液发生突然性大量消耗或丢失，而致全身功能严重衰竭的病理状态。亡阴多因热邪炽盛，或邪热久留，煎灼阴液所致；也可由于其他因素大量耗损阴液而致。临床表现为烦躁不安、口渴欲饮、气喘、手足虽温而汗多欲脱、脉数疾的危重外脱不守证候。

亡阴、亡阳虽病机不同，表现各异，但由于阴阳互根互用，阴亡则阳无所依附而耗散；阳亡则阴无以化生而耗竭。故亡阴可迅速导致亡阳，亡阳亦可继而出现亡阴，最终导致"阴阳离决"而死亡。

三、气血失常

气血失常是指在疾病过程中，由于正邪斗争的盛衰，或脏腑功能的失调，导致气或血的不足、运行失常和各自生理功能及其相互关系的失常而产生的病理状态。

（一）气的失常

气的失常是指气的生化不足或耗损过多而致气虚，或气的功能减退，以及气的运动失常或紊乱，从而表现为气滞、气逆、气陷、气闭、气脱等气机失调的病理状态。

1. 气虚

气虚，指气的不足，从而使脏腑组织功能活动减退、抗病能力下降的病理状态。气虚的形成多因先天禀赋不足，元气衰少；或后天失养，生化不足；或久病劳损，耗气过多；或肺、脾、肾等脏腑的功能失调，以致气的生成减少。由于气具有推动、固摄、气化等作用，所以气虚的病变，常表现为推动无力、固摄失职、气化不足等异常改变，如精神疲乏、全身乏力、自汗、易于感冒等。气虚的进一步发展，还可导致精、血、津液的生成不足、运行迟缓，或失于固摄而流失等。

2.气机失调

气机失调，指气的升降出入运动失常所引起的气滞、气逆、气陷、气闭、气脱等方面的病理状态。

（1）气滞　指气运行不畅而郁滞的病理状态。主要由于情志郁结不舒，或痰湿、食积、瘀血等有形实邪阻滞，或因外邪困阻气机，或因脏腑功能障碍，影响气的正常流通，引起局部或全身的气机不畅或阻滞。闷、胀、痛是气滞病变最常见的临床表现。

（2）气逆　指气的升降运动失常，升之太过，降之不及，以致气逆于上的病理状态。多由情志所伤，或因饮食寒温不适，或因外邪侵犯，或因痰浊壅滞所致。气逆病变以肺、胃、肝等脏腑最为多见，如外邪犯肺，或痰浊阻肺，可致肺失肃降而气机上逆，出现气喘、短息等症；饮食寒温不适，或饮食积滞不化，可致胃失和降而气机上逆，出现恶心、呕吐、嗳气、呃逆等症；情志所伤，怒则气上，或肝郁化火，可致肝气升动太过，气血冲逆于上，出现面红目赤、头胀头痛、急躁易怒，甚至吐血、昏厥等症。

（3）气陷　是在气虚的基础上表现出的以气的升举无力为主要特征的病理状态。由于脾胃居于中焦，为气血生化之源，脾气主升，胃气主降，为全身气机升降之枢纽，所以气陷病变与脾胃气虚关系密切，通常称气陷为"中气下陷"或"脾气下陷"。脾气亏虚，升清不足，无力将水谷精气充分上输至头目等，则上气不足，头目失养，常表现为头晕眼花、耳鸣耳聋等。此外，由于脾虚升举无力，则气陷不举，常表现为小腹坠胀、便意频频，或见脱肛、子宫脱垂、胃下垂等病变。

（4）气闭　指气机郁闭，外出受阻，而出现的脏腑经络闭塞不通的病理状态。气闭多因情绪过极，肝失疏泄，阳气内郁不得外达，气郁心胸；或外邪闭郁，痰浊壅滞，肺气闭塞，气道不通等所致。气闭病变大都病情较急，常表现为突然昏厥、不省人事、四肢欠温、呼吸困难、面唇青紫等。

（5）气脱　是气虚之极而有脱失消亡之危，主要是正不敌邪，或正气持续衰弱，气虚至极，气失内守而外脱，出现全身性功能衰竭的病理状态。气脱是各种虚脱性病变的主要病机，多因疾病过程中邪气过盛，正不敌邪；或慢性疾病，长期消耗，气虚至极；或严重汗、吐、下后，气随津血脱失所致。临床表现为面色苍白、汗出不止、口开目闭、全身软瘫、手撒、大小便失禁等危重征象。

（二）血的失常

血的失常，是指血的生化不足或耗伤太过，血的濡养功能减退而致血虚，或血的运行失常的病理状态。

1.血虚

血虚是指血液不足，血的濡养功能减退的病理状态。由于心主血，肝藏血，故血虚病变以心、肝两脏最为多见。其形成的原因有四个方面：一是大出血等导致失血过多，新血未能及时生成补充；二是化源不足，如脾胃虚弱，运化无力，血液生成减少，或肾精亏损，精髓不充，精不化血等；三是久病不愈，日渐消耗营血；四是瘀血阻滞，新血不生。血虚时，血脉空虚，濡养作用减退，就会出现全身或局部的失荣失养、功能活动逐渐衰退、神志活动衰惫等一系列虚弱表现，如面色淡白无华、头晕健忘、神疲乏力、形体消瘦、心悸失眠、手足麻木、两目干涩、视物昏花、舌淡脉弱等。

2. 血瘀

血瘀是指血液运行迟缓或运行不畅的病理状态。多因气滞而血行受阻；或气虚而推动无力，血行迟缓；或寒邪入血，血寒而凝滞不通；或邪热入血，煎熬津血，血液黏稠而不行；或因痰浊阻闭脉络，阻碍血行等而致。血瘀既可见于某一局部，又可见于全身。血液瘀滞于脏腑、经络等某一局部，"不通则痛"，可出现局部刺痛、固定不移、拒按，甚至形成癥积肿块等。若全身血行不畅，则可出现面、唇、舌、爪甲、皮肤青紫色黯等表现。

3. 血热

血热是指血分有热，从而使血液运行加速，脉道扩张，或使血液妄行的病理状态。多因外感温热之邪，入于血分；或外感寒邪，入里化热，伤及血分；或情志郁结，五志过极，郁久化热，内火炽盛，郁于血分所致。血分有热，血液运行加速，可灼伤脉络，迫血妄行。血热既可扰乱心神，又可煎熬阴血津液。所以，血热病变，以既有热象，又有耗血伤阴、动血出血及扰神等为特征。临床表现为身热以夜间为甚、面赤舌红、心烦或躁扰发狂、谵语，甚则昏迷，或出血等症。

4. 出血

出血是指在疾病过程中，血液运行不循常道，溢出脉外的病理状态。多因外感阳热邪气入血，迫使血液妄行和损伤脉络；或气虚固摄无力，血液不循常道而外溢；或各种外伤，破损脉络；或脏腑阳气亢奋，气血冲逆；或痰血阻滞，以致脉络破损等。出血，主要有吐血、咯血、便血、尿血、月经过多，以及鼻出血、齿衄、肌衄等病证。出血过多，可致血虚气弱，逐步发展成为气血双亏，从而使机体脏腑组织器官功能衰退。若出现突然性大出血，则可致气随血脱，甚至发生气血双亡而死亡。

（三）气血关系失调

气血关系失调，是指气与血相互依存、相互为用的关系被破坏，而产生的病理状态。

1. 气滞血瘀

气滞血瘀是指由于气的运行郁滞不畅，导致血液运行障碍，继而出现血瘀的病理状态。多因情志内伤，抑郁不遂，气机郁滞而致血瘀；或闪挫外伤，伤及气血，导致气滞、血瘀同时形成。气滞血瘀多与肝的功能失调密切相关，肝主疏泄而藏血，肝的疏泄在气机调畅中起着关键性的作用，关系到全身气血的运行。此外，心主行血，肺朝百脉，主司全身之气，所以心、肺两脏的功能失调也可形成气滞血瘀病变。临床可见闷胀疼痛、瘀点瘀斑，以及癥积等病证。

2. 气虚血瘀

气虚血瘀是指气虚无力推动血行，致使血液瘀滞的病理状态。气虚则无力运血，血瘀则肢体失养。临床可见全身或局部青紫，或瘀点瘀斑，或肢体某部软瘫不用，甚至全身瘫痪等病证。

3. 气不摄血

气不摄血是指因气的不足，固摄血液功能减弱，血不循经，溢出脉外，导致各种出血的病理状态。多因肝脾两虚，统藏失司所致。脾主统血，若脾气亏虚，统血无力，则易致血不循常道而外溢，甚至中气不举，血随气陷而下；肝主藏血，若肝气不足，收摄无力，肝不藏血。临床可见出血症状，并伴见面色无华、神疲乏力、舌淡脉弱等气虚之病证。

4. 气血两虚

气血两虚是气虚与血虚同时存在，脏腑组织器官失养而致机体功能衰退的病理状态。多因久病消耗，渐致气血两伤；或失血过多，气随血脱；或因气虚，血液生化无源而日渐衰少等。临床可见面色淡白或萎黄、少气懒言、神疲乏力、心悸失眠、手足麻木等气血不足的病证。

5. 气随血脱

气随血脱是指大量出血的同时，气亦随着血液的流失而耗脱，从而形成气血两虚或气血并脱的病理状态。多因外伤出血、呕血或妇女崩漏，或产后大出血所致。临床可见出血量多、面色苍白、冷汗淋漓、四肢厥冷，甚则晕厥，脉沉细而微或芤等。

思考题

(1～4题共用题干)

王某，女，26岁，银行职员，主诉头痛4天，前来就诊。自述于4天前工作时受电风扇直吹良久，下班即感觉头痛。头痛4天，遇风冷更甚，颈项不舒，时有连及目痛，恶心。舌淡苔白，脉弦。

1. 该病人头痛最有可能的病因是（　　）。

A. 外感风邪　　　　　　　B. 感受疠气　　　　　　　C. 燥邪伤津

D. 心脾两虚　　　　　　　E. 肝风内动

2. 该病邪的致病特点不包括（　　）。

A. 易伤阳位　　　　　　　B. 善行而数变　　　　　　C. 为百病之长

D. 其性收引　　　　　　　E. 其性主动

3. 该病人目前的病情，最不可能出现的情况是（　　）。

A. 汗出　　　　　　　　　B. 鼻流清涕　　　　　　　C. 恶风

D. 咽干舌燥　　　　　　　E. 传染性极强

4. 如果该病人发病急骤，来势凶猛，变化多端，传变较快。首先应考虑（　　）。

A. 外感寒邪　　　　　　　B. 忧思伤脾　　　　　　　C. 外感疠气

D. 暴怒伤肝　　　　　　　E. 热入心包

（康凤河　牛长生）

第五章

诊 法

○○
○○

【学习目标】

1.说出得神、少神、失神与假神的临床表现。

2.理解和记忆望诊方法和问诊的基本内容。

3.能归纳正常舌象与异常舌象等特征,说出其临床意义。具有识别临床常见舌象的能力。

4.说出脉象形成的原理、切脉方法、正常脉象的特点和临床意义。写出16种常见病脉的脉象特征及临床意义。

5.能够初步运用四诊的知识与方法诊察一般疾病。

四诊指望、闻、问、切四种诊法,是诊察和收集疾病相关资料的基本方法。通过诊察病变在机体表现出的症状和体征,了解疾病的病因、性质及其与内脏的联系,从而为辨证提供依据。

中医学认为,人体是一个有机的整体,以五脏为中心,人体外部的征象与内在的脏腑功能之间关系密切。局部的病变可以影响到全身,内脏的病变,可以从五官、四肢、体表各个方面反映出来。《难经·六十一难》曰:"望而知之谓之神,闻而知之谓之圣,问而知之谓之工,切脉而知之谓之巧。"

望、闻、问、切是调查了解疾病不同方面的四种方法,各有其独特作用,不能强调某一方面,也不能相互取代。因此在临床运用时,只有四诊有机地结合起来,即"四诊合参",才能全面而系统地了解病情,作出正确的判断。只强调某一种诊法的重要性而忽视其他诊法,是不全面的,甚至造成误诊。

第一节 望 诊

情境导入

赵某,女,45岁。步入诊室后闷不做声。此患者看上去身体肥胖,面色发黄、晦暗,双目运动尚灵活,应答切题,体态自如。舌淡胖,边有齿痕,苔白腻。

请问:

1.判断此患者神志如何?

2.通过望诊可以判断此患者为何证?

3.如要明确辨证结果,还需哪些资料?

望诊是医生运用视觉观察病人的神、色、形态、舌象以及分泌物和排泄物等的变化，来了解病情的一种诊察方法。机体的各种外在表现，与内在脏腑有着极为密切的关系，脏腑气血、阴阳的变化，就必然反映到体表。因此，通过观察外在的现象，可以了解机体内部的病变。

望诊注意事项：光线要充足、自然、柔和。诊室温度要适宜，有利于患者皮肤、肌肉的自然放松，只有气血运行畅通，才能真实地显露出疾病的征象。要充分地暴露受检查的部位，以便完整、清楚地观察病变部位。

一、望全身情况

（一）望神

神有广义和狭义之分，广义的神指人体生命活动的外在表现，狭义的神指人的精神、意识、思维活动。望神是通过对人体的精神、神志、动作等的观察，以判断病情及预后。望神一般可分为"有神""少神""失神""假神"等。

1.有神

有神又称"得神"，指在疾病过程中，患者表现出目光明亮、顾盼灵活、鉴识精明、反应灵敏、神志清楚、语言清晰、面色荣润、动作自如、肌肉不消。神以精气为基础，故精气充盛则神旺，表明正气未伤，脏腑功能未衰，即使病情较重，预后亦多良好。

2.少神

少神即神气不足，介于得神与失神之间，是精气不足、神气不旺的表现。临床表现为精神不振，两目乏神，面色少华，倦怠乏力，肌肉松软，少气懒言，动作迟缓等。表明正气不足，精气轻度损伤，脏腑功能减弱。常见于素体虚弱，或病情较轻，或病后恢复期。

3.失神

失神又称无神，患者表现为精神萎靡、目光晦暗、瞳仁呆滞、面色无华、呼吸微弱、反应迟钝、形体羸瘦，甚至神志昏迷、循衣摸床、撮空理线，或猝倒而目闭口开、手撒尿遗等。表明正气已伤，病情严重，多见于慢性久病虚证，预后不良。

4.假神

假神是指原来失神的病人，突然出现暂时"好转"的假象，常见于久病、重病、精神极度衰弱的病人。如患者原来神志模糊，或精神极度衰弱，目无光彩，突然转为神志清醒，精神转佳；原来面色晦暗，突然两颧泛红，如涂油彩；或原来语声低微，时断时续或不欲言语，突然转为语声响亮，言语不休；原来不欲饮食，突然食欲增强，或出现暴食，都属于假神。多提示病情恶化，是阴阳格拒，阴不敛阳，虚阳外越，欲将离决的现象，俗称"回光返照"，见于久病、重病、精气衰竭已极的患者，预后不良。

（二）望色

望色，是指通过观察患者皮肤颜色与光泽变化，来诊察病情的方法。面部色泽，是脏腑气血外荣，望色重点是观察面部色泽变化。面部气血充盛，皮肤薄嫩，色泽变化易显露。面部颜色变化可反映脏腑病变的性质，光泽变化可反映脏腑精气的盛衰。面色分为"常色"和"病色"，常色是人在生理状态下的面部色泽，病色是人在疾病状态下的面部色泽。

1. 常色

主要特征为红黄隐隐，明亮润泽，隐然含蓄。其有主色、客色之分。中国人的正常面色为微黄红润、有光泽，但由于体质差异、所处地理环境不同，以及季节、气候不一，面色可以出现偏青、偏红、偏白等差异。只要是明润光泽，都属于正常面色。

知识拓展

主色和客色

五脏的常色为主色，应时之色为客色。每个人的面色是不一致的，其面色、肤色一生不变，即为主色。按五行理论，木形人色青，火形人色赤，土形人色黄，金形人色白，水形人色黑。人与自然相应，由于季节的变化，人的面色亦相应发生变化，如春天稍青，夏天稍赤，秋天稍白，冬天稍黑，长夏四季，色黄常则。

2. 病色

主要有白、黄、赤、青、黑五种颜色的变化。

色、泽两方面的异常变化，是人体不同病理反映的表现。颜色的变化反映着不同的病证，白、黄、赤、青、黑，分别提示不同脏腑、不同性质的疾病，如《灵枢·五色》说："以五色命脏，青为肝，赤为心，白为肺，黄为脾，黑为肾"。泽反映机体精气的盛衰，如患者气色鲜明、荣润，则病变轻浅，气血未衰，预后良好；面色晦暗、枯槁，则病变深重，精气已伤，预后欠佳。临床中要色和泽综合考虑。

（1）白色　主虚证、寒证、失血证。气血不荣、阳气虚衰，气血运行无力，或耗气失血，气血不充，俱呈白色。若㿠白而虚浮，多属阳虚水泛；淡白而消瘦，多为营血亏损。若急性病突见面色苍白，伴冷汗淋漓，常为阳气暴脱。

（2）黄色　主虚证、湿证、黄疸。黄色为脾虚、湿蕴的征象。若面色淡黄，枯槁无泽，为萎黄，多属脾胃气虚；面色黄而虚浮，为黄胖，多为脾气虚弱，湿邪内蕴。如面、目、一身俱黄，为黄疸，黄而鲜明如橘子色者，为阳黄，证属湿热熏蒸；黄而晦暗如烟熏者，为阴黄，证属寒湿郁阻。

（3）赤色　主热证。赤色为火热内盛，鼓动气血，脉络充盈所致，故面赤多见于热证。若满面通红，为外感发热，或脏腑阳盛的实热证；午后两颧部潮红娇嫩，多属阴虚而阳亢之虚热证。久病、重病面色苍白却时而泛红如妆，多为虚阳浮越，是阳气虚衰，阴寒内盛，阴盛格阳于外的戴阳证，病情危重。

（4）青色　主寒证、痛证、瘀血及惊风证。青色为寒凝气滞，经脉瘀阻所致。寒盛而留于经脉，经脉拘急不舒，气血运行不畅，或血阻而瘀，都可出现面色发青，甚或出现青紫色。如阴寒内盛，可见苍白而青的面色；心气不足，血行不畅，可见面色、口唇青紫，多为气虚血瘀所致。小儿高热，面部鼻柱、两眉间及口唇四周青紫，多是惊风先兆。

（5）黑色　主肾虚、水饮、寒证、血瘀证。黑色为阴寒水盛的病色，常见于面部、口唇、眼眶。面见黑色暗淡者，为阳虚火衰，水寒内盛，血失温养，血行不畅；面黑而干焦，则多为肾精虚衰；目眶周围见黑色，多属肾虚水泛，妇人多为寒湿下注。

（三）望形态

望形态是观察患者形体的强弱胖瘦、体质形态和异常表现等来诊察病情的方法。

1. 望形体

望形体指观察患者形体的强、弱、胖、瘦及体质形态。发育良好，形体壮实，表示正气充盛；发育不良，形体消瘦，多为气血虚弱；形体肥胖，气短乏力，精神不振，为形盛气虚之痰湿体质；形瘦肌削，面色苍黄，皮肤干焦，胸廓狭窄，多为阴血不足或虚劳。若瘦削已至大肉脱失的程度，为精气衰竭。

2. 望姿态

望姿态指观察患者的动静姿态、异常动作及与疾病有关的体位变化。"阳主动，阴主静"，喜动者属阳证，喜静者属阴证。如患者卧位，面常向外，去衣被者，多属阳、热、实证；身重难于转侧，面常向里，精神萎靡，蜷卧而喜加衣被者，多属阴、寒、虚证。咳喘，坐而仰首，多为痰涎壅盛；坐而俯首，气短不足以息，多是肺虚或肾不纳气。一侧手足举动不遂，或口眼㖞斜，多为风痰阻络；手足拘挛，屈伸不利，多属于肝病之筋急，或为筋膜失养。颈项强直，角弓反张，四肢抽搐，多为动风之象；关节肿胀屈伸困难，行动不便，多属痹证；四肢痿弱无力，不能握物或行动，多属痿证。

二、望局部情况

（一）望头与发

1. 望头颈

主要观察头的外形和动态。头颅过大或过小均为异常，多为先天不足，肾精亏虚证。小儿囟门高突，多属实证、热证；囟门下陷，多属虚证；囟门迟闭，多为肾气不足、发育不良。头不自主地摇动，多为风证；头颈强直者，多由温病火邪上攻所致。面肿者，为水湿泛滥或风邪热毒。腮肿者，多由风温热毒郁阻少阳而致。

2. 望头发

正常人头发多浓密色黑而润泽，为肾气充盛，精血充足的表现。头发稀疏易脱，干枯不荣，多属精血不足；突然出现片状脱发，又称"斑秃"，多为血虚受风或肝气郁滞。青少年落发或头发稀疏，多为肾虚或血热；青少年白发，伴有健忘、腰膝酸软，则属肾虚。小儿发结如穗，常见于疳积。

（二）望目、齿、龈、咽喉

1. 望目

观察眼神、眼的外形、颜色及动态等方面的变化。目赤红肿多属热证；眼睑浮肿为水肿；眼窝凹陷，为伤津耗液。白睛发黄为黄疸；目眦淡白，为血虚或失血。两目上视、斜视、直视，均为肝风内动；瞳孔散大，为精气衰竭；瞳孔缩小，多为肝胆火炽或中毒。

2. 望齿、龈

观察齿、龈的色泽、润燥及形态的变化，从而了解肾阴和胃津的存亡。牙齿光燥如石，多是胃热炽盛，津液大伤；牙齿燥如枯骨，多是肾阴枯竭，不能上荣于齿；牙齿稀疏松动，多为肾虚。牙齿有洞、腐臭，多为龋齿，又称"虫牙"。如齿龈淡白，多属血虚或失血；齿龈红肿，多为胃火上炎；牙龈出血，多为胃火、脾不统血，或虚火上炎。

3. 望咽喉

咽喉部主要反映肺胃和肾的情况。如咽喉红肿而痛，多为肺胃积热；如红肿、溃烂，有黄白腐点，是热毒深极；如鲜红娇嫩，肿痛不甚者，为阴虚火旺。乳蛾红肿突起疼痛，多为肺胃热盛或外感风热。咽喉部有灰白色假膜，擦之不去，剥之出血，为白喉，其有传染性，又称"疫喉"。

（三）望皮肤

望皮肤主要观察皮肤的色泽及形态改变。

1. 望形色

皮肤虚浮肿胀，按之有凹痕者，多为水湿泛滥；皮肤干瘪枯槁者，多为津液耗伤或精血亏损；皮肤干燥粗糙，状如鳞甲，按之涩手者，称为"肌肤甲错"，多为瘀血阻滞，肌肤失养。皮肤、面目俱黄，为黄疸。

2. 望斑疹

斑和疹都是皮肤上的病变，是疾病过程中的一个症状，主要观察斑、疹的颜色和外形的变化。斑色红或紫，平摊于肌肤，抚之不碍手；疹则色红，形如米粟，稍高出皮肤，扪之有碍手感，由于病因不同可分为麻疹、风疹等。斑、疹为温热病邪郁于肺胃，内迫营血所致，斑重于疹。斑和疹均有顺、逆之分，色红润泽分布均匀疏密适中为顺症，预后良好；色紫红稠密、紧束有根、压之不易褪色，或色深红如鸡冠，为逆症，预后不良。

三、望舌

望舌是观察患者舌质和舌苔的变化以诊察疾病的方法。舌质是舌的肌肉和脉络组织，舌苔是附着于舌面的一层苔状物，由胃气上蒸而成。正常舌象是舌质淡红明润，舌体大小适中，柔软灵活舌苔均匀薄白，简称"淡红舌，薄白苔"。

人体五脏六腑主要通过经络经筋的循行与舌联系起来。舌不仅为心之苗窍，脾之外候，而且是五脏六腑的外候。在生理上，脏腑的精气通过经脉上达于舌，营养舌体，维持舌的正常功能活动；在病理上，脏腑的病变也影响精气的变化而上映于舌。舌体应内脏部位的基本规律是：上以候上，中以候右，下以候下。以脏腑分属诊舌部位，舌尖反映心、肺的病变，舌边反映肝、胆的病变，舌中反映脾（胃）的病变，舌根反映肾的病变（图5-1）。

望舌注意事项：①望舌时要求患者把舌伸出口外，口要尽量张开，伸舌要自然放松，舌面平展，舌尖自然下垂；②望舌应循一定顺序进行，

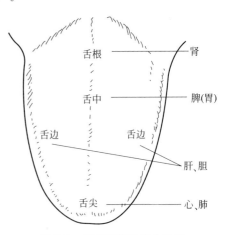

图 5-1　舌面脏腑部位分属图

先看舌苔，后看舌质，按舌尖、舌中、舌边、舌根的顺序进行；③望舌应注意光线充足，以自然光线为好；④饮食对舌象影响也很大，常使舌苔形色、舌色发生变化。咀嚼食物可使厚苔转薄，刚刚饮水则使舌面湿润，过冷、过热或辛辣等刺激性食物，常使舌色改

变。某些食物或药物会使舌苔染色，称为"染苔"。因此，临床遇到舌色与病情不符，或舌苔突然发生变化时，应注意饮食、服药等情况，加以辨别。

（一）望舌质

1. 望舌色

主要观察舌体的颜色，舌体颜色有淡白、红、绛、青紫四种。

（1）淡白舌　舌色比正常舌色浅淡，甚至全无血色，为淡白舌，主虚证、寒证。由于阳虚生化阴血的功能减退，推动乏力，血液不能营运于舌中，故舌色浅淡而白。舌色淡白不泽或舌体瘦薄，为气血两虚；舌淡白湿润，舌体胖嫩，为虚寒。

（2）红舌　舌色鲜红，较正常舌色红，为红舌，主热证。为热盛致气血沸涌、舌体脉络充盈所致。可见于实热证或虚热证。实热证，舌色鲜红，起芒刺或兼黄厚苔；虚热证，舌色鲜红，少苔或有裂纹。

（3）绛舌　舌色较红舌颜色更深浓者，称为绛舌。主病有外感与内伤之分。外感病为热入营血，舌绛红有红点或芒刺，为实热证。内伤杂病，舌绛红，少苔或无苔，为虚热证，多由热病后期阴液受损，胃、肾阴伤，或久病阴虚火旺所致。

（4）青紫舌　全舌呈均匀青紫或局部出现青紫色斑点，均为青紫舌。舌淡而青紫，多为寒凝，由于阴寒邪盛，阳气不宣，血液凝滞，故舌色发青紫；舌绛紫干枯少津，为热盛伤津，气血壅滞。舌面或舌边见紫色斑点、斑块，称瘀点或瘀斑，属血瘀证，由血液运行不畅，瘀阻脉络所致。

2. 望舌形

望舌形是指观察舌体的形状，包括老嫩、胖瘦、胀瘪、裂纹、齿痕、芒刺等异常变化。

（1）胖大舌　舌体较正常舌大而厚，甚至伸舌满口，为胖大舌。若舌体胖嫩、色淡，多属脾肾阳虚，水饮痰湿阻滞所致。舌体肿胀满口，色深红，多为心脾热盛。舌体肿胀，色青紫而暗，多见于中毒。

（2）瘦薄舌　舌体比正常舌瘦小、枯薄者，称为瘦薄舌，由气血阴液不足，不能充盈舌体所致。舌瘦薄且色淡，属气血两虚。舌瘦薄且色红绛而干，多为阴虚火旺。

（3）裂纹舌　舌面上有各种形态的裂纹、裂沟，深浅不一，裂沟中无舌苔覆盖者，称裂纹舌。多因精血亏损、津液耗伤，舌体失养所致。若舌色红绛而裂者，多属热盛伤津，阴津耗损；舌色浅淡而有裂纹，多属气血不足。此外，健康人在舌面上有纵横向深沟，为先天性舌裂，裂纹中多有舌苔覆盖，身体无其他不适，与裂纹舌不同。

（4）齿痕舌　舌体边缘有牙齿压印的痕迹为齿痕舌。多由脾虚不能运化水湿，湿阻于舌，舌体胖大，受齿列挤压而形成。舌质淡白而湿润边有齿痕，多为寒湿内蕴。舌质淡白、胖嫩而有齿痕，多属脾虚湿盛。

（5）芒刺舌　舌乳头增生和肥大，高起如刺，摸之刺手，称为芒刺舌，多因邪热亢盛所致。根据芒刺所生部位，可分辨热之所在，如舌尖生芒刺，多为心火亢盛；舌中生芒刺，多属胃火炽盛；舌边有芒刺，多属肝胆火盛。

3. 望舌态

望舌态指观察舌体运动时的状态。正常舌态是舌体活动灵敏，伸缩自如。舌态的病理表现有痿软、强硬、颤动、歪斜、吐弄、短缩等。

（1）痿软舌　舌体软弱无力，无力屈伸，不能随意伸缩回旋者为痿软舌，多为舌体筋脉失养，可见于气血俱虚、热灼津伤、阴亏已极等证。

（2）强硬舌　舌体板硬强直，运动不灵，失其柔和，屈伸不利或不能转动，以致语言謇涩不清，称为强硬舌。见于外感热病，多为热入心包，痰浊内阻，或热盛伤津；见于杂病者，多为中风先兆。多因热扰心神、舌无所主，或高热伤阴、筋脉失养，或痰阻舌络所致。

（3）颤动舌　舌体不自主地颤动，动摇不定者，为颤动舌。多由气血两虚或热极伤津，筋脉失养而生风所致。舌色淡白而颤动，多属心脾两虚，气血不足；舌绛紫而颤动，多为热极生风；舌红少苔而颤动，常见于阴虚。

（4）歪斜舌　伸舌时舌体偏向一侧，舌体不正，为歪斜舌。多因风邪中络，或风痰阻络，一侧经络、经筋受阻，病侧舌肌弛缓所致。常见于中风或中风先兆。

（5）吐弄舌　舌常伸出口外，不即回缩，为"吐舌"；舌不停舔上下左右口唇，或舌伸出口外，立即收回，称为"弄舌"。吐舌多为疫毒攻心或正气已绝，弄舌多见于小儿智力发育不全，或动风先兆。皆因心、脾二经有热，灼伤津液，而致筋脉紧缩，频频动摇。

（6）短缩舌　舌体紧缩，不能伸长，称为短缩舌。可因寒凝筋脉，舌收引挛缩；痰浊内阻，风邪夹痰，梗阻舌根；热盛伤津，筋脉拘挛；气血两虚，舌体失于濡养、温煦所致。若舌淡或青而湿润，为寒凝经脉；若舌红而干，为热盛伤津；若舌胖苔腻，为痰浊内阻。

（二）望舌苔

望舌苔要注意苔色和苔质两方面的变化。舌苔的变化可反映病邪的深浅、疾病的性质、病势的趋向。正常舌苔是由胃气上蒸所生，胃气的盛衰能从舌苔的变化上反映出来。

1. 望苔色

（1）白苔　主表证、寒证。苔薄白而润，为正常舌象，也可见于外感表证，因外感邪气尚未传里，舌苔尚无明显变化，仍为正常之薄白苔。苔白厚而湿润，多见于里寒证或寒湿证；苔白厚腻，多为湿浊内停或食积；如舌上满布白苔，厚如积粉，是由外感秽浊之气，毒热内盛所致，常见于瘟疫或内痈。

（2）黄苔　主里证、热证。由于热邪熏灼，所以苔现黄色，黄色越深，热邪越重。淡黄为热轻，深黄为热重，焦黄为热极。如果舌苔薄而淡黄，为外感风热表证；苔黄腻为湿热或食滞；若外感病舌苔由白转黄，为表邪入里化热。

（3）灰苔　即浅黑苔，常由白苔晦暗转化而来，也可与黄苔同时并见。主里证、寒湿证、热证。舌质淡紫，苔灰而湿润，属痰饮内停或寒湿内阻；苔灰而干燥乏津，多属燥热伤津或阴虚内热。

（4）黑苔　黑苔多由焦黄苔或灰苔发展而来，一般来讲，所主病证多属重证，为里热极证、寒盛证。如苔黑而燥裂，甚生芒刺，为热极津枯；苔黑而滑润，舌质淡白，为阴寒内盛，水湿不化之证。

2. 望苔质

望苔质指观察舌苔的形质，包括舌苔的厚薄、润燥、腐腻、剥脱等变化。

（1）厚薄　主要反映病邪的浅深和轻重。透过舌苔能隐约见到舌体为薄苔，属正常舌苔，有病见之，表示邪气在表，病轻邪浅。不能透过舌苔见到舌体为厚苔，表示病邪入里，或胃肠积滞，病情较重。舌苔由薄而变厚，多为病邪由表传里，病情由轻转重，为病势进展的表现；舌苔由厚变薄，多为正气渐复，邪气消散外达，病情由重转轻的表现。

（2）润燥　主要反映机体津液盈亏。舌面润泽，干湿适中，是润苔，如水液过多，甚至伸舌涎流欲滴，扪之湿而滑利，为滑苔，皆为体内津液未伤，如寒湿、食滞、瘀血等均可见之。若舌苔干燥乏津，甚则干裂，为燥苔，为津液不能上承所致，多见于热盛伤津或阴液亏耗的病证。

（3）腐腻　主要反映中焦湿浊及胃气的盛衰情况。苔质颗粒细小，致密，不易刮去，为腻苔，多为湿浊内蕴，阳气被遏所致，多见于痰饮、湿浊内停等证。若苔质颗粒粗大，疏松而厚，形如豆腐渣堆积舌面，揩之可去，称为腐苔，多为体内阳热有余，实热蒸化脾胃湿浊所致，常见于痰浊、食积，且有胃肠郁热之证。

（4）剥脱　舌苔忽然全部或部分剥脱，剥脱处舌面光滑无苔，称剥落苔，表示胃气或胃阴亏耗。舌苔剥落不全，剥脱处光滑无苔，余处残存舌苔，界限明显，为花剥苔，多为胃之气阴两伤所致；若全部剥脱，不生新苔，舌面光洁如镜，为光剥苔，又叫镜面舌，为胃阴枯竭、胃气大伤、毫无生发之气所致，无论舌色如何，皆属胃气将绝之危候。小儿苔剥，状如地图，多为虫积。

（三）望舌的临床意义

1. 判断正气的盛衰

舌质的变化能反映气血盈亏、正气盛衰。舌色淡红润泽，说明气血充盛；舌色淡白，则气血亏虚或阳气虚衰。舌苔的厚薄反映邪气的盛衰，舌苔薄白而润，则正气充盛；舌光无苔，则胃之气阴不存。

2. 区别病邪的性质

病邪的性质主要从舌苔上反映出来。白苔多主寒邪，黄苔多主热邪。病邪的性质也可观察舌体的变化，如舌偏歪或强硬多为风邪。

3. 分辨病位的浅深

病变部位的浅深，可从舌质的色泽、舌苔的厚薄反映出来。外感热病，见舌边略红，为邪热在表；舌色红者，为邪热入里；舌色红绛，为热入营血。舌苔薄白，为病在表，病邪较浅；舌苔厚者，为病位在里，病邪较深。

4. 推断病情的进退

舌体由正常到发生各种神色形态的改变，说明病情进展；若舌体由病理状态转为正常，说明病情好转。舌苔由薄变厚，说明病邪深入，病情加重；反之，舌苔由厚变薄，病邪渐退。

5. 判断疾病的转归与预后

通过舌象变化，可以估计病情的预后。舌体适中，活动自如，为正气未伤，邪气未盛，预后良好。舌质干枯，舌苔骤剥、舌态异常为正气亏损，胃气衰败，病多危重，预后不佳。

四、望排出物

望排出物是观察病人的排泄物和分泌物的形、色、质、量的变化来诊察病情的方法。排泄物色黄、稠浊者，多属实证、热证；色白、质清稀者，多属虚证、寒证。

扁鹊见蔡桓公

扁鹊，秦越人，又号卢医（公元前 407 年～公元前 310 年）。扁鹊善于运用四诊，尤其是望诊来诊断疾病。有一次，他路过齐国临淄，见到了齐国的国君齐桓侯。他看齐桓侯的气色不好，就直言不讳地说："你有病在肤表，如不治，就会深入。"桓侯听了说："我没病。"过了几天，扁鹊又见到齐桓侯，他说："你的病到了血脉，不治会深入的。"齐桓侯听了很不高兴，也没有把扁鹊的话放在心上。再过几天，扁鹊又来见齐桓侯，严肃地对他说："你的病已进入肠胃，再不治，就没救了！"齐桓侯当然也没有理会扁鹊的话。扁鹊第四次见到齐桓侯，慌忙跑开了。齐桓侯派人询问原因。扁鹊说："病在肌表，用汤熨可以治；病进入血脉，用针灸可以治；病到肠胃，用酒剂也能治。如今病已经深入骨髓，没法治了。"没过几天，齐桓侯果然病重，不久就病死了。

第二节　闻　诊

闻诊是通过听声音和嗅气味来诊察疾病的方法。听声音是指听患者语声、呼吸、咳嗽、喘哮、呃逆、嗳气等各种声响的变化，以分辨病情的寒热虚实。嗅气味是指嗅患者发出的各种气味，以及分泌物、排泄物等的异常气味，以鉴别疾病。

一、听声音

（一）语声

1. 声音

声音响亮有力，多言而躁动，属实证、热证；语声低微无力，寡言而沉静的，属虚证、寒证。声音重浊，常见于外感风寒，或湿浊阻滞。声音暴哑，属实证，多由外邪袭肺，肺气不宣所致；声音逐渐嘶哑，属虚证，多为肺肾阴虚。

2. 语言

"言为心声"，故语言异常多属心的病变。

（1）狂言癫语　狂言癫语是患者神志错乱、意识思维障碍所出现的语无伦次。狂言表现为精神错乱，语无伦次，狂躁妄动，哭笑无常，多见于狂证，属阳证、热证，多因痰火扰心、肝胆郁火所致。癫语表现为语无伦次，自言自语或默默不语，哭笑无常，精神恍惚，不欲见人，多见于癫证，属阴证，多因痰浊郁闭或心脾两虚所致。

（2）独语与错语　独语与错语是神志清醒，意识思维迟钝时出现的语言异常，老年人或久病之人多见，为气血亏虚，心神失养所致。独语表现为独自说话，喃喃不休，见人便止。错语表现为语言颠倒错乱，或言后自知说错，不能自主。

（3）谵语与郑声　谵语与郑声是在神志昏迷或朦胧时，出现的语言异常，为病情危重、失神状态的临床表现。谵语表现为神志不清，声高有力，胡言乱语，多伴有身热烦躁等，属实证、热证，多因邪气太盛，扰动心神所致。郑声表现为神志昏沉，语言重复，低微无力，时断时续，属虚证，是正气大伤，心神失养所致。

（二）呼吸

一般来说，呼吸正常的患者，是形病而气未病；呼吸异常的患者，是形气俱病。呼吸有力，声高气粗而促，多属实证、热证；呼吸声低，气息微弱而慢，多属虚证、寒证。呼吸急促而气息微弱，为元气大伤的危重证候。

1. 喘哮

呼吸困难，短促急迫，甚则鼻翼煽动，或张口抬肩，不能平卧，称为"喘"；若发作较急，喘息气粗声高，呼出为快，属实喘，多因肺有实邪，气机不利所致；若来势较缓，喘声低微息短，呼多吸少，气不得续，吸入为快，为虚喘，由肺肾气虚，摄纳无力所致。若呼吸时有哮鸣声，称为"哮"。哮证有虚实之别，反复难愈。

2. 少气与叹息

呼吸微弱，气少不足以息的，为少气，多由气虚所致；胸中郁闷不舒，发出长叹的声音，为叹息，多由情志抑郁，肝失疏泄所致。

（三）咳嗽

咳嗽是肺病中最常见的症状，为肺失肃降，肺气上逆的表现。有声无痰为咳，有痰无声为嗽，咳嗽为有声有痰。咳嗽首当鉴别外感、内伤。外感咳嗽，起病急，病程短，兼表证，多属实证；内伤咳嗽，起病缓，病程长或反复发作，以虚证居多。咳声重浊有力，多属实证；咳声低微无力，多属虚证；咳声阵发，发则连声不绝，甚则呕恶、咯血，为"顿咳"，多由风邪、伏痰搏结，即而化热，阻遏气道所致；咳声如犬吠，多属肺肾阴虚，火毒攻喉所致。

（四）呃逆、嗳气

1. 呃逆

呃逆是胃气上逆，从咽部冲出而发出的一种不由自主的冲击声，为胃气上逆，横膈拘挛所致。呃声高亢而短，响亮有力，常见于实证；呃声低沉而长，声弱无力，多属虚寒证；久病、重病呃逆不止，呃声低微无力，是胃气衰败的危重证。

2. 嗳气

嗳气是胃中气体上出咽喉而发出的声音，饱食之后，偶有嗳气不属病态。嗳声响亮，频频发作，得嗳气或矢气后，则脘腹胀满减轻者，多为肝气犯胃。嗳气低沉，纳谷不馨，为脾胃虚弱。

二、嗅气味

嗅气味指嗅患者病体、排出物、病室等的异常气味，以了解病情，判断疾病的寒热、虚实。

（一）口气

口气是指患者张口时，口中发出臭秽之气，常见于口腔本身的病变或胃肠积热之人。口腔疾病致口臭的，多为牙疳、龋齿或口腔不洁等。胃肠有热致口臭的，多见于胃火上炎；口气腐臭，是内有溃腐脓疡；口气酸馊，多是胃有宿食。

（二）排泄物与分泌物

排泄物与分泌物的气味，患者也能自觉，对于排出物的异常气味，通过问诊，可以得知。排泄物和分泌物有恶臭者多属实热证；略带腥味，多属虚寒证；如咳吐浊痰脓血，伴腥臭气者，多属肺痈。大便臭秽，多为大肠湿热；大便有腥气者，多为寒证；矢气奇臭，多属宿食停滞；小儿大便酸臭，伴有不消化食物，为食积内停。小便臊臭，多属实热证；小便清长，微有腥臊或无特殊气味，多属虚证、寒证。白带黄稠，有恶臭，多是湿热下注；白带清稀，气腥者，多属虚寒证。

第三节 问 诊

情境导入

黄某，男，29岁，一个月来总感觉口中有异味，口苦、口黏，自己认为是上火了，服用黄连上清片、龙胆泻肝丸等中成药半个多月。不仅口中异味没有变化，原来的胃病又复发了，时有胃痛、嗳气，并且大便稀溏，日行2~3次。舌红，苔黄腻。

请问：

1. 根据患者目前临床资料，对病情作出基本判断。
2. 如果需要诊断清楚患者病证，需要询问哪些相关信息？

问诊是医生通过对患者或家属进行有目的的询问，了解疾病的起始、发展及治疗经过、现在症状和其他与疾病有关的情况，以诊察疾病的方法。明代张景岳的《十问篇》，经后世医家补充修改，可作为问诊参考。其内容为："一问寒热二问汗，三问头身四问便，五问饮食六胸腹，七聋八渴俱当辨，九问旧病十问因，再兼服药参机变，妇女经带迟速崩，量色质味皆可见，儿科要问发育史，免疫疹痘全占验。"

一、问寒热

问寒热是询问患者有无怕冷或发热的感觉。寒热是疾病过程中的常见症状，是辨别病邪性质和机体阴阳偏盛、偏衰的重要依据，是问诊的重点内容。寒有恶寒和畏寒之分，病人自觉怕冷，多加衣被或近火取暖，仍不缓解的，为恶寒；若久病体弱怕冷，加衣被或近火而寒冷得以缓解的，为畏寒。发热，包括体温高于正常的发热和体温正常而病人自觉发热两种情况。

问寒热，首先要问患者有无恶寒发热的症状，问清寒热的轻重、时间、特点及的兼症等。常见的有恶寒发热、寒热往来、但寒不热、但热不寒四种类型。

（一）恶寒发热

恶寒发热是指病人自觉寒冷，同时伴有体温升高。多见于外感病初期，是表证的特征。根据恶寒轻重不同，分为以下几种类型：恶寒重，发热轻，为风寒表证；发热重，恶寒轻，为风热表证；发热轻而恶风自汗，是太阳中风证。

（二）寒热往来

寒热往来是指恶寒与发热交替发作，见于少阳病和疟疾。若患者时冷时热，一日发作多次，无时间规律，兼见口苦、咽干、目眩、胸胁苦满、默默不欲饮食、脉弦等，为少阳病；若寒战与壮热交替发作，发有定时，兼见头痛、多汗、口渴等症，常见于疟疾。

（三）但热不寒

但热不寒是指患者只发热而不恶寒，或反恶热的症状，多属里热证。

1. 壮热

壮热指高热持续不退，不恶寒反恶热，为壮热，属里热实证。常兼有面红目赤、烦渴、大汗出、脉洪大等症。

2. 潮热

潮热指发热如潮汐，定时发热或定时热甚。

（1）阴虚潮热　每当午后或入夜时低热，甚至有热从深层向外透发的感觉，兼见颧红、五心烦热、盗汗、口干不欲饮等症，属阴虚证。

（2）湿温潮热　午后热甚，特点是身热不扬，兼见头身困重、舌苔腻等症，属湿温病。

（3）阳明潮热　其特点是热势较高，日晡（下午3～5点）热甚，兼见口渴饮冷、腹胀、便秘等症，属阳明腑实证。

3. 低热

发热日期较长，而热仅较正常体温稍高，为低热。临床常见于阴虚潮热、气虚发热。

（四）但寒不热

但寒不热指患者只感怕冷而不觉发热的症状。久病体虚畏寒或肢冷，脉沉迟无力者，为虚寒证；新病出现冷痛剧烈、脉沉迟有力者，为实寒证。

二、问汗

汗是阳气蒸化津液出于腠理而成。问汗主要询问有汗或无汗、出汗时间、出汗部位、汗量的多少及兼症等。

（一）表证辨汗

1. 表证有汗

表证有汗，多为中风表虚证，或表热证。兼见发热恶风、脉浮缓者，为表虚证；兼见发热重、恶寒轻，咽红、头痛，脉浮数，为表热证。

2. 表证无汗

无汗兼见恶寒重，发热轻，头项强痛，脉浮紧，多属表实证。

（二）里证辨汗

1. 大汗

大量出汗，兼见发热、口渴喜饮、尿赤便秘、舌红苔黄燥、脉洪数者，属里实热证。若冷汗淋漓，兼见面色苍白、四肢厥冷、脉微欲绝，称为绝汗，属亡阳证。

2. 自汗

时时汗出不止，活动后更甚者，为自汗，多见于气虚证或阳虚证。因阳气亏虚，不能固护肌表，津液外泄所致。

3. 盗汗

入睡后汗出，醒则汗止，称为盗汗，多属阴虚证。

4. 头汗

头汗指患者仅见头部或头颈部汗出较多者，多为上焦热盛或中焦湿热郁蒸所致。兼见面赤、烦渴、舌红、苔黄、脉数者，为上焦热盛；兼见肢体困重、身热不扬、脘腹满闷、舌红、苔黄腻者，为湿热蕴结。头额冷汗不止，面色苍白，四肢厥冷，脉微欲绝，是亡阳的危证。

5. 半身汗

半身汗指身体半侧出汗（左侧或右侧，或上侧或下侧），而另一侧无汗，多因风痰或痰瘀、风湿阻闭经络，营卫不调，或气血不和所致。

6. 手足心汗

手足心汗出过多，伴口咽干燥、五心烦热、脉细数者，多为阴经郁热；手足心汗，兼烦渴饮冷、尿赤、便秘、脉洪数者，多属阳明热盛；若汗出过多，伴头身困重、苔黄腻者，多为湿热郁蒸。

三、问疼痛

问疼痛，应注意询问了解疼痛的部位、性质、程度、时间、喜恶等。疼痛并有胀的感觉，是气滞作痛的特征。疼痛如针刺，固定不移，拒按，为瘀血致病的特征之一。疼痛剧烈如刀绞，为实证的疼痛特征。疼痛不甚剧烈，尚可忍耐，但绵绵不休，为虚证的疼痛特征。疼痛并有沉重感，多因湿邪困阻气机所致。疼痛伴有冷感并喜暖，多因寒邪阻络或阳气不足。疼痛有灼热之感，而且喜冷恶热，多为火邪窜络或阴虚火旺。

（一）问头痛

根据头痛部位，可确定病在何经、何脏。头痛连及颈项者，属太阳经；两侧头痛者，属少阳经；前额连眉棱骨痛者，属阳明经；头顶痛者，属厥阴经。

（二）问身痛

背部中央为脊骨，督脉行于脊内，脊背两侧为足太阳膀胱经循行部位，两肩背部又有手二阳经分布。根据疼痛部位及性质不同，辨别其由督脉损伤、邪客于太阳经或风湿阻滞经气所致。腰为肾之府，腰痛多属肾的病变。多由风、寒、湿、瘀血阻滞经络，或肾精不足或阴阳虚损所致。

四肢部位疼痛，痛在肌肉、关节或经络、筋脉等。多由风寒湿邪侵袭，或因湿热蕴结，阻滞气机引起；亦有脾胃虚弱，水谷精微不能充养四肢而痛者。若独见足跟痛者，多属肾虚。

（三）问胸腹痛

1. 胸痛

胸部内藏心肺，故心肺的病变可致胸痛。首先应注意分辨胸痛的确切部位，如胸前"虚里"部位作痛，或痛彻臂内，病多在心；前胸作痛，病多在肺。其病机多为痰饮内停、气滞血瘀、心阳不振等。

2. 胁痛

胁痛指胁的一侧或两侧疼痛。因肝胆二经循行于胁部，故胁痛多与肝胆病关系密切。肝气郁结、肝胆湿热、瘀血阻滞、肝阴不足等为胁痛的病机关键。

3. 脘痛

胃脘是指上腹部，脘痛也称胃痛，多因寒、热、食积、气滞等所致。

4. 腹痛

腹部的范围较广，分为大腹、小腹和少腹。横膈以下、脐以上为大腹，属脾胃；脐以下、耻骨毛际以上为小腹，包括肾、膀胱、大小肠及胞宫；小腹两侧为少腹，是肝经循行之处。首先明确疼痛的部位，判断病变所属脏腑；然后结合疼痛的性质，辨别病证虚实。

四、问睡眠

临床上常见的睡眠异常，主要有不寐与嗜睡两种。询问睡眠，可了解机体阴阳盛衰的情况。

（一）不寐

不寐是以经常不易入睡，或睡后易醒不能再睡或睡而易惊醒，甚至彻夜不眠为特征的证候。不寐是阳不入阴、心神不安、神不守舍的病理表现，常见于营血亏虚或邪气扰动心神。

（二）嗜睡

嗜睡是以神疲乏力，睡意很浓，经常不自主入睡为特征。实证多见于痰湿内盛，瘀阻清阳；虚证多见于阳虚阴盛或气血不足。

五、问饮食口味

脾主运化水谷，饮食口味能反映脾胃功能。问饮食口味是询问病理情况下的进食、饮水、口味、呕吐与否、口中有无异常味觉和气味等，以判断胃气有无及脏腑虚实寒热。

（一）口渴与饮水

口渴与饮水是体内津液盛衰和输布情况的反映。在病变过程中口不渴，为津液未伤，多见于寒证或没有明显热邪；口渴，多为津液损伤或水湿内停；渴不多饮，或水入即吐，是营阴耗损或津液输布障碍。若渴喜热饮，饮水不多，多为痰饮内停，或阳气虚弱；口干，但欲漱水不欲咽者，多为瘀血之象；多饮多尿者，多食易饥，可见于消渴证。

（二）食欲与食量

食欲是指进食的要求和对进食的欣快感觉，食量是指实际的进食量。询问患者的食欲与食量，对判断脾胃功能的盛衰以及疾病的预后、转归有重要意义。如食欲减退，甚则恶食，为脾失健运；食少纳呆，伴有头身困重，多属湿盛困脾；若久病食欲减退，兼有神疲倦怠，多属脾胃虚弱；厌食脘胀，嗳腐吞酸，多为食停胃脘；消谷善饥，多属胃火炽盛；厌食油腻，胁胀、呕恶，可见于肝胆湿热；饥不欲食，是胃阴不足。喜食异物，多是虫积之证。久病重病，厌食日久，突然思食、多食，多为脾胃之气将绝，称"除中"。

（三）口味

口味，指病人口中有异常味觉或气味。口淡乏味，多为脾胃气虚或寒证。口甜，多属脾胃湿热或外感湿热。口苦，多见于热证；口酸，多为肝胃不和；口咸，多与肾虚及寒水上泛有关；口腻，见于湿浊、痰饮或食积；口臭，多见于胃火炽盛，或肠胃积滞。

六、问二便

问二便主要是询问大小便的性状、颜色、气味、时间、量的多少、排便次数、排便时的感觉以及兼有症状等。

（一）大便

1. 便秘

若大便秘结不通，排出困难，便次减少，或排便时间延长，欲便而艰涩不畅者，为便秘。多因热结肠道，或津液亏少、阴血不足所致；亦有气虚运化无力，或阳虚寒凝者。

2. 泄泻

大便次数增多，间隔时间相对缩短，便质稀薄不成形，甚至便稀如水样者为泄泻。多因内伤饮食、感受外邪、阳气不足、情志失调等，以致脾失健运而引起。如水粪夹杂，下利清谷或五更泄泻者，多为脾肾阳虚、寒湿内盛。

（二）小便

小便为津液所化，问小便的变化，可了解津液的盈亏和有关内脏的气化功能。尿量过多，畏寒喜暖者，其病在肾，多属虚寒证。尿量增多，伴口渴、多饮、多食，而且消瘦，属消渴。小便短少、色赤，多属实热证热盛津伤或汗下伤津。尿少浮肿，多因肺、脾、肾功能失常，水湿内停。尿频、尿急、尿痛或淋漓不畅，多属下焦湿热。小便频数，量多色清，夜间尤甚，多为肾阳不足。尿失禁，多属肾气不固；遗尿，多属肾气不足。小便不畅、点滴而出者为癃；小便不通、点滴不出者为闭，二者合称"癃闭"。癃闭多由湿热下注，或瘀血、结石阻塞，或肾阳不足、肾阴亏损所致。

七、问经带

妇女有月经、带下、妊娠、产育等特有的生理现象，对妇女的问诊要注意，特别是要了解月经和带下情况。

（一）月经

应问周期、经量、经色、经质、行经有无疼痛等情况。

1. 经期

如果月经周期经常提前8～9天以上，连续发生2次以上，称为月经先期，多属血热或气虚；周期经常延迟8～9天以上，连续发生2次以上者，称为月经后期，多由营血亏损、阳气虚衰或气滞、瘀血阻滞经脉所致。月经提前或延迟8～9天以上，经期不定，连续发生3次以上者，称为月经先后无定期，多因肝气郁滞、脾胃虚弱或瘀血内阻所致。

2. 经量

如果经量较以往明显增多，多属血热，或脾虚失摄，或瘀血内阻；经量过少，多因精亏血少或寒凝、血瘀等所致。

3. 经行异常

（1）崩漏　不在行经期间，阴道内大量出血，或持续下血、淋漓不尽者，为崩漏，多因血热、气虚或阴虚、瘀阻胞宫所致。

（2）闭经　停经 3 个月以上非妊娠者，为闭经，多因气血亏虚、血寒，或寒湿凝滞所致。

（3）痛经　正值经期或经期前后，出现周期性小腹疼痛，或痛引腰骶部，为痛经。经前或经期小腹胀痛或刺痛，多属气滞或血瘀；小腹冷痛，遇温则减，多为寒凝或阳虚所致；经期或经后小腹隐痛，多属气血两虚。

4. 经色、经质

若经色淡红质稀，为血少不荣；经色深红质稠，为热证；经色紫暗，夹有血块为血瘀。

（二）带下

妇女阴道内有少量乳白色、无臭的分泌物，有润泽阴道的作用。如果带下过多，淋漓不断，或有色、质的改变，或有臭味，均为病理性。

1. 黄带

带下量过多，色黄，黏稠臭秽，多属湿热证。

2. 白带

带下量多，色白质稀，无臭味，多属脾肾阳虚，寒湿下注。

3. 赤白带

白带中混有血液，赤白杂见，多属肝经郁热，或湿热下注。

第四节　切　　诊

切诊，就是医生运用手指或手掌的触觉，对病人体表的一定部位进行触、摸、按、压，以了解病情的方法，包括脉诊和按诊两部分。

一、脉诊

脉诊是医生用手指切按患者的脉搏，根据脉动应指的形象，以了解病情、辨别病证的一种诊察方法。

心主血脉，脉为血之府，心与脉相连，心有规律的搏动，推动血在脉管中运行，脉也随之产生有节律的搏动。血的循环除有心主导外，还必须有各脏腑的协调配合。肺朝百脉，周身的血脉汇聚于肺，通过肺的宣发肃降，血布散全身；脾为气血生化之源，脾主统血；肝主疏泄、藏血；肾藏精，精化血。因此，脉象的形成是心、气血、脏腑共同作用的结果。

（一）诊脉的部位

现在临床普遍运用"寸口诊法"，即切按患者桡骨茎突内侧桡动脉搏动明显处。通常以腕后高骨（桡骨茎突）为标记，其内侧的部位为关部，关之前（腕侧）为寸部，关之后（肘侧）为尺部（图 5-2）。

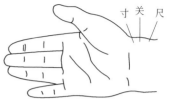

图 5-2　寸关尺示意图

两手各有寸、关、尺三部，寸部候上焦，关部候中焦，尺部候下焦。它们分候的脏腑是：左寸候心，右寸候肺；左关候肝胆，右关候脾胃；左尺部候肾，右尺部候肾（命门）。

（二）诊脉的方法

诊脉时以环境安静、气血平和为佳。切脉时患者取坐位或仰卧位，前臂平伸，掌心向上，与心脏同高，在腕部下面垫一脉枕，医者先用中指按在腕后高骨（桡骨茎突）内侧动脉处，再用示指按在寸部，环指按在尺部。三指呈弓形，指端平齐，以指目触按脉体，三指在诊脉中举按一致，力度均匀。小儿寸口部甚短，可用"一指（拇指）定关法"，不细分三部。3 岁以下小儿，可用望指纹代替切脉。

切脉时以轻、中、重三种不同的指力体察脉象，又称之为"举、寻、按"或浮取、中取、沉取，即用较轻的指力按在皮肤上为"举"，称浮取；用中等指力按在肌肉上为"寻"，称中取；用重力按至筋骨为"按"，称沉取。根据临床需要，可三指平齐同时用力诊脉，也可用一个手指诊察一部脉象，用举、寻、按反复触按体察脉象。寸、关、尺三部，每部有浮、中、沉三候，合称三部九候。一般由轻逐渐加重，细心体会脉搏的状态。

（三）正常脉象

正常人在生理条件下出现的脉象称为正常脉象，又称"平脉""常脉"。其基本脉象表现为：寸、关、尺三部均有脉，尺脉沉取有一定力量，一息四至五至，节律一致，不浮不沉，不大不小，从容和缓有力。正常脉象要有三个特点：一是"有神"，即脉象和缓有力；二是"有胃"（胃气），即脉来去从容、节律一致；三是"有根"，即尺部沉取，仍应指有力。

（四）常见病脉与主病

疾病反映于脉象的变化称病脉。不同的病证表现出不同的脉象，所以诊察脉象，可以判断疾病，但临床应用时，必须"四诊合参"。

1. 浮脉

[脉象]　脉搏显现部位表浅，轻取即得，重按稍减而不空；举之泛泛有余，按之不足。

[主病]　主表证。亦可见于虚阳外越证。

2. 沉脉

[脉象]　轻取不应，重按始得；举之不足，按之有余。

[主病]　主里证。

3. 迟脉

[脉象]　脉来迟缓，一息不足四至。特点是较正常脉象缓慢，每分钟脉搏在 60 次以下。

［主病］　主寒证。

4. 数脉

［脉象］　脉来急促，一息五至以上。特点是较正常脉象快，每分钟脉搏 90 次以上。

［主病］　主热证。小儿脉来较成人快为生理脉象。

5. 虚脉

［脉象］　三部脉浮、中、沉取均无力，即"举之无力，按之空虚"，是一切无力脉的总称。

［主病］　主虚证。

6. 实脉

［脉象］　三部脉浮、中、沉取均有力，来势坚实有力，形大而长，举之有余，按之有力，为有力脉的总称。

［主病］　主实证。

7. 滑脉

［脉象］　脉来去流利、应指圆滑，就像珠子在盘中滚动一样。

［主病］　主痰饮、食滞、实热诸证，也可见于青壮年的常脉、妇人的孕脉。

8. 涩脉

［脉象］　往来艰涩不畅，如轻刀刮竹。

［主病］　主精亏血少、气滞血瘀、痰食内停。

9. 洪脉

［脉象］　脉形宽大，来盛去衰，按之来势充实有力，势如波涛汹涌，去则缓。

［主病］　主热盛。

10. 细脉

［脉象］　脉来应指极细，状如一线，但应指明显，来去分明。

［主病］　主气血两虚、诸虚劳损，又主湿邪为病。

11. 濡脉

［脉象］　轻按浮取即得，浮而细软。

［主病］　主虚证、湿证。

12. 弦脉

［脉象］　脉来应指有力，端直而长，如按琴弦。

［主病］　主肝胆病、诸痛、痰饮、疟疾。

13. 紧脉

［脉象］　脉来绷急，应指紧张有力，如牵绳转索。

［主病］　主寒证、痛证、宿食。

14. 代脉

［脉象］　脉来时而一止，止有定数，良久复来。

［主病］　主脏气衰微、风证、痛证、惊恐、跌仆损伤。

15. 结脉

[脉象]　　脉来缓而时有一止，止无定数。即脉来迟缓，且有不规则的间歇。

[主病]　　主阴盛气结、痰食血瘀、癥瘕积聚、阳气虚衰。

16. 促脉

[脉象]　　脉来数而时有一止，止无定数。即脉来急数，且有不规则的间歇。

[主病]　　主脏气虚衰、阳盛实热或邪实阻滞之证。

临床上常常是几种脉象同时并见的综合脉象，称为相兼脉象。相兼脉象的主病，往往是各脉象主病的总和。如浮脉主表证，数脉主热证，紧脉主寒证，浮数脉相兼即主表热证，浮紧脉相兼主表寒证。又如沉脉主里证，细脉主虚证，数脉主热证，沉细脉主里虚证；沉细数相兼即主虚热证。弦脉主肝胆病，数脉主热证，滑脉主痰湿证，弦数滑脉相兼，其主病为肝胆湿热或肝火夹痰。余可类推。

二、按诊

按诊是医生用手直接触摸或按压病人某些部位，以了解局部冷热、润燥、软硬、压痛、肿块或其他异常变化，来推断疾病的病位、病性和病情的一种诊病方法。它是切诊的一部分，特别是对于脘腹部的病变，如疼痛、痰饮、肿胀、肿块等的辨证，提供确切的依据。

（一）按肌肤

按肌肤是指触按某些部位的肌肤，了解肌肤的寒热、润燥及肿胀等不同情况，来分析疾病的寒热虚实及气血阴阳盛衰的诊察方法。

1. 寒热

按肌表的寒热以及从热的微甚、浅深，以辨别病邪性质、病位及邪正的盛衰。一般肌肤灼热者，多为阳证、热证；肌肤寒凉者，多见于阴证、寒证；若手足心灼热者，多属阴虚内热。初按热甚，久按热反转轻的，为热在表；久按其热更甚，热自内向外蒸发的，为热在里。

2. 润燥

触皮肤的润燥，从而诊察病人有汗、无汗和津液损伤与否。若皮肤润滑，多属津液未伤；皮肤枯槁干燥，为无汗或津液已伤；肌肤甲错者，多属血虚失荣或有瘀血。

3. 肿胀

按压肌肤肿胀，可用于辨别水肿和气肿。若肌肤肿而发亮，按之凹陷，不能即起者，多为水肿；若肌肤绷紧，按之凹陷，举手即起无痕者，多为气肿。

4. 疮疡

触按疮疡局部的寒热、软硬，判断证之阴阳寒热。若肿硬不热者，属寒证；肿处灼手而伴压痛者，为热证。患处坚硬，多无脓；边硬顶软，已成脓。

（二）按手足

按手足是通过触摸患者手足部位的冷热，判断疾病的寒热虚实。凡手足俱冷者，为阳虚寒盛证；手足俱热者，多为阳热炽盛证。在儿科，小儿指尖冷，主惊厥；中指独热，主外感风寒；中指指尖独冷者，为麻痘将发之象。

（三）按脘腹

按脘腹是通过触按胃脘部及腹部，了解寒热、软硬、胀满、肿块、压痛等情况，以辨别不同脏腑的病变及其寒热虚实的诊察方法。

脘部指胸骨以下部位，又称"心下"。心下按之硬而痛的是结胸，属实证；心下满，按之濡软而不痛的，为痞证；心下坚硬，大如盘，边如旋杯，为水饮。

腹部疼痛，喜按，局部柔软者，多属虚证；按压后疼痛加剧，并且局部坚硬者，多属实证。腹部胀大，绷急如鼓状者，称为臌胀，是一种严重疾病。腹内有肿块，如果包块按之有形，痛有定处，则为癥或积，病在血分；若包块按之可散，痛无定处，聚散不定，为瘕或聚，病属气分。腹内有块，按之硬，且可移动聚散者，多为虫积。若右下腹部按之疼痛，尤以重按后，突然放手而疼痛剧烈者，多为肠痈初起。

思考题

1.患者刘某，患病日久，大肉已脱，以下哪一项为其失神的表现（　　）。

A.瞳神呆滞　　　B.精神充沛　　　C.面色红润　　　D.表情活泼　　　E.神态清晰

2.观察舌苔以辨别病情轻重、病势顺逆的主要依据是（　　）。

A.舌苔的厚薄　　B.舌苔有根无根　　C.舌苔是否剥脱

D.舌苔的颜色　　E.舌苔的润燥

3.患者，女，5岁，发热3天，观察舌苔以辨别疾病寒热属性的主要依据是（　　）。

A.舌苔的润燥　　B.舌苔的厚薄　　C.舌苔有根无根

D.舌苔的颜色　　E.舌苔是否剥脱

4.患者，女，46岁，舌质淡白，有裂纹，多见于（　　）。

A.血虚不润　　　B.脾肾阳虚　　　C.阴虚火旺　　　D.热盛伤津　　　E.以上都不是

5.患者，男，20岁，经常熬夜，现夜间睡后汗出不已，醒则自止，此患者的病机主要是（　　）。

A.肺卫失调　　　B.正邪交争　　　C.阳气虚衰　　　D.阴虚阳亢　　　E.以上都不是

6.患者，男，76岁，肩部疼痛，固定不移，夜间加重，无法入睡，此患者证为（　　）。

A.气滞　　　　B.痰湿　　　　C.阳虚　　　　D.寒凝　　　　E.瘀血

7.患者，女，经常神疲乏力，自汗出，动则加重，易感冒，此患者属（　　）。

A.卫气虚弱　　　B.肺气虚弱　　　C.中气虚衰　　　D.营卫不和　　　E.以上都不是

8.患者，口干、咽干、咳痰黏稠，量少难出，此患者为（　　）。

A.寒湿证　　　　B.热痰证　　　　C.津液不足证　　　D.阴虚证　　　　E.燥痰证

（毕桂芝）

第六章

辨 证

○○○
○○○
○○○

【学习目标】

1.说出表里证、寒热证、虚实证的辨证要点及阴阳归属。

2.说出表证、里证，寒证、热证，虚证、实证的鉴别要点。

3.简述脏腑辨证的要点。

4.能初步应用八纲辨证、脏腑辨证对常见病进行临床辨证。

第一节 八纲辨证

情境导入

张某，女，25岁，因昨日淋雨，今晨起感觉寒冷，轻微发热，无汗，头痛，身痛，鼻塞流清涕，咳嗽，有痰，痰清稀色白，喜热饮，舌苔薄白，脉浮紧，前来就诊。

请问：

1.从八纲辨证来分析该患者是表证还是里证？

2.从八纲辨证来分析该患者是寒证还是热证？

3.请简单制订护理方案。

辨证是祖国传统医学的特点和精华，更是中医护理学的基本特点之一。辨证的过程，是以脏腑、经络、气血津液、病因等理论为依据，对通过望、闻、问、切四诊所搜集的症状、体征等资料进行综合、归纳、分析、推理、判断，辨明其内在联系，以及各种病变相互之间的关系，从而认识疾病，作出正确的诊断。中医辨证是在长期临床实践中形成的，方法有多种，主要有八纲辨证、病因辨证、气血津液辨证、脏腑辨证、卫气营血辨证、三焦辨证、六经辨证等，其中八纲辨证是各种辨证的总纲。

八纲辨证是根据四诊取得的材料，进行综合分析，以探求疾病的性质、病变部位、病势的轻重、机体反应的强弱、正邪双方力量的对比等情况，归纳为阴、阳、表、里、寒、热、虚、实八类证候，是中医辨证的基本方法，各种辨证的总纳，也是从各种辨证方法的个性中概括出的共性，在诊断疾病过程中，起到执简驭繁、提纲挈领作用。

一、表里辨证

表里是辨别病位外内浅深的两个纲领。一般而论，从病位上看，身体的皮毛、肌腠、经络相对为外，脏腑、骨髓相对为内。因此，从某种角度上说，外有病属表，病较轻浅；内有病属里，病较深重。从病势上看，外感病中，病邪由表入里，是病渐增重为势进；病邪由里出表，是病渐减轻为势退。因而前人有病邪入里一层，病深一分，病势加急；出表一层，病轻一层，病势变缓的认识。

（一）表证

表证是外感六淫等邪气经皮毛、口鼻侵入机体，正气（卫气）抗邪所表现的轻浅证候。表证主要见于外感疾病初期阶段。表证一般具有起病急，病情较轻，病程较短，有感受外邪的因素可查等特点。

临床表现：发热恶寒（或恶风）、头身痛、舌苔薄白、脉浮，兼见鼻塞流涕、喷嚏、咽喉痒痛、咳嗽，有汗或无。证候类型由于体质强弱不同，感受的邪气类别各异，轻重之别，所以表证的临床表现也很复杂。一般分为三个类型。

1. 表寒证

以感受寒邪为主，故又称伤寒证。其特点是：恶寒重、微发热，无汗，头身痛，苔薄白而润，脉浮紧。

2. 伤风表证

以感受风邪为主，又称太阳中风证。其特点是：恶风、微发热，汗出，脉浮缓。

3. 表热证

表热证是感受风热之邪，又称外感风热证。其特点是：发热重，微恶寒，口渴，咽痛，舌质正常或尖边稍红，苔薄白而干或苔薄微黄，脉浮数。

护理要点：注意观察患者体温、呼吸、脉搏、舌象等变化，保证室内空气流通。嘱咐患者多饮水，饮食清淡，少食辛辣、油腻等事物。所用的汤剂多数为解表类药物，不可久煎，饭后温热服用，可以依据患者实际情况喝热稀粥以助药力，使得邪气从表而出；切忌汗出当风，微微出汗即可，不可大汗淋漓，热退药停。鼓励患者加强体育锻炼，增强身体抵抗力，抵御外邪侵袭。

（二）里证

里证泛指病变部位在内，由脏腑、气血、骨髓等受病所反映的证候。里证与表证相对而言，其概念非常笼统，范围非常广泛，可以说凡不是表证（及半表半里证）的特定证候，一般都可属于里证的范畴，即所谓"非表即里"。里证多见于外感病的中、后期或内伤病。里证的成因，大致有三种情况：一是由外邪不解，内传入里，侵犯脏腑所致；二是外邪直接侵犯脏腑而成；三是情志内伤、饮食劳倦等因素，直接损伤脏腑，使脏腑功能失调，气血逆乱而出现的种种病证。

护理要点：里证的病因形成复杂，病变位置广泛，往往病情较重，护理原则也不一致。临床上依据患者具体情况进行辨证，采用不同的护理方法。同样需要密切观察患者体温、呼吸、脉搏、舌象等变化，如有异常及时报告医生。一般里证的病程比较长，还应加强情志护理，让患者安心，配合医护人员治疗工作。

（三）表证与里证的鉴别

辨别表证和里证，主要是审察其寒热、舌象、脉象等变化。一般说来，外感病中，发热、恶寒同时并见的属表证，但热不寒、但寒不热的属里证；表证舌苔不变化，里证舌苔多有变化；脉浮主表证，脉沉主里证。《医学心悟·寒热虚实表里阴阳辨》说："一病之表里，全在发热与潮热，恶寒与恶热，头痛与腹痛，鼻塞与口燥，舌苔之有无，脉之浮沉以分之。假如发热恶寒，头痛鼻塞，舌上无苔（或作薄白），脉息浮，此表也；如潮热恶热，腹痛口燥，舌苔黄黑，脉息沉，此里也。"

二、寒热辨证

寒热，是辨别疾病性质的两个纲领。寒证与热证反映人体阴阳的偏盛和偏衰，一般来讲，阳虚或阴盛的临床表现为寒证，阴虚或阳盛的临床表现为热证。《素问·阴阳应象大论》说："阳胜则热，阴胜则寒。"

（一）寒证

寒证是指感受寒邪，或阴盛阳虚所表现的证候。多因外感阴寒邪气，或因内伤久病，阳气耗伤，或过服生冷寒凉，阴寒内盛所致。寒证包括表寒、里寒、虚寒、实寒等。

临床上各类寒证证候表现不尽一致，但常见的表现有：恶寒喜暖，面色苍白，肢冷踡卧，口淡不渴，痰、涎、涕清稀，小便清长，大便稀溏，舌淡苔白而润滑，脉迟或紧等。

护理要点：密切观察患者面色、寒热、脉象、大小便情况，尤其是危重患者，注意调节室内温度变化，鼓励患者多进行户外活动。饮食以温热为主，切忌生冷，药物要温服。

（二）热证

热证是感受热邪、阳盛阴虚，人体的功能活动亢进所表现的证候。多因外感火热之邪，或寒邪化热入里；或因七情过激，郁而化热；或饮食不节，积蓄为热；或房事劳伤，劫夺阴精，阴虚阳亢所致。热证包括表热、里热、虚热等。

临床上各类热证的证候表现也不尽一致，但常见表现的有：恶热喜冷，口渴喜冷饮，面红目赤，烦躁不宁，痰、涕黄且稠，吐血衄血，小便短赤，大便干结，舌红苔黄而干，脉数等。

护理要点：密切观察患者发热程度及汗出、精神等状况，及时向医生汇报，保持室内空气流通，温度以凉爽为宜，注意观察患者二便情况。尤其关注大便通畅与否，饮食以清淡、容易消化为佳。药物应凉服或温服，中病即止，不可过服久服。必要时配合针灸、刮痧、推拿等帮助降温。

（三）寒证与热证的鉴别

鉴别寒证与热证，应对疾病的全部表现进行综合观察，尤其是恶寒发热及对寒热的喜恶，口渴与否，面色的赤白，四肢的温凉，二便、舌象、脉象等是辨别寒证与热证的重要依据。

《医学心悟·寒热虚实表里阴阳辨》说："一病之寒热，全在口渴与不渴，渴而饮水与不饮水，饮食喜热与喜冷，烦躁与厥逆，溺之长短赤白，便之溏结，脉之迟数以分之。假如口渴而能消水，喜冷饮食，烦躁，溺短赤，便结脉数，此热也；假如口不渴而不能消水，喜饮热汤，手足厥冷，溺清长，便溏，脉迟，此寒也。"可作为辨别寒证与热证的参考。

三、虚实辨证

虚实是辨别邪正盛衰的纲领，即虚与实主要是反映病变过程中人体正气的强弱和致病邪气的盛衰。"邪气盛则实，精气夺则虚"和"虚实者，有余不足也"。实主要指邪气盛实，虚主要指正气不足。

（一）实证

实证是对人体感受外邪，或疾病过程中出现阴阳气血失调而以阳、热、滞、闭等为主，或体内病理产物蓄积，所形成的各种临床证候的概括。实证以邪气充盛、停积为主，但正气尚未虚衰，有充分的抗邪能力，故邪正斗争一般较为剧烈，而表现为有余、强烈、停聚的特点。

由于致病邪气的性质及所在部位的不同，实证的表现也不一致，而常见的症状主要有：发热，烦躁，甚至神昏谵语，胸闷呼吸气粗，痰涎壅盛，腹胀痛拒按，大便秘结，或下利、里急后重，小便不利，或淋沥涩痛，舌质苍老，舌苔厚腻，脉实有力。

实证是非常笼统的概念，范围极为广泛，临床表现十分复杂，其病因病机主要可概括为两个方面：一是风寒暑湿燥火、疫疠以及虫毒等邪气侵犯人体，正气奋起抗邪，故病势较为亢奋、急迫；二是内脏功能失调，气化障碍，导致气机阻滞，以及形成痰、饮、水、湿、瘀血、宿食等有形病理产物，壅聚停积于体内而致。

护理要点：密切观察患者生命体征变化，及时报告和对症护理。饮食以清淡为主，忌食生冷、肥腻之食物。提醒患者注意服药的时间和剂量，中病即止。

（二）虚证

虚证是对人体正气虚弱、不足为主所产生的各种虚弱证候的概括。虚证反映人体正气虚弱、不足而邪气并不明显。

虚证的形成，可以由先天禀赋不足所导致，但主要是由后天失调和疾病耗损所产生。如饮食失调，营血生化之源不足；思虑太过、悲哀卒恐、过度劳倦等，耗伤气血营阴；房事不节，耗损肾精元气；久病失治、误治，损伤正气；大吐、大泻、大汗、出血、失精等致阴液气血耗损等，均可形成虚证。虚证细分起来，又有血虚、气虚、阴虚、阳虚的区别。

1. 血虚证

血虚证是指血液亏虚，不能濡养脏腑、经脉等而出现的全身虚弱证候。血虚证的临床表现，以面白无华或萎黄，唇色淡白，爪甲苍白，眩晕耳鸣，心悸失眠，手足麻木，妇女月经量少、衍期或经闭，舌质淡，脉细无力等为主。

2. 气虚证

气虚证是指机体元气不足，全身或某一脏腑功能减退而出现的证候。《诸病源候论·气病诸候·少气候》曾说："此由脏气不足故也。"气虚证的临床表现，以面白无华、少气懒言、语声低微、神疲乏力、自汗、动则诸症加剧、舌淡、脉虚弱等为主。

3. 阴虚证

阴虚证是指机体阴液亏损、阴不制阳、虚热内生而形成的证候。阴虚证的临床表现，以午后潮热、盗汗、颧红、咽干、手足心热、小便短黄、舌红少苔、脉细数等为主。

4. 阳虚证

阳虚证是机体阳气不足的证候。张景岳在《景岳全书·传忠录》说："阳虚者，火虚也。"阳虚证又称虚寒证。阳虚证的临床表现，是以形寒肢冷、面色㿠白、神疲乏力、自汗、口淡不渴、小便清长、大便稀溏、舌淡苔白、脉弱等为主。

护理要点：嘱咐患者注意劳逸结合，及时增减衣物，宜食有营养的滋补之品，阴虚患者应该忌食辛辣油炸食物；阳虚患者忌食生冷食物，多食狗肉、羊肉等温热食物。密切观察患者情绪变化，保持积极、乐观的态度。

（三）虚证与实证的鉴别

辨别虚证与实证可从下面几方面考虑。从发病时间上，新病、初病或病程短者多属实证，旧病、久病或病程长者多属虚证；从病因上，外感多属实证，内伤多属虚证；从体质上，年青体壮者多属实证，年老体弱者多属虚证。从临床症状和体征上分析，虚证多表现为无力，面色苍白，神疲乏力，隐痛，喜按，少气懒言，舌苔淡白，脉虚弱无力；实证多见面色红，烦躁，声高气粗，疼痛拒按，舌红苔黄，脉数，有力。

四、阴阳辨证

由于阴、阳分别代表事物相互对立的两个方面，故疾病的性质、临床的证候，一般都可归属于阴或阳的范畴，因而阴阳辨证是基本辨证大法。《素问·阴阳应象大论》说："善诊者，察色按脉，先别阴阳。"

由于阴阳是对各种病情从整体上作出最基本的概括，八纲中的阴阳两纲又可以概括其余六纲，所以说阴阳是证候分类的总纲，阴阳是辨证归类的最基本纲领。

（一）阴证

凡见抑制、沉静、衰退、晦暗等表现的里证、寒证、虚证；症状表现于内的、向下的、不易发现的；病邪性质为阴邪致病，病情变化较慢等，可归属为阴证。常以虚寒证为代表。

虚寒证：畏寒喜暖，四肢欠温，面色苍白，腹痛拒按，肠鸣腹泻，或痰鸣喘嗽，口淡多涎，小便清长，舌淡胖，脉沉迟或细弱。

（二）阳证

临床上凡见兴奋、躁动、亢进、明亮等表现的表证、热证、实证；症状表现于外的、向上的、容易发现的；病邪性质为阳邪致病，病情变化较快等，一般都可归属为阳证。常以实热证为代表。

实热证：壮热喜冷，口渴饮冷，面红目赤，烦躁或神昏谵语，或腹胀满痛拒按，大便秘结，小便短赤，舌红苔黄而干，脉洪滑数实。

（三）亡阴与亡阳

亡阴证是指体液大量耗损，阴液严重亏乏而欲竭所表现出的危重证候。以汗热味咸而黏、如珠如油，身灼肢温，虚烦躁扰，恶热，口渴欲饮，皮肤皱瘪，小便极少，面色赤，唇舌干燥，脉细数疾等为证候特点。

亡阴可以是在病久而阴液亏虚基础上的进一步发展，也可因壮热不退、大吐大泻、大汗不止、严重烧伤致阴液暴失而成。由于阴液欲绝，或仍有火热阳邪内炽，故见汗出如油、脉细数疾、身灼烦渴、面赤唇焦等一派阴竭而阳热亢盛的证候。

亡阳证是指体内阳气极度衰微而表现出阳气欲脱的危重证候。以冷汗淋漓、汗质稀淡，神情淡漠，肌肤不温，手足厥冷，呼吸气微，面色苍白，舌淡而润，脉微欲绝等为证候特点。

亡阳一般是在阳气由虚而衰的基础上的进一步发展，但亦可因阴寒之邪极盛而致阳气暴伤，还可因大汗、失精、大失血等阴血消亡而阳随阴脱，或因剧毒刺激、严重外伤、痰瘀阻塞心窍等而使阳气暴脱。由于阳气极度衰微而欲脱散，失却温煦、固摄、推动之能，故见冷汗、肢厥、面色苍白、神情淡漠、息弱、脉微等垂危病状。

护理要点：对于阴证和阳证的护理可参照表里寒热虚实的辨证施护，关键关注亡阴证、亡阳证的护理，因亡阴、亡阳均出现在疾病的危重阶段，必须及时准确辨识，以免贻误病情。护理措施应争分夺秒，密切观察患者生命体征变化，以挽救患者的生命。

第二节　脏腑辨证

情境导入

赵某，女，40岁，工人，因为工作原因与同事发生争执，后出现胸胁胀痛不舒，痛无定处持续一个月，烦闷，善太息，腹胀纳呆，近期饮食明显减少，失眠，舌苔薄腻，脉弦。

请问：

1. 从脏腑辨证来分析，该患者病情主要影响哪个脏腑？
2. 如何用脏腑辨证理论来解释该患者出现的症状？
3. 如何进行辨证施护？

脏腑辨证，是在认识脏腑生理功能、病变特点的基础上，将四诊所收集的症状、体征及有关病情资料，进行综合分析，从而判断病变的部位、性质、正邪盛衰情况的一种辨证方法简言之。即以脏腑病位为纲，对疾病进行辨证，是临床各科的诊断基础，是辨证体系中的重要组成部分。

脏腑辨证，包括脏病辨证、腑病辨证及脏腑兼病辨证。脏病辨证是脏腑辨证的主要内容。由于临床上单纯的腑病较为少见，多与一定的脏病有关，故将腑病编入相关脏病中进行讨论。脏腑辨证的基本方法，首先是应辨明脏腑病位。脏腑病证是脏腑功能失调反映于外的客观征象。由于各脏腑的生理功能不同，所以它反映出来的症状、体征也不相同。根据脏腑不同的生理功能及其病理变化来分辨病证，这是脏腑辨证的理论依据。所以熟悉各脏腑的生理功能及其病变特点，则是脏腑辨证的关键所在。其次是要辨清病性。脏腑辨证不单是辨明病变所在的脏腑病位，还应分辨出脏腑病位上的具体性质。

一、心与小肠病

心居胸中，其经脉下络小肠，两者相为表里。心的主要功能是主血脉，又主神志，为人体生命活动的主宰。心开窍于舌，小肠为"受盛之官"，有分泌清浊、化物的功能。

心的病证，有实有虚。虚证大多由于久病伤正、禀赋不足、思虑太过等因素，导致心气心阳受损、心阴心血亏耗；实证常由于寒凝、瘀滞、痰阻、火扰等造成心的生理活动失常。心病的常见症状有心悸怔忡、心烦、心痛、失眠健忘、神昏谵语等。小肠病变主要有小肠实热证。

（一）心气虚、心阳虚

心气虚、心阳虚是指心气不足或心阳虚衰等功能减退所表现的证候。多由禀赋不足、久病体虚或年老脏气亏虚等因素引起；共同的临床表现有：心悸怔忡，胸闷气短，活动后加重，自汗。若兼见面白无华、倦怠乏力、舌淡苔白、脉虚，为心气虚；若兼见畏寒肢冷、面色晦暗、心痛、舌淡胖、苔白滑、脉微细，为心阳虚。

（二）心血虚、心阴虚

心血虚、心阴虚是指心血不足或心阴亏虚，心失濡养所表现的证候。多由阴血生成不足，或失血过多，或情志不遂，郁而化火，暗耗阴血等引起。共同的临床表现有：心悸怔忡，失眠多梦。若兼见眩晕、健忘、面白无华或萎黄、舌淡、脉细弱，为心血虚；若兼见五心烦热、潮热盗汗、舌红少津、脉细数，为心阴虚。

（三）心火亢盛

心火亢盛是心火炽盛，灼伤阴血所表现的证候。多因火热之邪内侵，或七情郁而化火，或恣食肥甘厚味，久而化火所致。临床可见：心胸烦热，夜不能寐，面赤口渴，小便黄，大便干，舌尖红；或口舌生疮，糜烂疼痛，脉数有力；或吐血，或狂躁、谵语。

（四）心脉痹阻

心脉痹阻是指各种原因导致的心脏络脉痹阻不通所表现的证候。多因心阳不足，血行迟缓，瘀血内阻，致心脉痹阻。临床可见：心悸怔忡，心胸憋闷刺痛，痛彻肩背，时发时止，舌质紫暗或有瘀点，脉结代或细涩。

（五）痰迷心窍

痰迷心窍是指痰浊上蒙心窍所表现的证候。多因脾虚生痰，或情志不畅，气郁生痰等引起。临床可见：面色晦暗，神志不清，喉间痰鸣，苔白腻，脉滑；或精神抑郁，表情淡漠，痴呆自语，举止失常；或突然昏倒，不省人事，手足抽搐，两目上视，喉中痰鸣，口中如作羊叫。

（六）痰火扰心

痰火扰心是指痰浊火热之邪扰乱心神所表现的证候。多因七情不畅，郁而化火，炼液成痰，或外感热邪，热灼熬液成痰，热痰内扰而引起。临床可见：发热，面红气粗、躁狂谵语，喉间痰鸣，痰黄稠，舌红苔黄腻，脉滑数；或心烦失眠，胸闷痰多，头晕目眩；或见语言错乱，哭笑无常，躁狂妄动，打人毁物等。

（七）小肠实热

小肠实热是指里热炽盛于小肠所表现的证候。多因心热下移小肠所致。临床可见：心烦口渴，口舌生疮，小便赤涩，尿道灼痛，尿血，舌红苔黄，脉数等。

（八）心与小肠病护理要点

心系病应重视情志护理，避免不良刺激，关心体贴病人，密切观察七情变化情况，及时消除其恐惧紧张心理；病室环境应整洁安静，禁止喧哗，急性期应劝慰病人安心休养；恢复期应鼓励病人适当活动；饮食上宜清淡，营养丰富，易于消化，多食新鲜蔬菜、水果、豆类、鱼类、瘦肉等；并应少食多餐，勿过饥过饱；忌食辛辣肥甘醇酒，戒烟等。另外，心火亢盛者饮食以清淡为宜；口舌生疮糜烂者，应注意口腔护理，可用银花甘草液漱口；心脉痹阻等导致的心胸憋闷疼痛应注意观察病人面色和脉象的变化，以防出现心阳虚脱等危候。

二、肺与大肠病

肺居胸中，经脉下络大肠，与大肠相为表里。肺主气，司呼吸，主宣发肃降，通调水道，外合皮毛，开窍于鼻。大肠功能为排泄糟粕。

肺的病证有虚实之分，虚证多见气虚和阴虚，实证多见风、寒、燥、热等邪气侵袭或痰湿阻肺所致。大肠病证有湿热内侵、津液不足以及阳气亏虚等证。肺的病变，主要为气失宣降，肺气上逆，或腠理不固及水液代谢障碍，临床上往往出现咳嗽、气喘、胸痛、咯血等症状。大肠的病变主要是传导功能失常，主要表现为便秘与泄泻。

（一）肺气虚

肺气虚是指肺气不足，肺功能活动减弱所表现的证候。多因气的生化不足，或久病喘咳所致。临床可见：咳喘无力，气短，动则加重，痰液清稀，面色淡白，神疲体倦，或自汗畏风，舌淡苔白，脉虚。

（二）肺阴虚

肺阴虚是指肺阴不足，内生蓄热所表现的证候。多因热病后期，阴津损伤，或久咳伤阴所致。临床可见：咳嗽无痰或痰少而黏，口干咽燥，形体消瘦，五心烦热，潮热盗汗，甚则痰中带血，声音嘶哑，舌红少津，脉细数。

（三）风寒束肺

风寒束肺是指感受风寒，肺气被束所表现的证候。临床可见：咳嗽，鼻塞流清涕，微恶风寒，发热轻，无汗，痰稀色白，苔白，脉浮紧。

（四）风热犯肺

风热犯肺是指风热侵犯肺系，卫气受损所表现的证候。临床可见：咳嗽，鼻塞流黄浊涕，微恶风寒，身热，口干咽痛，痰稠色黄，舌尖红，苔薄黄，脉浮数。

（五）燥邪犯肺

燥邪犯肺是指秋令燥邪侵犯肺卫所表现的证候。临床可见：干咳无痰或痰少而黏，不易咳出，唇、舌、咽、鼻干燥欠润，或身热畏寒，或胸痛咯血，舌红苔白或黄，脉数。

（六）大肠湿热

大肠湿热是指湿热侵袭大肠所表现的证候。多由饮食不节或感受湿热外邪等引起。临床可见：腹痛，下利赤白黏冻，里急后重，色黄而臭，伴肛门灼热、小便短赤、口渴，舌红苔黄腻，脉濡数或滑数。

（七）大肠液亏

大肠液亏是指津液不足，大肠失去濡养所致的证候。多因素体阴亏；或热病后津伤未复；或妇女产后出血过多引起。临床可见：大便秘结干燥，难以排出，常数日一行，口干咽燥，或头晕口臭，舌红少津，脉细涩。

（八）肺与大肠病护理要点

肺系病的护理应重视四时气候变化，适时加减衣物，以防复感外邪；病室温湿度适宜，空气新鲜，但避免直接吹风；饮食宜清淡，忌辛辣肥甘厚腻之品，并应禁烟酒。风寒束肺及寒邪客肺者应慎风寒，注意保暖，加强体育锻炼，加强机体抗病能力；风热犯肺及热邪壅肺者，病室环境应整洁凉爽，可饮清凉饮料；而痰湿阻肺者饮食应清淡易消化，忌食肥甘油腻及辛辣刺激之品；久病肺阴亏虚者，可食甲鱼、百合、银耳等。

三、脾与胃病

脾位居中焦，与胃相表里。脾主肌肉、四肢，开窍于口，其华在唇。脾的生理功能是主运化水谷，输布精微而藏营，为气血生化之源，故有"后天之本"之称。脾又主统血，其气主升，喜燥恶湿。胃居中焦，与脾相表里。胃主受纳、腐熟水谷，为"水谷之海"。胃气以降为顺，喜润恶燥。

脾的病变主要以运化、升清功能失职，致使水谷、水湿不运，消化功能减退，水湿潴留，化源不足，以及脾不统血，清阳不升为主要病理改变。因此，临床以腹胀或痛、纳少、便溏、浮肿、困重、内脏下垂、出血等为脾病的常见症状。胃病以受纳、腐熟功能障碍及胃失和降、胃气上逆为主要病理改变。临床以食少、脘胀或痛、呕恶、呃逆、嗳气等为常见症状。

脾病的证候有虚实之分。虚证多因饮食、劳倦、思虑过度所伤，或病后失调所致的脾气虚、脾阳虚、脾气下陷、脾不统血等证；实证多由饮食不节，或外感湿热或寒湿之邪内侵，或失治、误治所致的湿热蕴脾、寒湿困脾等证。胃病证候有虚实寒热之别。虚证多是饮食不节、饥饱失常、久病失养，或因吐泻太过，或温热病后期，耗伤阴津，或老年阴血亏少等原因所致的胃阴虚证；实证多是饮食倍伤，或误食不洁之品，或寒邪、热邪犯胃而成的食滞胃脘证、寒滞胃脘证、胃热炽盛证、血瘀胃脘证。

（一）脾气虚

脾气虚指脾气不足，运化失常所表现的证候。多因劳累过度、饮食不节，或一些急慢性疾病耗伤脾气所致。临床可见：纳少，腹胀，腹痛，便溏，倦怠无力，少气懒言，面色萎黄，舌淡苔白，脉缓弱。

（二）脾阳虚

脾阳虚指脾阳不足，阴寒内盛所表现的证候。多因恣食生冷，或肾阳不足，或火不生土，或由脾气虚发展而来。临床可见：纳少腹胀，腹痛喜温喜按，形寒肢冷，小便不利，大便溏薄，或周身浮肿，或白带量多质稀，舌淡胖，苔白滑，脉沉迟无力。

(三）中气下陷

中气下陷指脾气不足，升举无力致脏器下陷而引起的证候。多因劳累过度，或久泄久痢，或脾气不足发展而来。临床可见：腹胀重坠，食后加剧，或便意频频，肛门重坠，或久痢不止，甚或脱肛，或子宫脱垂，或小便浑浊如米泔，伴气短乏力、倦怠懒言、头晕目眩，舌淡苔白，脉弱。

（四）脾不统血

脾不统血指脾气不足不能统摄血液所表现的证候。多因劳倦伤脾或久病体虚引起。临床可见：尿血，便血，或妇女月经过多、崩漏等，并伴见食少便溏、神疲乏力、少气懒言、面色无华，舌淡苔白，脉细弱等。

（五）寒湿困脾

寒湿困脾指寒湿内盛，脾阳受困所表现的证候。多由饮食不节，过食生冷，或居处潮湿，淋浴涉水，或素体湿盛等引起。临床可见：纳少便溏，恶心欲吐，口淡不渴，头身困重，面色晦黄，或肢体浮肿，小便短少，舌淡胖苔白腻，脉濡缓。

（六）湿热蕴脾

湿热蕴脾指湿热内蕴中焦所表现的证候。多因恣食肥甘油腻酒酪之品，酿湿生热，或感受湿热之邪引起。临床可见：脘腹痞满，呕恶纳呆，便溏尿黄，肢体困重；或体黄鲜明如橘皮、肌肤发痒；或身热，汗出热不解；舌红苔黄腻，脉濡数。

（七）食滞胃脘

食滞胃脘指所食之物不能腐熟，停滞于胃脘所表现的证候。多因脾胃素弱，运化失健，或暴饮暴食，饮食不节引起。临床可见：脘腹胀痛，嗳气吞酸或呕吐酸腐食物，吐后痛减；或矢气、便溏，泻下物腐臭秽，苔厚腻，脉滑等。

（八）寒凝胃脘

寒凝胃脘指阴寒凝滞胃腑所表现的证候。多因过食生冷，腹部受凉，或劳倦伤中，复感寒邪所致。临床可见：胃脘疼痛，轻者绵绵不已，重者拘急剧痛，得温则减，遇冷加剧，口淡不渴，伴肢冷喜暖、食后痛减；或见胃脘水声漉漉，口泛清水，舌淡苔白滑，脉弦等。

（九）胃热炽盛

胃热炽盛指火热炽盛于胃所表现的证候。多因食肥甘辛酸之物，化热生火，或热邪内犯，或情志不畅，郁而化火等引起。临床可见：胃脘灼痛，吞酸嘈杂，或食入即吐；或渴喜冷饮，消谷善饥；或牙龈溃烂肿痛，口臭，齿衄，大便秘结，舌红苔黄，脉滑数。

（十）脾与胃病护理要点

脾胃之病的护理应以调理饮食为原则，应定时定量，温度适宜，不过食生冷，不暴饮暴食，食物富有营养，易消化。一般胃病及消化不良者应少食多餐，食物宜热、软、烂，忌食硬固、肥甘厚味、黏腻类食品；胃热便秘或胃阴虚者应多食新鲜水果和蔬菜；脾虚泄泻者宜食少油腻半流质饮食或软饭，忌食生冷厚味之品。胃脘疼痛者应注意鉴别疼痛的部位、性质，呕吐物及大便的颜色、性质、有无出血等。

四、肝与胆病

肝位于右胁，胆附属于肝，肝胆经脉相互络属，肝与胆相表里，肝主疏泄，主藏血，在体为筋，其华在爪，开窍于目，其气升发，性喜条达而恶抑郁。胆储藏排泄胆汁，以助消化，并与情志活动有关，因而有"胆主决断"之说。

肝的病证有虚实之分，虚证多见于肝血、肝阴不足，实证多见于风阳妄动、肝火炽盛，以及湿热寒邪犯扰等。肝的病变主要表现在疏泄失常、血不归藏、筋脉不利等方面。肝开窍于目，故多种目疾都与肝有关。肝的病变较为广泛和复杂，如胸胁少腹胀痛、窜痛，情志活动异常，头晕胀痛，手足抽搐，肢体震颤，以及目眩、月经不调、睾丸胀痛等，常与肝有关。胆病常见口苦发黄、失眠和胆怯易惊等情绪异常。

（一）肝气郁结

肝气郁结指肝失疏泄，气机郁滞所表现的证候。多因突然的精神刺激，或情志不畅抑郁成疾。临床可见：胸胁或少腹胀闷窜痛，情志抑郁易怒，善太息，或咽部梅核气，妇女尚有乳房胀痛、月经不调、痛经，甚至闭经。

（二）肝火上炎

肝火上炎指肝经气火上逆所表现的证候；多因热邪内犯，或情志不遂，肝郁化火引起。临床可见：头晕胀痛，面红目赤，急躁易怒，失眠梦多，胸胁灼热，口苦咽干，耳鸣如潮或肿痛流脓，或吐血，便秘尿黄，舌红苔黄，脉弦数。

（三）肝阳上亢

肝阳上亢指水不涵木，肝阳偏亢所表现的证候。多因恼怒焦虑，气火内郁，暗耗阴血，阴不制阳；或肝肾阴虚，肝阳失潜所致。临床可见：头目胀痛，面红目赤，急躁易怒，眩晕耳鸣，心悸健忘，失眠多梦，腰膝酸软，头重足轻，舌红，脉弦细数。

（四）肝血虚

肝血虚指肝脏血液不足所表现的证候。多因脾肾亏虚，生化之源匮乏，或慢性病耗伤肝阴，或失血过多引起。临床可见：眩晕耳鸣，面白无华，爪甲不荣，两目昏花或雀盲，或见肢体麻木、筋脉拘挛、手足震颤，妇女月经量少色淡，舌淡苔白，脉弦细。

（五）肝阴虚

肝阴虚指肝脏阴液不足所表现的证候。多因情志不畅，久郁化火伤阴，或肝病、温热病后期耗伤肝阴所致。临床可见：头晕耳鸣，胸胁灼痛，面部烘热，两目干涩，视物模糊，五心烦热，潮热盗汗，口燥咽干，舌红少津，脉弦细数。

（六）肝风内动

肝风内动指患者突然眩晕欲仆、抽搐、震颤等具有"动摇"特点的症状。临床常见肝阳化风、热极生风、阴虚动风、血虚生风四种。

（1）肝阳化风证　指肝阳亢逆无制而表现动风的证候。多因肝肾之阴久亏，肝阳失潜而暴发。临床可见：眩晕欲仆，头摇而痛，项强肢颤，语言謇涩，手足麻木，步履不正，或猝然昏倒，不省人事，口眼㖞斜，半身不遂，舌强不语，喉中痰鸣，舌红苔白或腻，脉弦有力。

（2）热极生风证　指热邪亢盛引动肝风所表现的证候。多由邪热亢盛，燔灼肝经，热闭心神而发病。临床可见：高热神昏，燥热如狂，手足抽搐，颈项强直，甚则角弓反张，两目上视，牙关紧闭，舌红或绛，脉弦数。

（3）阴虚动风证　指阴液亏虚引动肝风表现的证候。多因外感热病后期阴液耗损，或内伤久病，阴液亏虚而发病。临床可见：形体消瘦，头晕耳鸣，手足蠕动，两目干涩，潮热盗汗，口燥咽干，舌红少津，脉细数。

（4）血虚生风证　指血虚筋脉失养所表现的动风证候。多由急慢性出血过多，或久病血虚所引起。临床可见：手足震颤，肢体麻木，关节屈伸不利，眩晕耳鸣，面色无华，视物模糊，或出现夜盲，舌淡苔白，脉细。

（七）肝胆湿热

肝胆湿热指湿热蕴结肝胆所表现的证候。多因平素食肥甘厚腻，酿湿生热；或脾胃失运，湿邪内生，郁而化热；或湿热之邪内侵所致。临床可见：胁肋灼热胀痛，腹胀，口苦，厌食，二便不调，舌红苔黄腻，脉弦数，或寒热往来，或身目俱黄，或阴囊湿疹，瘙痒难忍，或睾丸肿胀热痛，或外阴瘙痒，带下黄臭。

（八）寒凝肝脉

寒凝肝脉指寒邪凝滞肝脉所表现的证候。多因感受寒邪而发病。临床可见：少腹牵引睾丸坠胀冷痛，或阴囊收缩引痛，受寒则甚，得热则缓，舌苔白滑，脉沉弦或迟。

（九）胆郁痰扰

胆郁痰扰指胆失疏泄，痰热内扰所表现的证候。多由情志不遂，疏泄失职，生痰化火而引起。临床可见：头晕目眩耳鸣，惊悸不宁，烦躁不寐，口苦呕恶，胸闷太息，舌苔黄腻，脉弦滑。

（十）肝与胆病护理要点

肝胆病的护理应以调理情志为原则；饮食上以清淡为主，定时定量，营养合理，谨和五味，宜进食动物肝脏、瘦肉、鱼类、乳类、豆制品等，勿多食酸味，少食辛辣油腻之品，少饮酒等；肝气郁结及肝阳上亢者应保持心情舒畅愉快，避免急躁情绪，消除诱发因素；肝血虚者，宜多食动物肝脏及蹄筋；中年以上形体偏胖，经常眩晕，手足发麻者，应注意调畅情志，去除诱发中风的因素。

五、肾与膀胱病

肾左右各一，位于腰部，其经脉与膀胱相互络属，故两者为表里。肾藏精，主生殖，为先天之本，主骨生髓充脑，在体为骨，开窍于耳，其华在发。又主水，并有纳气功能。膀胱具有贮尿排尿的作用。肾藏元阴元阳，为人体生长发育之根，脏腑功能活动之本，一有耗伤，则诸脏皆病，故肾多虚证。膀胱多见湿热证。

肾的病变主要反映在生长发育、生殖功能、水液代谢异常方面。临床常见症状有腰膝酸软而痛，耳鸣耳聋，发白早脱，齿牙动摇，阳痿遗精，精少不育，女子经少经闭，以及水肿、二便异常等。膀胱病变主要反映为小便异常及尿液的改变，临床常见尿频、尿急、尿痛、尿闭以及遗尿、小便失禁等症。

（一）肾阳虚

肾阳虚指肾脏阳气不足所表现的证候。多因素体阳虚，或年老肾虚，或久病伤肾，或房劳过度所致。临床可见：腰膝软而痛，畏寒肢冷，以下肢为甚，头目眩晕，精神萎靡，面色㿠白或黑，男子阳痿或妇女宫寒不孕，或大便久泄不止、完谷不化、五更泄泻，或浮肿，腰以下为甚，按之凹陷不起，甚则全身浮肿、心悸咳喘。

（二）肾阴虚

肾阴虚指肾脏阴液不足所表现的证候。多因禀赋不足、房劳过度，或久病伤肾或过服温燥劫阴之品所致。临床可见：腰膝软而痛，眩晕耳鸣，失眠多梦，遗精，女子经少经闭甚或崩漏，形体消瘦，五心烦热，潮热盗汗，大便干，小便黄，舌红少津，脉细数等。

（三）肾精不足

肾精不足指肾精亏虚所表现的证候。多因先天禀赋不足，发育不良，或后天失养，或久病伤肾，或房劳过度所致。临床可见：小儿发育迟缓，囟门迟闭，身材矮小，智力迟钝，骨骼柔软，男子经少不育，女子经闭不孕，性功能减退，成人早衰，精神呆钝，足软无力，动作迟缓，耳鸣耳聋，健忘，发脱齿摇等。

（四）肾气不固

肾气不固指肾气不足，固摄无权所表现的证候。多因年幼肾气未充，或年老肾气亏虚，或房劳过度，或久病伤肾所致。临床可见：面白神疲，腰膝柔软，小便频数清长或遗尿或失禁或余沥不尽或夜尿多，男子滑精早泄，女子带下清稀或胎动易滑，舌淡苔白，脉沉弱。

（五）肾不纳气

肾不纳气指肾气不足，气不归元所表现的证候。多因久病咳喘、肺虚及肾或劳伤肾气所致。临床可见：久病咳喘，呼多吸少，气不得续，动则加重，神疲自汗，腰膝酸软，舌淡苔白，脉沉弱，或气息短促，面赤心烦，口燥咽干，舌红，脉细数。

（六）膀胱湿热

膀胱湿热是指湿热蕴结膀胱所表现的证候。多因感受湿热，或饮食不节，湿热内生，下注膀胱所致。临床可见：尿频，尿急，尿道灼痛，小便黄赤，短少浑浊，或尿血，或尿有沙石，或伴有发热腰痛，舌红苔黄腻，脉数。

（七）肾与膀胱病护理要点

肾与膀胱病者，护理时应以强肾保精为原则，平素注意休息，避免疲劳及房劳过度；病室应整洁安静；阳虚者应保暖防寒，室温宜偏高，阳光充足；阴虚者宜凉爽通风，室温可偏低；饮食要以清淡为主，不可过咸伤肾，应少食多餐，不可过量，以防食复；可进食滋阴补肾食品，如甲鱼、黑木耳、脊髓、猪羊肾脏等。但应注意阳虚者宜温补，阴虚者宜凉润；忌食辛辣生冷硬固之品；另外，肾病水肿者，应控制食盐摄入量，并记录尿量，以防病情加重。

六、脏腑兼病

人体每一个脏腑虽然有它独自特殊的功能，但它们彼此之间却是密切联系的，因而在发病时往往不是孤立的，而是相互关联的。常见的有脏病及脏、脏病及腑、腑病及脏、腑病及腑。

凡两个或两个以上脏器相继或同时发病者，即为脏腑兼病。一般来说，脏腑兼病，在病理上有着一定的内在规律，只要具有表里、生克、乘侮关系的脏器，兼病较常见，反之则较少见。因此，在辨证时应注意辨析发病脏腑之间的因果关系，这样在治疗时才能分清主次灵活运用。脏腑兼病，证候极为复杂，但一般以脏与脏、脏与腑的兼病常见。具有表里关系的病变，已在五脏辨证中论述，现对临床最常见的兼证进行讨论。

（一）心脾两虚

心脾两虚指心血不足，脾气虚弱所表现的证候。多因思虑劳倦，或慢性失血，或久病失调所致。临床可见：心悸怔忡，神疲乏力，眩晕健忘，失眠多梦，面色萎黄，纳呆、腹胀、便溏，或月经量少色淡、淋漓不尽，或皮下出血，舌质淡嫩，脉细弱。

（二）心肝血虚

心肝血虚指心肝两脏血液不足所表现的证候。多因久病体弱，或思虑过度暗耗阴血所致。临床可见：心悸健忘，失眠多梦，眩晕耳鸣，面白无华，两目干涩，视物模糊，肌肤甲错，肢体麻木、震颤、拘挛，月经量少色淡，甚或闭经，舌淡苔白，脉细弱。

（三）心肾不交

心肾不交指心火肾水不能相交，既济失调所表现的证候。多因外感热病，心火亢盛，或久病伤阴，或房劳过度，或情志不畅，郁而化火所致。临床可见：心悸健忘，心烦失眠，头晕耳鸣，咽干口燥，五心烦热，腰膝酸软，盗汗遗精，小便短赤，舌红少苔，脉细数。

（四）心肺气虚

心肺气虚指心肺两脏气虚不足所表现的证候。多因先天禀赋不足，或年高体弱，或久病咳喘，耗伤心肺之气所致。临床可见：心悸咳喘，气短乏力，胸闷，动则尤甚，面色㿠白，神疲自汗，舌淡苔白，脉沉弱或结代。

（五）脾肺气虚

脾肺气虚指肺脾两脏气虚不足所表现的证候。多因饮食不节、劳倦伤脾，不能输精于肺，或久病咳喘，肺虚及脾所致。临床可见：久咳不止，气短而喘，声低懒言，神疲乏力，面色㿠白，纳呆、腹胀、便溏，甚或面浮足肿，舌淡苔白，脉细弱。

（六）脾肾阳虚

脾肾阳虚指脾肾两脏阳气不足所表现的证候。多因脾、肾久病耗气伤阳所致。临床可见：面色㿠白，畏寒肢冷，腰膝或下腹冷痛，久泻不止，或下利清谷，或五更泄泻，或小便不利，面浮肢肿，舌淡胖，苔白滑，脉沉细。

（七）肝脾不调

肝脾不调指肝失疏泄，脾失健运所表现的证候。多因情志不遂，郁怒伤肝，或饮食不节，劳倦伤脾所致。临床所见：胸胁胀闷窜痛，抑郁或急躁易怒，善太息，纳呆、腹胀、便溏，或腹痛欲泻，泻后痛减，苔白或腻，脉弦。

（八）肝胃不和

肝胃不和指肝失疏泄，胃失和降所表现的证候。多因情志不遂，郁而化火，或寒邪内犯肝胃所致。临床可见：脘胁胀痛，嗳气吞酸，嘈杂呃逆，烦躁易怒，舌红苔薄黄，脉弦。

（九）肝火犯肺

肝火犯肺指肝经气火上逆犯肺所表现的证候。多因肝失疏泄，郁而化火，上逆犯肺，肺失清肃所致。临床可见：胸胁灼痛，急躁易怒，目赤口苦，烦热头晕，咳嗽，痰黏量少色黄，舌红苔薄黄，脉弦数。

（十）肝肾阴虚

肝肾阴虚是指由于肝肾两脏阴液亏虚，阴不制阳，虚热内扰所致的证候。多因久病失调，或情志内伤，或房事太过，或温热病后期，损伤肝肾之阴等而致。临床可见：头晕目眩，耳鸣健忘，失眠多梦，腰膝酸软，胁肋胀痛，口燥咽干，五心烦热，颧红盗汗，男子遗精，女子经少，舌红少苔，脉细数等。

脏腑兼证在护理时应根据两脏的病变特点灵活运用，从而体现中医护理学辨证施护的特点。

思考题

(1～4 题共用题干)

患者李某，男，52 岁。近来情志抑郁，胸胁胀痛，痛无定处，善太息，苔薄白，脉弦。

1. 辨证属于肝病范畴的（　　　）。

A. 肝气郁结　　　　　　　B. 肝胆湿热　　　　　　　C. 肝阴不足

D. 瘀血停着　　　　　　　E. 以上都不是

2. 治法宜选用（　　　）。

A. 祛瘀通络　　　　　　　B. 疏肝理气　　　　　　　C. 清热利湿

D. 养阴柔肝　　　　　　　E. 以上都不是

3. 该患者饮食应该（　　　）。

A. 动物肝脏　　　　　　　B. 生冷、油腻之物　　　　C. 羊肉、狗肉

D. 多食清凉之品　　　　　E. 以上都不是

4. 针对此病人制订的护理原则最佳的是（　　　）。

A. 情志护理极为重要　　　B. 注意保暖　　　　　　　C. 居室寒温适宜

D. 密切观察患者的生命体征　E. 注意饮食卫生

（杜　云）

第七章

养生与治则

○○
○○

【学习目标】

　　1.简述养生的基本原则和常用方法，并能正确指导患者及健康人群养生。

　　2.说出治标与治本、正治与反治、扶正与祛邪的内涵，并能在临床护理中正确应用。

　　3.说出调整阴阳、因时制宜、因地制宜、因人制宜的内涵及用法。

情境导入

　　王先生是一位企业高管，由于公司业务繁忙，经常熬夜，出差，穿梭于各种商务酒会中。长时间体力透支，加之缺乏体育锻炼，近期常感全身倦怠无力、头晕头痛、失眠健忘。去医院检查，身体各项指标均处于正常范围之内。

请问：

　　1.从养生学的角度，我们应如何从起居、饮食、精神三方面给予王先生指导，帮助他减轻或消除不适症状？

　　2.针对王先生的情况，说说顺时养生的注意事项。

第一节　养生

　　人们在长期的生活、社会实践中，逐渐积累了许多保养生命的方法，又经过历代医学家、养生学家的不断完善，现已形成了独具特色的中医养生理论，为人类的健康、繁衍昌盛做出了巨大贡献。

　　养生，"养"是保养、调养、补养之意，"生"是生命、生存之意。简而言之，养生就是保养生命、保持健康的意思。养生活动贯穿于人的生、长、壮、老、已的整个生命过程。养生是根据生命发展的规律，在中医基本理论的指导下，通过调节饮食、调摄精神、调适环境、锻炼形体等多种手段和方法来保养生命，增进健康、延年益寿的一种保健活动。

一、养生的基本原则

（一）顺应自然

"天人相应"的整体观念，是中医养生学的指导思想。人生活在自然界中，和自然界构成了一个整体，所以人们必须遵循自然界的变化规律，才能进行正常的生命活动。只有掌握了自然规律，主动采取各种养生措施来适应其变化，才能避邪防病，延年益寿。首先要顺应四时变化，遵从"春夏养阳，秋冬养阴"的原则；其次要顺应地域特点。如西北地区寒冷少雨，病多燥寒，人们应适当增加肉食、油脂等食物的摄入以御寒；东南地区湿热多雨，宜以清淡、清凉饮食为主。还要顺应社会发展。良好的社会环境和融洽的人际关系，会使人精神振奋、勇于进取，有利于身心健康发展，所以我们要顺应社会发展趋势，不断学习，与时俱进，共创和谐社会。

（二）调摄精神

中医学认为情志活动，与人体的生理、病理变化有密切的关系。中医养生学也始终把养精调神、保持良好的精神状态作为防病健身、延年益寿的重要内容。早在《素问·上古天真论》中有言"恬淡虚无，真气从之，精神内守，病安何来"。这里强调了精神与形体健康的密切关系。人体是"形与神俱"的统一体，形是神的物质基础，神是形的外在表现。神不和则五脏六腑难安。突然强烈或反复、持续的精神刺激，可使人体气机逆乱，气血阴阳失调、脏腑功能失常而发病。养生保健不但要重视形体的保养，更应注重精神的调摄。所以在日常生活中，要通过修身、内守、疏泄、导引等方法来排解不良情绪，恢复心理平衡，以达形神统一，更要保持心情舒畅，精神愉快，使气机调畅，气血调和，增强机体抗邪能力，从而达到强健形体、祛病延年的养生目的。

（三）形体锻炼

常言道：生命在于运动。运动是健康之本，是祛病延年的良方。《吕氏春秋·达郁》记载："流水不腐，户枢不蠹。"认为适度的形体锻炼可以疏通经络、滑利关节、疏通气血、强壮筋骨，借形动以济神静，从而使身体健康，益寿延年。形体锻炼不仅仅要外练筋骨和肢体，更要内练精神、脏腑和气血，只有内外和谐，气血调和，才能达到形健而神旺，机体阴阳平衡。

（四）合理膳食

饮食是人体获取营养最基本、最重要的途径，它直接关系到人的生长发育、脏腑功能与体质强弱。食物与药物一样，有寒、热、温、凉四性，有辛、甘、酸、苦、咸五味，也有升、降、沉、浮的性质。如果长期不合理饮食，势必会造成机体阴阳失调，脏腑功能失常，进而引发疾病，所以合理膳食和良好的饮食习惯是养生保健的重要内容。要根据个人的体质不同、季节的变化、地域特点辨证施食。不挑食偏食、不暴饮暴食、荤素搭配、营养均衡，才能维持气血阴阳的平衡。

（五）养正避邪

《素问·刺法论》有言"正气存内，邪不可干"。人体正气充沛，则气血旺盛，脏腑功能强健。增强人体正气，防止邪气的侵害是养生保健的关键。而保养正气，要根据人体生命规律，从环境、饮食、精神、起居等方面进行调养，同时还要加强体育锻炼，避免过劳或过逸。

二、主要养生方法

（一）顺时摄养

顺时养生，是按照四季阴阳消长变化的规律和特征，来调摄机体，以达到健康长寿的一种方法。《素问·四气调神大论》说："夫四时阴阳者，万物之根本也，所以圣人春夏养阳，秋冬养阴，以从其根。逆之则灾害生，从之则苛疾不起，是谓得道。"这充分说明顺应四季阴阳变化是顺时养生的中心思想。"春夏养阳，秋冬养阴"是顺时养生的基本原则。

1. 春季养生

重在养护体内阳气，使之逐渐充沛旺盛起来。多食温补阳气的食物，晚睡早起。春季万木吐翠、空气清新，适于晨练，以吐故纳新、调畅气机，采自然之阳气养机体之阳气。但春季风气当令，要注意"虚邪贼风，避之有时"，以免风邪致病。现代医学中的流行性感冒、流行性脑炎、腮腺炎、肝炎、麻疹等疾病也多发于此季节。做好流行性疾病的预防保健工作也十分重要。

2. 夏季养生

夏季机体新陈代谢旺盛，阳气外泄，伏阴于内，仍要注意阳气的养护，防止避暑贪凉，损伤体内阳气。晚睡早起，坚持午睡，保证睡眠充足。饮食宜清淡质软，易于消化，少食寒凉之品。体育锻炼最好在清晨或傍晚凉爽时进行。夏季暑湿当令，在预防中暑的同时也要加强急性胃肠疾病的预防工作。

3. 秋季养生

秋季养生以"收养"为原则，保养体内阴气为首要任务。早睡早起，以顺应阴精的收藏和阳气的舒长。燥为秋季之主气，所以秋季宜多食滋阴润燥、生津增液之品，如梨、藕、百合等。秋季的体育锻炼也要顺从机体"阴精阳气"的收敛状态，避免做大量的、高强度的运动，防止汗液流失，伤精耗气。在炎热夏季，人们体力、精力消耗较大，进入秋季后可适当进补，但因秋季燥气当令，易伤人体阴液，进补时尽量选择滋润之品，忌耗散。

4. 冬季养生

冬季养生要以"敛阴固阳"为根本。早睡晚起。饮食以滋阴潜阳、热量高的食物为宜。冬季要坚持体育锻炼，晨练不宜过早，以"待日光"为宜，还要注意保暖，防止冻伤。

（二）精神养生

精神养生是指保持良好的精神状态，保障机体功能正常发挥以防病健身、延年益寿的养生方法。历代医家也十分重视精神养生，强调"养生莫如养性"。同时创造了许多精神养生方法，如清静养神、修身养性和调摄情志等。

1. 清静养神

清静养神是指采取各种措施保持心神宁静、心志平和状态的一种心理调节方法。《养生延命录》曰："静者寿，燥者夭。"这里的"静"是指避免过度思虑，力求心无邪思杂念、无私寡欲的精神境界。人们如果能做到心境安宁、乐观随和、情绪稳定，那么五脏安和、气血流畅，自然不易生病。养神的方法很多，如静坐法、散步法、阅读法、导引法等。

2. 修身养性

修身养性即通过努力提高道德品质和性格修养，来祛病延年的一种养生方法。孔子在《论语》中指出："仁者寿。"认为仁义的品格有利于人的长寿。品德高尚、性格修养良好的人往往心胸豁达、待人宽厚、行为端正，具有良好的心理素质和情绪自控力，从而使心神安宁、气血调和、脏腑功能正常有序。养德可养气、养神，使人精力充沛、形体健壮、形神共荣、健康长寿。

3. 调摄情志

情志是指喜、怒、忧、思、悲、恐、惊等情绪变化，是人体对客观事物的正常生理反应。正常情况下并不使人致病，但如果七情过激就会气机逆乱，气血失和，有损于健康，所以中医养生学很重视情志的调摄。调摄情志首先要提高自身品德修养，提高自我控制能力。"节喜怒，清六欲"，以恬淡怡然的心态对待生活中的得与失。要及时疏泄或转移郁滞在心中的不良情绪，恢复心绪平和状态，以摆脱不良情绪的束缚。此外，还可以根据五行相克原理，采用怒胜思、思胜恐、恐胜喜、喜胜悲、悲胜怒等以情胜情的情志疗法。总之，保持积极乐观的情绪可以使人气机畅达、生机旺盛、延年益寿。

（三）运动调养

运动调养是通过合理的运动来保养生命，保持健康的方法。运动养生的方式很多，早在春秋战国时期，已有"导引术""吐纳术"，后世又发展创立了太极拳、八段锦、易筋经等，还有现代流行的瑜伽、体操、舞蹈、散步、慢跑、器械锻炼等都是很好的健身方式。运动养生因人而异，要根据个人的喜好及体质特点选择适合自己的运动方式和运动量，不可勉强而为之，也不可操之过急。如果运动后，食欲增加，睡眠良好，精力充沛，说明运动量适度。反之，运动后食欲减退，疲惫多汗，精神倦怠，说明运动量偏大，需适当调整。运动养生贵在循序渐进，持之以恒。

（四）饮食养生

饮食养生是指在中医理论的指导下，通过调节饮食，合理摄取食物，以增进健康，预防疾病，达到延年益寿之目的。饮食养生包括以下几方面。

1. 饮食有节

饮食有节是指饮食要有节制，养成定时定量的良好进食习惯。一是进食量要适中，不可暴饮暴食或过饥过饱。暴饮暴食或过于饱胀，会加重胃肠负担，影响消化吸收，以致肠胃疾病；若食欲不振，甚至忍饥挨饿，则气血生化不足，营养不良，危害健康。二是进食要有规律。有人说"早餐吃好、午餐吃饱、晚餐吃少"是有一定道理的。

2. 饮食有方

饮食有方是指养成良好的饮食习惯和进食方法。进食时应遵循"食宜缓、宜专、宜乐、宜暖、宜洁"的原则。"食宜缓"，即进食时要细嚼慢咽，以免增加肠胃负担或引起噎、呛、咳等危险；"食宜专"，即进食时要专心，不要同时兼做其他事；"食宜乐"，即进食时要保持乐观情绪，轻松愉快的心情可增加食欲，促进消化；"食宜暖"，即进食要以温热饭菜为主，以免过于寒凉损伤脾胃之气；"食宜洁"，即饮食要干净新鲜，禁食腐烂变质被污染的食物。同时要讲究饮食卫生，如餐前洗手、餐具洁净等。

3. 调和五味

调和五味是指饮食要多样化，五味兼顾、合理搭配。《素问·脏气法时论》说："五谷为养，五果为助，五畜为益，五菜为充。气味合而服之，以补精益气。"这就是说谷、果、畜、菜营养成分各不同，要合理搭配、互为补充，人体才能均衡获取营养。另外，饮食养生还应注意饮食气味和荤、素的合理搭配。防止五味偏嗜，伤及脏腑，损害机体健康。

（五）药物调养

药物调养是应用一些对身体有益的药物以扶助正气，调节体内阴阳，从而达到防病或益寿的目的。这种养生方法在我国已有数千年历史，古人已经掌握用苍术、雄黄等烟熏来消毒防病的方法。近年来人们也常常服用一些中草药来增强体质、预防疾病，如用板蓝根或大青叶预防流感；用马齿苋等预防痢疾；气血虚弱者通常可适量服用大枣、黄芪、人参、阿胶等补气养血之品，来扶助正气。较其他养生方式来说，药物养生具有针对性强、效果显著的特点。这种方法要根据个人体质、生活、工作环境、年龄、性别等个体差异，来选用适宜的药物，做到相因制宜、辨证进补，这样才能取得良好的养生效果。

第二节 治则

治则是在中医整体观念和辨证论治基本理论指导下制订的，对临床治疗、立法方药具有普遍指导意义的法则。

一、治病求本

《素问·阴阳应象大论》说："治病必求于本"，是说临床治疗疾病时，必须抓住疾病的本质进行治疗，这是辨证论治的根本原则。

标本是一个相对的概念，可用来说明病变过程中矛盾双方的主次关系。如从正邪双方来说，正气是本，邪气是标；从病因与症状来说，病因是本，症状是标；从病变部位来说，内脏是本，体表是标；从发病先后来说，旧病是本，新病是标，原发病是本，继发病是标等。

（一）治标与治本

临床疾病复杂多变，标和本在疾病中的主次地位常有变化，因而在疾病的治疗上就有先后缓急的不同，需要灵活运用。

1. 急则治其标

所谓急则治其标，就是标病甚急，如不及时治疗，常会危及病人的生命或影响对本病的治疗。治标是一种暂时的应急措施。如月经不调的病人突发崩漏，大量出血，阳气随之亡失，表现为精神淡漠、大汗淋漓、四肢厥冷、脉微细欲绝等。此时应先止血以治其标，再调经以治其本，治标的目的是为了更好地治本。

2. 缓则治其本

缓则治其本是与急则治其标相对而言，指在病情不急的情况下，针对疾病本质进行治疗的一个原则，对慢性病或急性病恢复期的治疗更有指导意义。如脾虚泄泻，脾虚为本，泄泻为标，可采用健脾益气治本的方法，脾气健运，则泄泻自止。

3. 标本同治

标本同治指标病和本病俱重的情况下，采用标本兼治的一种方法。如气虚血瘀中风患者，气虚无力推动血行是本，瘀血阻滞经脉是标。此时标本俱急，须以补气药与活血化瘀药同时并用，以达到标本同治的目的。

（二）正治与反治

疾病的变化是错综复杂的，一般情况下，疾病的本质和反映出来的现象是一致的，但有时也会出现疾病的本质和现象不一致的情况。所谓正治与反治，是指所用药物性质的寒热、补泻与疾病本质和现象之间的从逆关系。《素问·至真要大论》说："逆者正治，从者反治。"

1. 正治

正治是逆着疾病证候性质而治的一种治疗方法，故又称逆治。适用于疾病的本质和现象相一致的病证。

（1）寒者热之　是指寒性病变出现寒象，用温热药物进行治疗。如表寒证用辛温解表药，里寒证用温里散寒药。

（2）热者寒之　是指热性病变出现热象，用寒凉药物进行治疗。如表热证用辛凉解表药，里热证用苦寒清里热药。

（3）虚则补之　是指虚性病变出现虚象，用补益药进行治疗。如阳气虚证用温阳益气药，阴血虚证用滋阴养血药。

（4）实则泻之　是指实性病变出现实象，用攻逐药进行治疗。如食滞证用消导药，水饮停聚证用逐水药，血瘀证用活血化瘀药等。

2. 反治

反治是顺从疾病的假象而治的一种治疗方法，故又称从治。适用于疾病的本质与现象不完全一致的病证。

（1）热因热用　是指用热性药物治疗具有假热症状的病证。适用于真寒假热证，如阴寒内盛，格阳于外，形成里真寒外假热的证候。

（2）寒因寒用　是指用寒性药物治疗具有假寒症状的病证。适用于真热假寒证。如因热邪深伏于里，阻遏阳气不能外达的热厥证。

（3）塞因塞用　是指用补益的药物治疗虚证而闭塞不通的病证。适用于因虚而闭塞不通的真虚假实证。如脾气虚，推动无力而出现的腹部胀满、阻滞不通的症状，在治疗时采用健脾益气的方法，以补来达开塞的目的。

（4）通因通用　是指用通利的药物治疗具有通泄下痢症状的实证。如因实热壅结肠道而致的热利之证，不仅不能止泻，相反还应采用下法以祛实热，实热一除，泄泻自愈。

二、扶正祛邪

疾病的发生发展过程，就是正气与邪气矛盾双方相互斗争的过程，正邪的消长决定着疾病的发生、发展、变化及其转归。邪胜正则病进，正胜邪则病退。因而治疗疾病，就要扶助正气、祛除邪气，改变正邪双方的力量对比，使疾病早日康复。

（一）扶正

扶正是扶助机体的正气，增强体质，以提高机体抗病能力的一种治疗原则。扶正主要适用于正虚为主，或单纯正虚而无外邪的病证，即所谓"虚则补之"。根据病证的不同分别采用益气、养血、滋阴、助阳等治疗方法。

（二）祛邪

祛邪是祛除邪气，以清除或消弱病邪的一种治疗原则。祛邪主要适用于以邪实为主，而正气未衰的实证，即所谓"实则泻之"。根据病证的不同分别采用发汗、涌吐、攻下、清热、祛寒等治疗方法。

（三）扶正与祛邪并用

扶正与祛邪，虽然各异，但两者相互为用，相辅相成。扶正使正气加强，有助于机体抵御或祛除病邪；祛邪能够排除病邪的侵害和干扰，使邪去正安，则有利于正气的保存和恢复。运用扶正祛邪法则时，必须全面分析正邪双方消长盛衰的具体情况，决定扶正和祛邪的主次和先后。

（1）先攻后补　即"先祛邪后扶正"，适用于正虚邪实，以邪实为主的病人。如瘀血所致的崩漏证，瘀血不去，则崩漏不止，故应先用活血祛瘀法，然后补血。

（2）先补后攻　即"先扶正后祛邪"，适用于正虚邪实，以正虚为主的病人。如某些虫积病人，因正气太虚弱，不宜驱虫，应先健脾以扶正，使正气得到一定恢复之时，再驱虫消积。

（3）攻补兼施　即"扶正与祛邪兼用"，适用于正虚邪实病证，必须以"扶正而不留邪，祛邪而不伤正"为原则，但具体应用时，亦可有所侧重。

三、调整阴阳

疾病的发生，从根本上说就是阴阳的相对平衡遭到破坏，而出现偏盛偏衰的结果。所以调整阴阳，恢复阴阳的相对平衡，是临床治疗的根本法则之一。

（一）损其有余

损其有余是指由于阴阳偏盛所引起的实寒证、实热证，当应用"实者泻之"的原则来指导治疗。对"阳盛则热"所致的实热证，应清泻阳热，用"热者寒之"的方法进行治疗；对"阴盛则寒"所致的实寒证，应温散阴寒，用"寒者热之"的方法进行治疗。

（二）补其不足

补其不足是指由于阴阳偏衰所引起的虚证，当应用"虚则补之"的原则来指导治疗。"阴虚则热"所出现的虚热证，采用"阳病治阴"的原则，滋阴以制阳亢，即"壮水之主，以制阳光"；"阳虚则寒"所出现的虚寒证，采用"阴病治阳"的原则，扶阳以抑阴，即"益火之源，以消阴翳"。本着"虚则补之"的原则，阴虚者补阴，阳虚者补阳，达到"以平为期"。

四、因时、因地、因人制宜

疾病的发生、发展与转归，受多方面因素的影响。如气候变化、地理环境、个体的体质差异等，均对疾病有一定的影响，因此治疗疾病时，要综合考虑，区别对待，以采取适宜的治疗方法。

（一）因时制宜

根据不同的季节和气候特点，来制定相应的治疗原则和方法，称为"因时制宜"。四季气候寒热温凉的变化，对人体的生理功能和病理变化都会产生影响。如夏季炎热，人体在此阳盛之时，肌肤腠理疏松，易于出汗；冬季寒冷，人体在此阴盛之时，阳气内敛，肌肤腠理致密。若在冬夏同是感受风寒，在夏季就不宜过用辛温发散药，以防开泄太过而伤津耗气；而在冬季可重用辛温解表药，使邪从汗解。

（二）因地制宜

根据不同的地域特点，来制定相应的治疗原则和方法，称为"因地制宜"。不同的地域，有不同的地理特点，人的生理活动与病理变化就会有其特殊性，治疗用药时应考虑这种差异性。如西北地高气寒、干燥少雨，多以风寒和燥邪为病，治宜用辛润之品，慎用寒凉之剂；东南地低气温、多雨潮湿，多以温热、湿热为病，治宜苦寒清化，慎用温热、助湿之剂。

（三）因人制宜

根据病人的年龄、性别、体质和生活习惯等不同特点，来制定相应的治疗原则和方法，称为"因人制宜"。

1. 年龄

年龄不同则生理状况及气血盛衰不同，治疗用药应有区别。如小儿生机旺盛，但脏腑娇嫩，形气未充，患病易寒易热、易虚易实，病情变化迅速，因而治疗小儿病证，药量宜轻，少用补益剂，忌用峻剂。青壮年则气血旺盛，脏腑充实，发病则由于邪正相争剧烈而多表现为实证，可侧重于攻邪泻实，药量亦可稍重。老年人生理功能减退，脏腑气血渐衰，多见虚证或虚中夹实，治疗时应偏于补益，攻邪时要中病即止，以防损伤正气。

2. 性别

性别不同，其生理、病理特点也各有差异，特别是女性生理上有经、带、胎、产四个特殊时期，治疗时应倍加注意。如妊娠期间，当禁用或慎用峻下、破血、滑利、走窜伤胎药物，产后又应考虑气血亏虚及恶露等情况。

3. 体质

因先天禀赋与后天生活环境的不同，个体体质存在差异。一方面不同体质有着不同的病邪易感性；另一方面，患病之后，由于机体的体质差异与反应性不同，病证就有寒热虚实之别，因而治法方药也应有所不同。例如：偏阳盛或阴虚之体，当慎用温热之剂；偏阴盛或阳虚之体，则当慎用寒凉之品；体质壮实者，攻伐之药量可稍重；体质偏弱者，攻伐之药量可稍轻，且多配伍补益之药。

因时、因地、因人制宜的治疗法则充分体现了中医的整体观念和辨证论治在实际应用上的原则性和灵活性。

思考题

(1~2题共用题干)

王女士，21岁，头晕头痛，烦躁不安，口渴喜冷饮，体温39.5℃。

1. 为防止高热惊厥的发生，立即给予人工牛黄丸以息风止痉，这体现了（   ）的治疗原则。

A. 正治   B. 反治   C. 急则治其标

D. 缓则治其本   E. 三因制宜

2. 经过药物治疗体温下降，但仍身热烦渴，咳嗽气粗，痰黄而黏，舌红苔黄，脉滑数。诊为：痰热壅肺。给予麻杏石甘汤，清热宣肺化痰。这体现了（   ）的治疗原则。

A. 正治   B. 反治   C. 急则治其标

D. 缓则治其本   E. 三因制宜

(3~4题共用题干)

刘女士，30岁。口腔黏膜糜烂1周，灼热疼痛，用清热泻火之剂无效；后知该病人慢性胃病史2年，大便溏薄。上热是假，下寒为真。

3. 应遵循的治疗原则是（   ）。

A. 热因热用   B. 热者寒之   C. 寒因寒用

D. 塞因塞用   E. 通因通用

4. 这种治法属于（   ）。

A. 正治   B. 反治   C. 扶正

D. 去邪   E. 三因制宜

（程敏辉）

第八章

药物疗法与护理

○○○
○○○
○○○

【学习目标】

1.说出中药四气、五味、升降浮沉、归经的概念和内涵。

2.理解方剂的组成原则和规律。

3.了解常用中药的功效与主治，以及常用方剂的功效与应用。

4.说出中药方剂的煎服方法，能正确煎煮中药。

中医的药物疗法包括中药和方剂两方面的内容。

中药就是以中医学理论阐述其药性并指导临床应用的传统药物，包括动物药、植物药、矿物药三大类，由于以植物药为主，故又称"本草"。几千年来的实践证明，中药对保障人民健康和民族繁衍起到了重要作用。

方剂是在辨证立法的基础上，选择合适的药物，通过合理的配伍以增强或改变药物的原有功效，调其偏性，制其毒性，以防治疾病的一种用药形式。方剂是中医学理、法、方、药的重要组成部分，它蕴含着辨证论治的思想精髓，是中医药物疗法的主要形式。

第一节　中药方剂基本常识

一、中药基本常识

（一）四气

四气是指药物的寒、热、温、凉四种不同的药性。寒与凉、温与热仅是程度上的差别，微寒等于凉，大温即是热。此外，还有一些平性药，药物的寒热之性不甚显著，作用比较平和，但也有偏温偏凉的不同，故仍称四性。这四种不同的药性，是在长期的医疗实践中通过观察总结出来的。能治疗热性病的药物，多属于寒凉性质；能治疗寒性病的药物，多属于温热性质。所以药物的寒、热、温、凉，是与所治疾病的寒热性质相对而言的。寒凉药物多有清热泻火、解毒凉血等作用，温热药物多有温中散寒、补火助阳、温经通络、回阳救逆等作用。在临床治疗中，对于寒热错杂的病证，又当寒药热药并用。

（二）五味

五味是指酸、苦、甘、辛、咸五种药味，另外还有淡味和涩味，但一般认为"淡附于甘，涩附于酸"，故仍称五味。五味的确立，一方面是通过口尝而获得，但更主要的是以药味与疗效的关系为依据，通过大量临床实践进行不断归纳、整理而总结出来的，故药味与实际口尝滋味并无必然联系。药物的味不同，作用就不同；味相同，作用亦有相似之处。现分述于下。

酸：能收、能涩。用于治疗虚汗外泄、泄利不止、遗精带下等证。

苦：能泄、能燥、能坚阴。泄有通泄、降泄、清泄之意。燥即燥湿，湿证有寒湿和湿热之分，故燥湿亦有温燥与凉燥之分。坚阴，即清热泻火保津液。

甘：甘即甜味。甘能补益、和中、缓急，常用于治疗虚证。

辛：能散、能行。散即发散解表，行即行气行血。

咸：能软坚、散结、泻下。常用以治疗痰核、瘰疬、痞块与便结等证。

四气和五味的作用是互相联系的，两种作用结合，才能反映药物的性能。药物的气味相同，则往往作用相似。气味不同的药物，作用往往显著不同。

（三）升降浮沉

升降浮沉是指药物作用于人体的四种趋向。升浮药物，主向上向外，有发汗解表、散寒祛风、升阳、催吐等作用。沉降药物，主向下向内，有降气、潜阳、敛汗、清热、泻下、止呕等作用。

升降浮沉与药物气味、质地、轻重有一定关系。凡味属辛、甘，气属温、热的药物，多为升浮之品；凡味属酸、苦、咸，气属寒、凉的药物，多为沉降之品。质地轻的药物，大多主升浮；质地重的药物，大多主沉降。在共性中，也常有特性。如诸花皆升，但旋覆花独降；诸子质重主降，但苍耳子主升等。

升降浮沉与炮制配伍也有一定关系。升降浮沉的趋向，可随着炮制和配伍而起变化。炮制中用酒炒的药物主升，用醋炒的药物主收敛，用姜汁炒的药物主散，用盐炒的药物主下行。配伍中，少数升浮药在多数沉降药中便随之下降，少数沉降药在多数升浮药中便随之上升。但也有少数药物可引多数药物上升或下降，如归经中提到的引经药，桔梗能载药上浮，牛膝可引药下行。在临床用药时，除应掌握各种药物的共性外，还应掌握药物的个性，才能更好地指导医疗实践。

（四）归经

归经是指药物对机体某部分的选择性作用，也是中药的用药规律。药物归经是以脏腑经络学说为基础的。临床用药时，首先要审清证候病变所在的脏腑经络，然后再选用相应的药物进行治疗。

药物的归经同治疗作用有密切的关系。归经不同，其所作用的脏腑经络也不同。同归一经的药物，又因寒热不同的药性，有补与泻、升浮与沉降等不同的作用与趋向。还有一些药物可以同时归入数经，说明该药对数经病变都有治疗作用。根据药物的归经理论，对一脏或一腑的治疗有显著作用，同时又对其他药物有引入某一脏腑作用的药物，称为引经药。

药物的归经具体地指出了药物作用的部位，对于临床用药有着重要的指导意义。但由于脏腑经络的生理功能常是相互影响的，而疾病又是相互传变的，因此临床治疗中经常是几经药物兼用。

综上所述，四气、五味、升降浮沉与归经这些理论，都是古人在长期的医疗实践中总结出来的。四气、五味是中药性能的理论基础，归经主要说明药物功能的适应范围，升降浮沉则是说明药物功能的趋向。因此，只有把药物的性味、归经、升降浮沉有机结合起来，全面掌握药物的性能，才能在临床上准确地选方用药，不断提高医疗效果。

（五）毒性

药物的毒性，古代指广义之毒，即药物的偏性，如张景岳云："药以治病，因毒为能，所谓毒药，是以气味之有偏也。"现在所称的毒性，为药物的狭义之毒，主要指药物对人体的伤害作用，因其药性峻烈或有明显毒、副作用，用之不当可引起中毒。

对于有毒性的中药，常标以大毒、有毒、小毒等以区别其毒性的强弱程度。应用有毒药物时，应注意其炮制、剂量、配伍等，根据病人的体质强弱和病情轻重，适当选用，充分发挥其疗效，尽量减弱其毒性，保证用药安全。

二、方剂基本常识

（一）方剂的组成原则

方剂一般由君药、臣药、佐药、使药四个部分组成。

1. 君药

君药又称主药，是方剂中针对主病或主证起主要治疗作用的药物，是方剂中不可缺少的主导性药物。

2. 臣药

臣药又称辅药，是方剂中辅助君药加强疗效以更好地治疗主病或主证以及针对兼病或兼证起主要治疗作用的药物。臣药可用一味，或用两味以上。

3. 佐药

佐药有三种作用：一是佐使药，即协助君药、臣药以加强作用，或直接治疗次要症状的药物；二是佐制药，即用以消除或减弱君药、臣药毒性或烈性的药物；三是反佐药，即在病重邪甚，可能拒药时，配用的与君药性味相反而又能在治疗中起相成作用的药物。

4. 使药

使药有两种作用。一是引经药，即引导方中诸药直达病所的药物；二是调和药，即具有调和方中诸药作用的药物。

一般而言，每个方剂中除君药必不可少外，臣、佐、使药并非都得具备。君、臣、佐、使药的味数也不限制，以精简有效为原则。每个方剂中君、臣、佐、使药是否齐具，以及具体药味的多少，全视病情的需要、治法的要求、所选药物的功用以及辨证立法所需而决定。

（二）方剂的变化规律

方剂的组成既有严格的原则性，又有极大的灵活性。在临证应用时，须根据病情的变化、病人的体质和年龄、四时气候、地理差异等具体情况，来安排配伍，确定剂量以及剂型、服法等。只有将原则性与灵活性紧密结合，才能更好地达到治疗目的。常见的方剂组成变化有以下几种。

1. 药味加减

一为某类病证主证相同而兼证不同，只须加减改变其辅助药物而君药不变。二为改变方剂中的配伍，通过加减药味后虽然君药未变，但臣、佐等药已变，两方的功效、主治截然不同。

2. 药量变化

由同样几味药组成的方剂，因病情不同，可改变方中的药量，使其方药主次及功能主治均发生了变化。

3. 剂型变化

同一方剂，可因剂型不同而作用有别。如汤剂改为丸、散剂，可由治重证转为治轻证。

（三）常用剂型

剂型是指方药制剂的形式。临床采用何种剂型，主要根据病情的需要和药物性质的不同而决定。传统剂型有汤剂、丸剂、膏剂、散剂、丹剂、酒剂和露、锭、饼、条、线等，以后又不断发展丰富，如针剂、片剂、冲剂、糖浆剂、栓剂、浸膏、喷雾剂等。现将常用的剂型简要介绍如下。

1. 汤剂

汤剂即煎剂，是将药物浸泡后，再煎煮一段时间，去渣取汁而成。其特点是吸收快，能迅速发挥疗效，特别是根据病情的变化便于随证加减。适用于各种急慢性疾病。汤剂一般作内服用，也可作外用熏蒸。

2. 丸剂

丸剂是将药物研成细末，加上水、蜜等赋形剂制成的固体剂型。其特点是吸收较慢，药效持久，节省药材，便于携带和服用。适用于各种慢性病或虚弱性疾病。目前常用的有蜜丸、水丸、蜡丸、浓缩丸等。

3. 散剂

散剂是将药物研碎，混合均匀而制成的粉末状制剂，有内服与外用两种。其特点是制作简单，吸收较快，节省药材，便于使用和携带。适用于各种急（慢）性病。

4. 膏剂

膏剂是将药物用水或植物油煎熬去渣浓缩而成的剂型。有内服与外用两种。内服膏剂有流浸膏、浸膏、煎膏三种，其特点是服用方便，可供长时间服用。适用于各种慢性病和病后调理。外用膏有软膏和硬膏两种，其特点是使用方便，药效较快。适用于疮疡肿毒、跌打损伤、烧伤、风湿疼痛等。

5. 酒剂

酒剂又称药酒，是指将药物置于酒中浸泡一定时间后，使其有效成分充分溶解于酒中而成。其特点是便于保存，并可供内服或外用，有温通经脉、活血止痛和体虚滋补之用。

6. 冲剂

冲剂是指将药材提取物加适量赋形剂或部分药物细粉而制成的干燥颗粒状或块状制剂，用时以开水冲服。其特点是作用迅速，服用方便，味道可口。

7. 片剂

片剂是将药物细粉或药材提取物，与辅料混合压制而成的片状制剂。其特点是剂量准确，服用方便，便于携带，适用于各种疾病。

8. 栓剂

栓剂是将药物细粉与基质混合制成一定形状的固体制剂。用于肠道，并在其内融化或溶解而释放药物。婴幼儿直肠给药尤为方便。

9. 口服液

口服液是指将药物用水或其他溶剂提取，经精制而成的供内服的液体制剂。其特点是剂量较小，吸收较快，服用方便，口感适宜。适用于保健和体虚滋补之用。

第二节　常用中药与方剂

一、常用中药

（一）解表药

凡具有发散表邪，用以解除表证的药物，称解表药。

按药物性能，并针对表证的寒热，解表药分为辛温解表药和辛凉解表药两类。在应用解表药时，除按风寒、风热证的不同，选用辛温与辛凉解表药外，还应根据患者体质的强弱、正气的盛衰，配用有关药物。如气虚外感配用补气药，阴虚外感配用滋阴药，阳虚外感配用温阳药等。

解表药虽能通过发汗解除表证，但用之不当，汗出过多，又能耗散阳气，损伤津液。因此，不可久用或过量使用，应中病即止。凡阳虚自汗、阴虚盗汗、泻利呕吐、吐血下血、疮疡已溃、麻疹已透、热病后期津液已亏等证，均属于慎用之列。解表药为辛散之品，多含挥发油，故不宜久煎，且宜温服。

1. 辛温解表药

此类药物性味多辛温，因辛能散，温能通，故发汗作用较强，适用于外感风寒证，症见恶寒重、发热轻、头痛、身痛、无汗、舌苔薄白、脉浮紧等。对于气喘咳嗽、水肿风湿痹证等初起具有上述脉证者，亦可选用此类药物。常用辛温解表药归纳如表 8-1 所示。

表 8-1　常用辛温解表药归纳简表

药名	性味	归经	功效与主治	用量	备注
麻黄	辛、苦，温	肺、膀胱	① 发汗解表：治外感风寒表实证 ② 宣肺平喘：治风寒外束、肺气不宣的实喘证 ③ 利水消肿：治水肿实证兼有表证者	3～10g	生用发汗力强；炙用平喘止咳好，更能止汗
桂枝	辛、甘，温	心、肺、膀胱	① 散寒解表：治外感风寒表实证 ② 祛风除湿：治风寒湿痹，肢节疼痛 ③ 温经通阳：治虚寒性痛经、闭经、心阳不足的心悸气短	3～10g	发汗作用次于麻黄，温经散寒力强，桂枝偏于散风

药名	性味	归经	功效与主治	用量	备注
荆芥	辛,微温	肺、肝	① 解表散风:治外感风寒表证 ② 透疹止痒:治麻疹不透、风疹、荨麻疹等 ③ 散瘀止血:治吐血、衄血、崩漏下血	3～10g	无汗用荆芥穗;有汗用荆芥茎叶;止血用荆芥炭
防风	辛、甘,微温	膀胱、肝、脾	① 散风解表:治外感风寒表证 ② 祛湿止痛:治风湿或风寒痹痛 ③ 祛风止痉:治破伤风	3～10g	荆芥善于发汗,防风长于祛风
紫苏	辛,温	肺、脾、胃	① 散寒解表:治外感风寒表证 ② 行气和胃:治脾胃气滞 ③ 解鱼蟹毒:治食鱼蟹引起的腹痛	6～10g	紫苏长于解表散寒;紫苏梗善于安胎;紫苏子化痰、止咳、平喘
羌活	辛、苦,温	膀胱、肝、肾	① 散寒解表:治外感风寒表证 ② 祛风除湿:治风湿痹证	6～10g	羌活祛湿长于防风,善于治上半身疼痛
白芷	辛,温	肺、胃	① 祛风解表:治外感风寒表证 ② 化湿止带:治妇女寒湿带下证 ③ 消肿排脓:治疮疡肿痛 ④ 开闭鼻窍:治鼻渊	3～10g	长于治鼻渊,为足阳明经的引经药
生姜	辛,微温	肺、脾	① 发汗解表:治外感风寒表证 ② 温胃止呕:治虚寒性呕吐、腹痛等证 ③ 解毒:解半夏、南星毒	3～10g	生姜消水肿,煨姜治脾胃虚寒性腹痛,和胃止呕

2. 辛凉解表药

辛凉解表药又称发散风热药。此类药物多是辛凉之品,发汗作用比较和缓,适用于外感风热证,症见发热重、恶寒轻、口渴有汗或汗出不畅,舌苔薄白、少津或微黄,脉浮数等。有些辛凉解表药还有透疹解毒作用,可用治风疹、麻疹和疮疡肿毒初起见有上述脉症者。常用辛凉解表药归纳如表 8-2 所示。

表 8-2 常用辛凉解表药归纳简表

药名	性味	归经	功效与主治	用量	备注
柴胡	微苦、微辛,微寒	肝、胆、脾、胃、三焦	① 和解少阳:治邪入少阳半表半里证 ② 疏肝解郁:治肝郁气滞、胸胁胀痛 ③ 升阳举陷:治脱肛、子宫下垂	3～9g	本品为和解少阳、升阳举陷之要药
薄荷	辛,凉	肺、肝	① 疏散风热:治外感风热及温病初起有表证者 ② 清头目、利咽喉:治头痛目赤、咽喉肿痛 ③ 透疹止痒:治麻疹不透、风疹、皮肤瘙痒	3～10g 鲜品 15～30g	薄荷含有挥发油,应后下,不宜久煎

药名	性味	归经	功效与主治	用量	备注
葛根	甘、辛，凉	脾、胃	① 发表解肌：治外感表证 ② 生津止渴：治热病口渴、消渴证 ③ 透发麻疹：治麻疹不透或透疹不畅 ④ 升阳止泻：治脾虚泄泻	6～20g	葛花可解酒毒
菊花	辛、甘、微苦、微寒	肺、肝	① 疏散风热：治外感风热表证 ② 平肝明目：治肝肾阴虚之头痛、眼疾 ③ 清热解毒：治疗毒、疮疡、肿痛	9～30g	各种菊花均可清热明目，唯野菊花清热解毒，治疗毒、疮疡
牛蒡子	辛、微苦、微寒	肺、胃	① 疏散风热：治外感风热表证 ② 利咽透疹：治咽喉肿痛和麻疹不透 ③ 解毒消肿：治各种疗毒、疮肿、痈疖	6～10g	根可促新陈代谢，叶外用有显著的消炎镇痛作用
桑叶	苦、甘、寒	肝、肺	① 疏风清热：治外感风热、头痛咳嗽 ② 清肝明目：治肝经风热眩晕、目赤肿痛、多泪	6～12g	桑叶长于治上部之热；桑皮泻肺水；桑椹养血补肝；桑枝通达四肢
升麻	辛、甘、微寒	肺、脾、大肠、胃	① 发表透疹：治热毒炽盛、麻疹和疹出不畅 ② 升阳举陷：治气虚之子宫脱垂、脱肛 ③ 清热解毒：治胃热口舌生疮、牙痛、咽痛	3～6g	常与柴胡同用，以加强升阳举陷作用

（二）清热药

凡药性寒凉，以清除里热为主要作用，能治疗热性病证的药物，称为清热药。根据作用不同，可分为清热泻火药、清热解毒药、清热凉血药、清热燥湿药、清退虚热药五大类。

清热药多为苦寒之品，过用易伤脾胃，故脾胃虚弱、食少泄泻的患者慎用。尤其清热燥湿之药，更易伤脾败胃，且苦燥能伤津，故热病津伤患者更应慎用。

1. 清热泻火药

凡以清除气分实热为主要作用的药物，称为清热泻火药。适用于急性热病、热在气分的实热证和肺、胃、心、肝所呈现的实火证。症见高热烦渴、汗多、目赤、苔黄燥、脉洪数有力等。常用清热泻火药归纳如表 8-3 所示。

表 8-3　常用清热泻火药归纳简表

药名	性味	归经	功效与主治	用量	备注
石膏	辛、甘，大寒	肺、胃	① 清热泻火：治气分实热、胃热口渴、肺热咳喘 ② 生肌敛疮：治疮疡溃不收口、水火烫伤	15～60g	本品为清肺胃实热之要药，清热泻火生用，生肌敛疮煅用；内服需先煎

药名	性味	归经	功效与主治	用量	备注
知母	苦、甘,寒	肺、胃、肾	① 清热泻火:治气分实热 ② 清退虚热:治阴虚发热或阴虚燥咳痰稠 ③ 生津止渴:治胃热口渴与消渴证	3～15g	
栀子	苦,寒	心、肺、胃、三焦	① 泻火除烦:治热病,心烦、郁闷 ② 清热利湿:治湿热黄疸 ③ 凉血止血:治血热妄行所致吐血、衄血、尿血等 ④ 清肝明月:治肝经热甚,目赤肿痛	3～10g	
龙胆	苦,寒	肝、胆	① 泻肝胆实热:治肝胆实火所致的目赤肿痛、胸胁刺痛、耳聋耳肿、睾丸红肿 ② 清利湿热:治湿热下注之阴痒、阴囊湿疹、带下黄臭	3～6g	本品少量服用有健胃作用,大量内服,久则败胃
芦根	甘,寒	肺、胃	① 清热生津:治热病津伤 ② 清肺泻热:治肺痈、肺热咳嗽 ③ 清胃止呕:治胃热呕吐、心烦呕吐、呃逆	15～30g	
天花粉	苦、微甘,寒	肺、胃	① 清热生津:治热病口渴及消渴证,肺热燥咳或咯血等 ② 消肿排脓:治热毒炽盛之痈肿疮疡	9～15g	
夏枯草	苦、辛,寒	肝、胆	① 清热降火:治肝火上炎引起的目赤肿痛、眩晕、急躁易怒、烦热失眠 ② 清火散结:治痰火郁结之瘰疬、瘿瘤、乳肿、痄腮、癌肿	6～15g	

2. 清热解毒药

凡以清热解毒为主要作用，能清除各种热毒、火毒证的药物，称为清热解毒药。适用于温病高热、疮痈疔毒、热毒发斑、丹毒、喉痹、目赤肿痛、肠痈、痢疾等。热在气分常配伍泻火药，热在血分常配凉血药。常用清热解毒药归纳如表 8-4 所示。

表 8-4　常用清热解毒药归纳简表

药名	性味	归经	功效与主治	用量	备注
金银花	甘,寒	肺、胃、大肠	① 清热解毒:治热病初起,身热、微恶风寒;治毒热疮痈、咽喉肿痛 ② 凉血止痢:治毒血痢	15～30g	藤和叶与花功用基本相同,藤又可清经络风热,治一切疔毒疮痈
连翘	苦,寒	心、肝、肺	① 清热解毒:治热病初起,如风湿初期或发斑疹者 ② 消痈散结:治疮疖肿、瘰疬、紫癜	6～15g	
板蓝根	苦,寒	心、肝、肝	清热解毒:治温病发热	6～15g	

药名	性味	归经	功效与主治	用量	备注
蒲公英	苦、甘，寒	肝、胃	① 解毒消痈：治疗疮、乳痈、痈肿 ② 清肝明目：治肝经风热之目赤肿痛	9～30g	蒲公英有较强的散结消肿作用，并能降低血清谷丙转氨酶
紫花地丁	苦、辛，寒	心、肝	① 清热解毒：治火毒疔疮痈肿、丹毒 ② 解蛇毒：治毒蛇咬伤	9～30g	
白头翁	苦，寒	胃、大肠	① 凉血止痢：治热毒血痢、休息痢 ② 解毒消肿：治热毒疮疡肿痛 ③ 杀虫止痒：治阴道滴虫	9～15g	白头翁为治痢疾的要药
山豆根	苦，寒	肺、胃	① 清热解毒：治肺、胃火毒上攻 ② 解毒抗癌：治肺癌、喉癌、膀胱癌	3～9g	
射干	苦，寒	肺	① 解毒利咽：治咽喉肿痛、痰多壅盛 ② 祛痰散结：治肺热咳嗽、痰多等	6～10g	
鱼腥草	辛，微寒	肺、肾、膀胱	① 清热解毒：治肺痈、疔毒痈疖 ② 利尿通淋：治湿热淋证之水肿、小便不利	15～30g	

3. 清热凉血药

凡以清热凉血为主要作用，能清营分、血分热的药物，称为清热凉血药。适用于身热、心烦、不眠、舌绛、脉数及神昏谵语、吐血、衄血、发斑疹等。常用清热凉血药归纳如表8-5所示。

表 8-5　常用清热凉血药归纳简表

药名	性味	归经	功效与主治	用量	备注
生地黄	甘、苦，寒	心、肝、肾	① 清热凉血：治温热病热入血分，身热口干，舌红或绛 ② 凉血止血：治血热妄行之吐血、衄血等 ③ 养阴生津：治热病伤津，口渴多饮	6～15g	鲜生地黄清热力强，干生地黄滋阴作用好
牡丹皮	苦、辛，微寒	心、肝、肾	① 清热凉血：治温热病发斑疹、吐血、衄血 ② 活血散瘀：治血瘀经闭、痛经或血瘀积聚、痈肿疮毒及癥瘕等	6～12g	生用清热凉血，酒炒活血化瘀，炒炭可止血
犀角	苦、咸，寒	心、肝、胃	① 清热定惊：治温热病热盛火炽，神昏谵语，壮热不退，或小儿惊风 ② 凉血止血：治血热妄行之吐血、衄血 ③ 解毒化斑：治温热病热毒炽盛，发斑发疹，色紫暗	1.5～6g	

药名	性味	归经	功效与主治	用量	备注
紫草	苦,寒	心、肝	① 解毒透疹:治麻疹、热病、斑疹透发不畅或斑疹紫暗 ② 凉血解毒:治疮疡痈肿、湿疹、皮炎、阴痒	6～9g	本品研末入植物油浸泡数天,滤取油液,可治火烫伤,单味可预防麻疹
玄参	甘、苦、咸,寒	肺、胃、肾	① 清热凉血:治温热病热入营分 ② 养阴清热:治阴虚肺燥,咳嗽痰少 ③ 解毒散结:治痰核、瘰疬、瘿瘤	9～12g	
赤芍	苦,寒	肝	① 清热凉血:治温热病热在血分 ② 活血调经:治血滞闭经、痛经及跌打损伤 ③ 祛瘀止痛:治血瘀癥积或产后瘀滞腹痛	6～12g	

4. 清热燥湿药

凡以清热燥湿为主要作用,能清除湿热内蕴或湿邪化热之证的药物,称为清热燥湿药。适用于湿热黄疸、痢疾、痈肿疮疡、丹毒、心烦不眠、目赤多泪、湿疹、关节疼痛等。常用清热燥湿药归纳如表8-6所示。

表8-6　常用清热燥湿药归纳简表

药名	性味	归经	功效与主治	用量	备注
黄芩	苦,寒	肺、胆、胃、大肠	① 清热燥湿:治下痢黏液脓血、腹痛、里急后重 ② 清热解毒:治肺热咳嗽、火毒疮痈、咽喉肿痛 ③ 凉血安胎:治血热胎动不安	3～9g	长于泻上焦肺热
黄连	苦,寒	心、肝、胃、大肠	① 清热燥湿:治湿热泄泻、痢疾、里急后重 ② 清热泻火:治热病烦躁、神昏谵语 ③ 清热解毒:治痈肿疔毒、耳目肿痛	1～5g	本品治中消证常配伍天花粉、生地黄以清热生津
黄柏	苦,寒	肾、膀胱、大肠	① 清热燥湿:治湿热泄泻、下利、湿热带下 ② 滋阴降火:治阴虚发热、骨蒸劳热、盗汗、梦遗滑精 ③ 解毒敛湿:治热毒痈肿疮疡、皮肤湿疹、臁疮	3～12g	偏于泻下焦相火
苦参	苦,寒	心、肝、胃、大肠、膀胱	① 清热燥湿:治湿热痢疾、湿疹、疮疡、白带、淋浊 ② 杀虫止痒:治疥疮、脓疱疮、麻风、皮肤瘙痒、阴道滴虫	3～10g	

5. 清退虚热药

凡以清退虚热,治疗虚热证为主要作用的药物,称为清退虚热药。适用于口燥咽干、潮热骨蒸、夜热早凉、盗汗或热退无汗等阴虚发热证。临床多与清热凉血药或清热养阴药同用。常用清退虚热药归纳如表8-7所示。

表8-7　常用清退虚热药归纳简表

药名	性味	归经	功效与主治	用量	备注
银柴胡	甘,微寒	肝、胃	① 清虚热:治阴虚骨蒸劳热、盗汗 ② 清疳热:治小儿疳热,低热烦渴、躁急,消瘦,腹大,眼红	3～9g	本品与柴胡均有解热作用,但柴胡偏治外感发热,本品则治骨蒸劳热
地骨皮	甘、淡,寒	肺、肾	① 清虚热:治阴虚骨蒸潮热、盗汗 ② 清肺热:治肺热咳嗽	6～12g	
青蒿	苦、辛,寒	肝、胆	① 清热解暑:治暑湿、中暑、小儿夏季热 ② 清热退蒸:治热伏阴分,夜热早凉、热退无汗 ③ 清胆截疟:治疟疾 ④ 凉血止血:治衄血、紫斑	9～30g	本品治疗鼻衄,常用鲜药绞汁加冷开水冲服,或捣烂塞鼻

(三) 泻下药

凡能滑润大肠,促进排便,以治疗肠内积滞或体内积水的药物,称为泻下药。根据作用强弱的不同,应用范围的差异,可分为攻下药、润下药、逐水药三类。

应用泻下药要注意以下几点:如里实兼有外感表证者,应先解表而后攻里,以免邪陷里;里实而正虚者,可与补益药同用,以达攻补兼施,攻下而不伤正的目的。攻下药和逐水药的作用较强烈,后者尤甚,因此,久病正虚,年老体弱者宜慎用;月经过多者或孕妇忌用。因泻下药易伤胃气,应用时应中病即止,切勿过量。

1. 攻下药

攻下药多是苦寒之品,有强烈的泻下作用,适用于里热积滞、宿食内停或瘀血阻滞等里实证。常用攻下药归纳如表8-8所示。

表8-8　常用攻下药归纳简表

药名	性味	归经	功效与主治	用量	备注
大黄	苦,寒	脾、胃、大肠、肝、心包	① 泻热通便:治胃肠实热之大便秘结、腹痛拒按 ② 泻火凉血:治热毒所致的吐血、衄血、目赤、牙痛、火烫伤、湿热黄疸、肠痈 ③ 逐瘀通经:治癥瘕积聚、血瘀闭经	2～12g	大黄性峻烈,易伤正气,非实证不可妄用。用于泻下通便,宜生用
芒硝	咸、苦,寒	胃、大肠	① 软坚泻下:治里热燥结之便秘、腹满、腹痛 ② 清热解毒:治目赤肿痛、口疮、咽痛、肠痈	3～15g	玄明粉为芒硝经风化而成,作用缓和,质纯净,多为眼科、口腔科外用,孕妇忌用
番泻叶	甘、苦,寒	大肠	① 泻热通便:治热结便秘 ② 行水消胀:治腹水膨胀	缓下:1～2g 急下:3～6g	本药对截瘫引起的便秘有良好的通便作用

2. 润下药

润下药多为植物的种仁,性味多属甘平,含有丰富的油脂,具有润燥滑肠的作用。适用于年老津枯、产后血亏、病后津液未复、体虚血少患者之肠燥、津枯、便秘等症。

临床应用润下药,应根据不同的病情进行配伍。如热盛津伤便秘,可与清热养阴药同用;血虚便秘,宜与补血药同用;兼气滞,宜与行气药同用。常用润下药归纳如表 8-9 所示。

表 8-9　常用润下药归纳简表

药名	性味	归经	功效与主治	用量	备注
郁李仁	辛、苦、甘,平	大肠、小肠	① 润肠通便:治肠燥便秘 ② 利水消肿:治脚气、水肿、二便不利	6～12g	本药酊剂有显著的降血压作用
火麻仁	甘,平	脾、大肠	润肠通便:治老年人、妇女产后血虚便秘	10～30g	本药内服 60～120g 在 1～2h 后可出现呕吐、腹泻、四肢麻木、烦躁不安、精神错乱等中毒症状

3. 逐水药

逐水药多峻下猛烈,有毒,不但能引起剧烈腹泻,而且能使体内积液从大便排出。部分药物还有利尿作用。适用于水肿、胸腹积水、痰饮结聚、喘满等证。

临床应用时,必须注意炮制、配伍、用法及禁忌。不可久服,中病即止。体虚患者慎用,孕妇忌用。常用逐水药归纳如表 8-10 所示。

表 8-10　常用逐水药归纳简表

药名	性味	归经	功效与主治	用量	备注
大戟	苦,寒	肺、肾、大肠	① 泻火逐饮:治水饮泛滥所致的腹水、胸水、全身浮肿及喘满 ② 消肿散结:治疮毒痈肿、瘰疬等	0.6～1.5g	有毒,京大戟的泻下作用和毒性强于红芽大戟
甘遂	苦,寒	肺、肾、大肠	① 泻水逐饮:治胸水、腹水、全身浮肿、痰饮积聚、咳逆喘满 ② 消肿散结:治湿热肿毒、疮疖、热结便秘	2～6g	有毒,醋制甘遂长于治腹水胀满及热结便秘;豆腐煮的甘遂偏于治胸胁积水及风痰癫痫
商陆	苦,寒	肺、肾、大肠	① 泻下利水:治水肿胀满、大便秘结、小便不利 ② 消肿散结:治疮痈、肿毒未溃者	3～9g	本药有毒,内服宜醋制;外敷可生用
牵牛子	苦,寒	肺、肾、大肠	① 逐水消肿:治腹水、胸水、全身水肿、小便不利 ② 泻下通便:治湿热壅滞之大便秘结 ③ 杀虫止痛:治蛔虫腹痛	3～9g	有毒,用量宜慎

(四) 祛湿药

祛湿药是祛除湿邪，用以治疗湿性病证的药物。因其功能形式不同，又有芳香化湿药、利水渗湿药、祛风湿药之分。应用时，还应根据不同的证候，进行适当配伍。如湿阻气滞，腹胀甚者，当与行气药配伍；水肿、胸水、腹水等湿性重证，应用时尚需选配逐水药。本类药易于耗伤阴液，因此对于阴虚血燥者应慎用。

1. 芳香化湿药

凡气味芳香，性偏温燥，有化湿燥湿、辟秽去浊、强健脾胃作用的药物，称为芳香化湿药。适用于湿浊内阻，脾失健运引起的脘腹痞满、胸闷吐泻、食少口甜、舌苔白腻等症。

芳香化湿药物多含挥发油，其有效成分在油中，故入煎剂时宜后下，不宜久煎。常用芳香化湿药归纳如表8-11所示。

表8-11　常用芳香化湿药归纳简表

药名	性味	归经	功效与主治	用量	备注
藿香	辛,微温	脾、胃、肺	① 解暑化湿:治夏季伤暑 ② 和中止呕:治湿阻中焦,胃失和降之呕吐 ③ 行气止痛:治脾胃气滞之脘腹胀痛	6～12g	本品为治湿困脾阳的良药
佩兰	辛,平	脾、胃	① 芳香化湿,醒脾和胃:治湿浊内阻、中气不运之脘闷呕吐 ② 清暑辟浊:治外感暑湿、湿浊内蕴	6～12g	为醒脾和胃要药
苍术	辛、苦,温	脾、胃	① 燥湿健脾:治脾被湿困,运化失司 ② 祛风胜湿:治风寒湿痹证之关节肢体痛 ③ 明目:治青盲、夜盲 ④ 散寒解表:治外感风寒头痛、无汗	6～9g	苍术挥发油含大量的维生素D等,对夜盲、软骨病及皮肤角化症有效
厚朴	苦、辛,温	脾、胃、肺、大肠	① 燥湿除满:治湿阻中焦之胸腹胀满,食少便溏 ② 行气消积:治食积气滞之腹满胀痛,便秘 ③ 降逆平喘:治痰饮阻肺,气逆不降之胸闷、咳喘痰多	3～10g	有抗肿瘤与抗溃疡作用

2. 利水渗湿药

凡以通利小便、渗出水湿为主要功能的药物，称为利水渗湿药。适用于水湿内停所致的小便不利、淋浊、水肿、泄泻等。

利水渗湿药有伤阴耗液的副作用，对阴亏津少的病证应慎用。治脾虚水肿时，应选配健脾药同用。常用利水渗湿药归纳如表 8-12 所示。

表 8-12　常用利水渗湿药归纳简表

药名	性味	归经	功效与主治	用量	备注
茯苓	甘、淡,平	心、脾、肾	① 利水渗湿:治水肿、尿少 ② 健脾补中:治脾虚湿盛之食少、泄泻 ③ 宁心安神:治心悸、失眠	9～15g	利水多用茯苓皮或赤茯苓,健脾用白茯苓,安神用朱茯神
泽泻	甘、淡,平	肾、膀胱	① 利水通淋:治湿热下注之水肿、淋浊 ② 渗湿止泻:治湿盛泄泻	3～15g	
薏苡仁	甘、淡,微寒	脾、胃、肺、大肠	① 健脾止泻:治脾虚泄泻 ② 清热排脓:治肺痈、胸痛、咳吐脓痰 ③ 渗湿除痹:治风湿痹证	9～30g	健脾止泻多炒用,清热排脓多生用
茵陈	苦、微寒	脾、胃肝、胆	① 清热利湿退黄:治湿热黄疸、寒湿黄疸 ② 驱蛔止痒:治湿疮瘙痒、胆道蛔虫	9～15g	茵陈是保肝退黄的要药,亦有较强的解热和降低血压的作用
木通	苦,寒	心、小肠、膀胱	① 利尿通淋:治心火上炎之口舌生疮、小便短赤 ② 通经下乳:治气血瘀滞之乳汁不通	3～6g	关木通有肝肾毒性,已经不再使用。此处木通指木通科植物木通、三叶木通、白木通或川木通
车前子	甘,寒	肝、肾、肺、小肠	① 清热利尿:治水肿与下焦湿热 ② 利水止泻:治水泻初起,小便不利 ③ 清肝明目:治目赤肿痛	10～15g	车前草与车前子功用基本相同,但草偏于清热解毒,子长于利水,又可治肺热咳痰
滑石	甘、淡,寒	胃、膀胱	① 利水通淋:治热淋、石淋 ② 清热解暑:治暑热,症见心烦口渴、小便短赤 ③ 祛湿收敛:治湿疹、湿疮、痱子	6～15g	
金钱草	微咸,平	肝、胆、肾、膀胱	① 利湿退黄:治湿热黄疸 ② 利尿通淋:治热淋、石淋 ③ 解毒消肿:治蛇咬伤、恶疮肿毒	15～30g	本品煎剂能促进胆汁分泌,可治肝胆结石
海金沙	甘,寒	膀胱、小肠	利水通淋:治血淋、石淋、热淋、膏淋、尿热茎中痛	5～15g	
瞿麦	苦,寒	心、小肠、膀胱	① 利水通淋:治湿热淋证,症见尿赤、尿痛或尿血、小便不利 ② 活血通经:治血热瘀滞经闭	6～15g	

3. 祛风湿药

凡能祛除肌肉、经络、筋骨间的风湿，以解除风湿痹痛为主要作用的药物，称为祛风湿药。本类药物除具有祛风湿的作用外，还分别兼有散寒、活血、通络、舒筋、止痛或强筋骨的作用，适用于风寒湿痹，症见肢体疼痛、麻木不仁、关节不利、筋脉拘急或腰膝酸痛等。

应用本类药物时，应根据痹证的类型、邪犯的部位、病程的新久等具体情况，而作适当的选择和配伍。如风邪偏盛，应选用祛风为主的祛风湿药，佐以活血养营之品；湿邪偏盛，应选用温燥性质的祛风湿药，佐以运脾渗湿之品；寒邪偏盛，应选用温性较强的祛风湿药，佐以通阳温经之品。

本类药物大多辛散温燥，因此阴血亏虚者应慎用。常用祛风湿药归纳如表 8-13 所示。

表 8-13　常用祛风湿药归纳简表

药名	性味	归经	功效与主治	用量	备注
独活	辛、苦,微温	肾、膀胱	① 祛风胜湿止痛:治风寒湿痹,腰膝酸重疼痛 ② 散寒解表:治外感风寒夹湿	3～9g	独活善治下半身疼痛
秦艽	辛、苦,微寒	胃、肝、胆	① 祛风湿:治风湿痹证 ② 退虚热:治阴虚火旺之骨蒸潮热 ③ 利湿退黄:治湿热黄疸	3～9g	
威灵仙	辛、咸,温	膀胱	① 祛风除湿,通络止痛:治风湿偏盛的行痹 ② 软坚下滑:治鱼骨鲠喉 ③ 逐痰消饮:治胸膈停痰宿饮 ④ 解毒消肿:治慢性咽炎、扁桃体炎	3～10g	
木瓜	酸,温	肝、脾	① 舒筋活络:治风湿痹证、筋脉拘挛、脚气 ② 和胃化湿:治夏伤暑湿、吐泻、饮食不调	6～15g	
防己	苦、辛,寒	肺、脾、膀胱	① 祛风止痛:治风湿性关节疼痛 ② 利水消肿:治下焦湿热之小便不利	6～15g	汉防己偏于利水消肿,木防己长于除湿止痛
五加皮	辛、苦,温	肝、肾	① 祛风湿,壮筋骨:治风寒湿痹之筋骨拘挛 ② 利水消肿:治水肿、小便不利	10～15g	北五加皮有强心作用
桑寄生	苦,平	肝、肾	① 补肝肾,强筋骨:治肝肾不足、筋骨痿软 ② 养血安胎:治血虚之胎动不安、胎漏	6～15g	桑寄生有扩张冠状动脉、增加冠脉流量及降血脂作用

（五）温里药

凡药性温热，具有温补阳气、驱散里寒作用的药物，称为温里药，又叫散寒药，适用于治疗里寒证。温里药的药性多辛温燥烈，易于耗伤阴液，故凡属热证、阴虚证、真热假寒证均应忌用。夏季天气热，用药宜轻于冬季。常用温里药归纳如表 8-14 所示。

表 8-14　常用温里药归纳简表

药名	性味	归经	功效与主治	用量	备注
干姜	辛,热	脾、胃、心、肺	① 温中回阳:治脾胃阳虚,四肢厥冷,脉微欲绝 ② 温脾止泻:治脾胃虚寒之泄泻、肠鸣腹痛 ③ 温肺化痰:治肺寒痰饮喘咳	3～9g	本品与附子均能温阳,但干姜偏温脾阳,附子偏温肾阳
附子	辛、甘,大热	心、肾、脾	① 回阳救逆:治心肾阳气衰微,或汗、吐、下后四肢厥逆、冷汗不止、脉微欲绝 ② 温脾肾:治脾肾虚寒,脘腹冷痛、便溏 ③ 祛寒止痛:治风寒湿痹之寒湿偏盛、骨节疼痛	3～12g	附子有毒,辛热燥烈,可堕胎,故阴虚内热者与孕妇忌用
肉桂	辛、甘,大热	肾、脾、心、肝	① 补火助阳:治肾阳不足、命门火衰、下元虚冷、阳痿、尿频等 ② 祛寒止痛:治虚寒性胃痛、腹痛及妇人血寒闭经、痛经 ③ 温经活血:治虚寒性疮疡日久不愈或阴疽久溃不敛口等	2～5g	
吴茱萸	辛、苦,大热	肝、肾、脾、胃	① 散寒止痛:治胃脘冷痛、寒疝及脚气疼痛 ② 降逆止呕:治胃中虚寒,食后欲呕,腹痛,呕吐涎沫;肝火犯胃,胁痛,吞酸,口苦	3～6g	有小毒,大量服用可引起视力障碍、错觉

（六）化痰止咳平喘药

凡以减少或祛除痰涎为主要作用的药物,称为化痰药;以减轻或制止咳嗽和喘息为主要作用的药物,称为止咳平喘药。痰与咳喘在病机上常有密切关系,一般咳喘常多夹痰,痰亦常致咳喘,临床上化痰药与止咳平喘药常相互配伍应用,故合称为化痰止咳平喘药。化痰止咳平喘药分为清化热痰药、温化寒痰药、止咳平喘药三类。

1. 清化热痰药

凡以清化热痰,治疗痰热证为主要作用的药物,称为清化热痰药。适用于痰热郁肺、咳喘胸闷、痰多黏稠、黄臭不易咳出及因痰热所致的癫痫、惊厥、中风、瘿瘤、瘰疬等。

本类药物性多寒凉,临床上常与清热药同用。常用清化热痰药归纳如表 8-15 所示。

表 8-15　常用清化热痰药归纳简表

药名	性味	归经	功效与主治	用量	备注
前胡	苦、辛,微寒	肺	① 降气化痰:治肺热喘咳、痰黄黏稠、胸闷、气喘 ② 疏散风热:治外感风热、咳嗽痰多、气急	5～10g	本药的祛痰作用与桔梗同,并有镇痛作用

药名	性味	归经	功效与主治	用量	备注
瓜蒌	甘,寒	肺、胃、大肠	① 清热化痰:治肺热咳嗽,痰涎黏稠不易咳出 ② 行气宽胸:治胸痹胸痛、胸胁满闷 ③ 消肿疗痈:治热毒郁结而致肺痈等 ④ 润肠通便:治肠燥便结证	9～30g	润肠用瓜蒌仁;镇咳祛痰用瓜蒌皮
贝母	苦、甘,微寒	肺、心	① 化痰止咳:治风热咳嗽或痰火郁结、咳痰黄稠 ② 清热散结:治瘰疬、痰核	6～9g	川贝母甘凉而润,多用于肺虚咳嗽;浙贝母苦寒,清热散结力较强,多用于有热者
天竺黄	甘,寒	心、肝、胆	① 清化热痰:治热痰神昏、中风不语及小儿痰热壅盛、痰闭咳喘 ② 凉心定惊:治小儿惊风、身热昏睡、痰热抽搐	6～9g	
竹茹	甘,微寒	肺、胃、胆	① 清化热痰:治热痰咳嗽、咳痰黄稠,痰火内扰、心烦不安 ② 清热止呕:治胃热呕吐	6～9g	竹叶清热除烦利尿,治热痰烦渴、小便短赤
昆布	咸,寒	肝、胃、肾	化痰散结:治瘿瘤、瘰疬常与海藻同用,治癥瘕、疝瘕常与三棱、莪术同用	15～30g	昆布可用于治疗各种肿瘤
海藻	苦,寒	肝、胃、肾	① 消痰软坚:治瘿瘤、瘰疬等 ② 利水消肿:治脚气浮肿与水肿	10～15g	

2. 温化寒痰药

凡以温化寒痰、治疗寒痰与湿痰证为主要作用的药物,称为温化寒痰药。适用于治疗清稀易于咳出的寒痰、湿痰所致的咳嗽痰多、苔白或肢节疼痛,以及瘰疬与阴疽等证。临床上常与温散寒湿的药物同用。

本类药物性多温燥,作用强烈,并有刺激性,热痰和阴虚燥咳,或有吐血、咯血史者,应慎用。常用温化寒痰药归纳如表 8-16 所示。

表 8-16　常用温化寒痰药归纳简表

药名	性味	归经	功效与主治	用量	备注
半夏	辛,温	脾、胃、肺	① 燥湿化痰:治湿痰咳嗽、痰多等 ② 降逆止呕:治寒饮呕吐 ③ 消痞散结:治痰热互结、胸脘痞闷等	6～10g	清半夏长于化湿痰,姜半夏善于止呕,半夏曲又长于化痰消食
天南星	苦、辛,温	肺、肝、脾	① 燥湿祛痰:治顽痰咳嗽及痰湿壅滞、胸膈胀闷 ② 祛风解痉:治风痰留滞经络致手足麻木、口眼歪斜,以及破伤风口噤强直 ③ 解毒消肿:治疮疖肿毒、瘰疬	3～9g	天南星燥烈有毒,易伤阴坠胎,故阴虚者与孕妇忌用

药名	性味	归经	功效与主治	用量	备注
旋覆花	苦、辛、咸,微温	脾、肺、胃、大肠	① 化痰止咳:治痰饮蓄结、咳逆气促 ② 降气止呕:治脾胃气虚、痰湿上逆之呕吐、噫气、心下痞满	6～12g	
桔梗	苦、辛,平	肺	① 宣肺祛痰:治咳嗽痰多、胸痛、咽痛 ② 利咽止痛:治咽喉肿痛 ③ 排脓消痈:治肺痈,咳吐脓痰	6～15g	

3. 止咳平喘药

凡具有宣肺祛痰、润肺止咳、下气平喘作用的药物,称为止咳平喘药。适用于咳嗽气喘病证。临床上可根据病情的不同选择用药。常用止咳平喘药归纳如表 8-17 所示。

表 8-17　常用止咳平喘药归纳简表

药名	性味	归经	功效与主治	用量	备注
款冬花	辛,涩	肺	止咳化痰,润肺下气:治各种咳嗽气喘	3～9g	本品与紫菀比,镇咳作用显著,祛痰作用不明显
紫菀	苦、甘,微温	肺	化痰止咳:治外感风寒、痰多咳嗽,以及肺虚久咳咯血	5～10g	外感咳嗽宜生用,肺虚咳嗽宜炙用
百部	甘、苦,微温	肺	① 润肺止咳:治外感咳嗽及肺虚、肺痨咳嗽 ② 灭虱杀虫:对头虱、体虱、虱卵均有杀灭作用	6～9g	用百部制成 20% 的酒浸液外擦,煎汤内用或灌肠可治蛲虫病
杏仁	苦、辛,微温	肺、大肠	① 止咳平喘:治风寒咳嗽、肺燥咳嗽、肺热咳嗽 ② 润肠通便:治年老或产后血虚大便燥结	6～9g	苦杏仁降肺气,多用于实邪引起的咳喘;甜杏仁润降,养肺气,多用于虚劳咳喘
枇杷叶	苦,平	肺、胃	① 清肺化痰:治风热咳嗽,喘促痰多 ② 降逆止呕:治胃热呕吐	9～15g	清热宜生用,蜜炙能增强润肺止咳作用
桑白皮	甘,寒	肺	① 泻肺平喘:治肺热咳嗽,喘促痰多 ② 利水消肿:治水肿胀满、上气喘急	6～15g	利水消肿宜生用,止咳平喘宜炙用
紫苏子	辛,温	肺、大肠	① 止咳平喘:治痰壅气逆、咳嗽喘急 ② 润肠通便:治肠燥便秘、胸膈胀闷	5～10g	

（七）理气药

凡疏通气机,行气解郁,治疗气机郁滞诸证的药物,称为理气药。

理气药性味多辛温香燥,分别具有调气理脾、疏肝解郁、降气平喘的作用。有调气理脾作用的药物,常用治脾胃气滞所致的脘腹胀痛、恶心呕吐、嗳气吞酸、食欲不振等症。有疏肝解郁作用的药物，常用治肝郁气滞所致的胸胁胀痛、抑郁不畅、疝气痛、月经不调、乳房胀痛等症。有降气平喘作用的药物，常用治肺气壅滞所致的胸闷疼痛、呼吸不畅、咳嗽气喘等症。

理气药多辛温燥散，有耗气伤阴之弊，故阴虚证、气虚证均宜慎用。常用理气药归纳如表 8-18 所示。

表 8-18　常用理气药归纳简表

药名	性味	归经	功效与主治	用量	备注
陈皮	辛、苦，温	脾、肺	① 理气健脾:治脾胃气滞,脘腹胀满,食欲不振,反胃恶心 ② 燥湿化痰:治湿痰咳嗽,胸膈胀闷,恶心呕吐	3～9g	橘红止咳化痰;橘络化痰通络;橘核理气散结止痛;橘叶疏肝散结
枳实	苦、辛,微寒	脾、胃、大肠	① 破气消积:治湿阻气滞,胸胁胀满,脘腹疼痛,食欲不振 ② 下气通便:治积滞引起的大便秘结、腹痛	6～9g	枳实与枳壳功用相似,枳壳力较缓,功专理气宽胸
香附	辛、微苦、微甘,平	肝、三焦	① 疏肝理气:治肝郁气滞,症见胸胁胀满、脘腹疼痛,食欲不振 ② 调经止痛:治月经不调,经来腹痛	3～9g	为血中气药,妇科诸病多用,醋炒则消积
木香	辛、苦,温	脾、胃、大肠	① 行气止痛:治胃肠气滞,脘腹胀痛呕逆,或食积气滞,泻痢后重 ② 健胃消食:治脾胃虚弱,食少便溏	3～9g	为行气止痛要药
乌药	辛,温	脾、肺、肾、膀胱	① 理气止痛:治胃脘胀痛,小腹冷痛、疝气、痛经 ② 温肾缩尿:治虚寒性小便频数	6～10g	香附、木香、乌药皆为理气要药。但香附疏肝胆气滞,木香理脾胃气滞,乌药则温肾散寒、理气止痛
砂仁	辛,温	脾、胃、肾	① 理气健脾:治脾胃气滞,脘腹胀满 ② 温脾止痛:治脾胃虚寒,腹痛泄泻 ③ 行气安胎:治气滞胎动不安、恶心	3～6g	
薤白	辛、苦,温	肺、胃、大肠	行气导滞,通阳止痛:治寒痰凝滞胸中,阳气不振之胸痹证	5～15g	
川楝子	苦,寒	肝、小肠、膀胱	① 行气止痛:治肝热气滞,胸脘满闷疼痛,疝气痛 ② 驱虫:治疗蛔虫证,常配使君子	6～15g	有毒,中毒症状为恶心呕吐、泄泻、呼吸困难、心悸

（八）理血药

凡以活血、凉血、止血和补血为主要作用，能治血分证的药物，称为理血药。

血分证可分为血虚、血热、血溢、血瘀四类。血虚宜补血；血热宜凉血；血溢宜止血；血瘀宜活血化瘀以行血。其中，补血药和凉血药已分述于补益药和清热药类，这里只介绍活血药及止血药两类。

1. 活血药

凡以通利血脉，促进血行，消散瘀血为主要作用的药物，称为活血药，又称活血化瘀药。

本类药物味多辛苦而性温，善于走散，具有行血散瘀、通经活络、续伤利痹、消肿止痛功效，适用于血行不畅，瘀血阻滞之疼痛，如创伤、痛经、产后瘀痛、痈肿、痹痛等。依据气为血帅，气行则血行的原理，活血药常与行气药同用，并结合血瘀原因进行适当配伍。如寒凝气滞血瘀者，宜配温里药同用；若跌打损伤者，宜与行气和营药配伍。

活血药不宜用于妇女月经过多或血虚无瘀者。孕妇忌用。常用活血药归纳如表 8-19 所示。

表 8-19　常用活血药归纳简表

药名	性味	归经	功效与主治	用量	备注
川芎	辛,温	肝、胆、心包	① 活血行气:治血瘀气滞之月经不调、产后腹痛、肢体麻木、胸痹及跌打损伤 ② 祛风止痛:治头痛、风湿痹痛等	3～9g	为血中气药,是治头痛良药,亦为妇科常用之活血药
丹参	苦,微寒	心、心包、肝	① 活血祛瘀:治血热瘀滞引起的月经不调、经前小腹痛、产后恶露不尽 ② 活血消肿:治痈肿疮毒 ③ 养血安神:治失眠、头痛、头晕、心悸	3～15g	当归与丹参均有补血活血作用,当归长于补血,而丹参长于祛瘀
桃仁	苦、甘,平	心、肝、大肠	① 破血逐瘀:治血瘀经闭、痛经、跌仆瘀血肿痛 ② 润燥滑肠:治肠燥便秘	6～9g	
红花	辛,温	心、肝	① 活血通经:治血瘀经闭、痛经、产后瘀阻腹痛 ② 祛瘀止痛:治跌打损伤,瘀肿疼痛	3～9g	
延胡索	辛、苦,温	肝、脾、心	活血行气止痛:治气血阻滞的各种疼痛	6～9g	生用破血,酒炒行血,醋炒止血
郁金	辛、苦,寒	心、肺、肝、胆	① 行气解郁:治气血瘀滞的胸腹胀满疼痛、痛经、经闭 ② 凉血止血:治血热瘀滞引起的吐血、衄血、尿血、便血 ③ 清心开窍:治湿温病,浊邪蒙蔽清窍,神志不清,胸脘痞闷	3～9g	
鸡血藤	苦、微甘,温	肝、肾	① 补血行血:治月经不调、经闭腹痛 ② 舒筋活络:治风湿痹痛、腰膝酸软、筋骨麻木	9～15g	
五灵脂	咸,温	肝	① 散瘀止痛:治气血瘀滞之经闭、痛经、产后恶露不下、脘腹疼痛 ② 祛瘀止血:治瘀血崩漏、月经过多、少腹刺痛	6～9g	本品治蛇、蝎、蜈蚣咬伤,可内服或外敷伤处,与雄黄配用

药名	性味	归经	功效与主治	用量	备注
穿山甲	咸,微寒	肝、胃	① 消肿排脓:治疮痈肿毒初起或脓成不溃者 ② 通经下乳:治血瘀经闭,以及乳汁不通 ③ 祛风通脉:治风湿痹痛,筋脉拘挛	3～10g	
三棱	辛、苦,平	肝、脾	① 破血行气:治血瘀经闭、肝脾大 ② 消积止痛:治食积气滞,腹胀疼痛	3～9g	
莪术	辛、苦,温	脾、肝	① 破血行气:治血瘀气滞之经闭腹痛,以及癥瘕痞块 ② 行气消积:治食积气滞,腹胀疼痛	3～9g	三棱、莪术均为破血行气药,但三棱长于破血通经,而莪术善于破气消积止痛
益母草	辛、微苦,微寒	心包、肝、肾	① 活血调经:治血瘀月经不调、恶露不尽 ② 祛瘀止痛:治产后血滞腹痛及跌打损伤瘀血肿痛 ③ 利水退肿:治小便不利、水肿	6～30g	本品为妇科经产要药
牛膝	苦、酸,平	肝、肾	① 活血祛瘀:治血瘀经闭、痛经、产后瘀滞腹痛、胞衣不下 ② 强筋骨,利关节:治腰膝酸痛、软弱无力、关节痹痛 ③ 引血下行:治虚火上炎、齿龈肿痛、口舌生疮 ④ 利尿通淋:治热淋、血淋、茎痛	6～15g	活血祛瘀宜用川牛膝,补肝肾、强筋骨宜用怀牛膝
乳香	辛、苦,温	心、肝、脾	① 活血止痛:治血瘀气滞之脘腹疼痛、心血瘀之心绞痛 ② 消肿生肌:治疮疡溃破、久不敛口、红肿疼痛	3～9g	止痛力强,为外伤科常用要药
没药	苦,平	心、肝、脾	① 活血止痛:治血瘀痛经、经闭、脘腹疼痛,跌打损伤 ② 消肿生肌:治痈疽肿痛、疮疡溃而不敛口、新肌不生等	3～9g	没药与乳香均能散瘀活血止痛,乳香偏调气,没药偏行瘀,二者合用。对气血凝滞的诸痛尤佳

2. 止血药

凡具有止血作用的药物,称为止血药。适用于治吐血、衄血、便血、尿血、崩漏等证。临床应用时可根据病因,选择应用。如属血热妄行的出血,当与清热凉血药同用;属气虚不能摄血的出血,当与补气药同用;属瘀血不行的出血,当与活血化瘀药同用。

本类药物分别具有凉血止血、收敛止血、化瘀止血、温经止血等作用,使用凉血止血与收敛止血药时,应注意有无瘀阻之证,以免产生留瘀之弊。若出血过多而致气虚欲绝者,如单用止血药,则缓不济急,应急予大补元气之药,以益气固脱。常用止血药归纳如表8-20所示。

表 8-20 常用止血药归纳简表

药名	性味	归经	功效与主治	用量	备注
蒲黄	甘,平	肝、心包	① 止血:治各种出血 ② 活血消瘀:治跌打损伤、产后或经期腹痛,以及心绞痛等	6～12g	蒲黄炒炭长于止血,生用偏于行血活血
仙鹤草	苦、涩,平	肺、肝、脾	① 收敛止血:治衄血、咯血、尿血、便血、崩漏 ② 解毒疗疮:治血痢及疖疮痈肿 ③ 杀虫:治滴虫性阴道炎	10～30g	
白及	苦、甘、涩、微寒	肺、肝、胃	① 收敛止血:治肺、胃出血及外伤出血 ② 消肿生肌:治疮痈肿毒、溃疡、烫火伤、手足皲裂	3～9g	
大蓟、小蓟	甘、苦,凉	肝、脾	① 凉血止血:治血分有热的吐血、衄血、尿血、崩漏 ② 散瘀消肿:治疮肿毒	10～15g	本药有降压及利胆退黄的作用
茜草	苦、微酸,寒	肝	① 凉血止血:治吐血、衄血、便血、尿血、崩漏下血 ② 活血化瘀:治血热瘀滞、跌打肿痛、痛经	9～15g	生用活血,炒用止血
白茅根	甘,寒	肺、胃、膀胱	① 凉血止血:治血热妄行所致的吐血、衄血、尿血等 ② 清热利尿:治热淋、湿热黄疸、水肿、小便不利	15～30g	
地榆	苦、酸,微寒	肝、大肠	① 活血止血:治各种出血证 ② 消肿止痛:治痈肿疮疡、烫火伤	10～15g	生用消肿止痛,炒黄止血
藕节	涩,平	肺、胃、肝	止血化瘀:治各种出血证,尤其对吐血、咯血更适宜	10～15g	
三七	甘、微苦,温	肝、胃	① 化瘀止血:治吐血、衄血、便血、尿血、崩漏下血及产后出血过多 ② 消肿止痛:治跌打损伤,瘀血疼痛及胸痹	1～6g	
艾叶	辛、苦,温	肝、脾、肾	① 温经止血:治虚寒证之月经过多、崩漏、妊娠下血 ② 散寒止痛:治虚寒证之脘腹疼痛、少腹冷痛、痛经	3～10g	
侧柏叶	苦、涩,微寒	肺、肝、大肠	① 凉血止血:治各种出血,如吐血、咯血、尿血、便血、崩漏 ② 止咳祛痰:治干咳或痰少等	6～12g	生用清热凉血,炒炭用止血

（九）补虚药

凡有补益人体气血阴阳不足的作用，能治疗各种虚证的药物，称为补虚药，亦称补养药或补益药。根据补益药的功能和应用范围的不同，补益药又分为补气药、补阳药、补血药、补阴药四类。人体气血阴阳相互依存、相互转化，故阳虚者每兼气虚，而气虚又可导致阳虚；阴虚者每兼血虚，而血虚亦可导致阴虚。因此，补气药和助阳药、补血药和滋阴药常常相须为用。临床上对气血两亏、阴阳俱虚的病证，又常常气血兼顾，阴阳互补。如出现虚实夹杂、阴虚阳亢等证，又应辨证论治，随证选药。对身体健康、脏腑功能正常的人就不应使用本类药物，以免影响阴阳平衡，破坏脏腑正常功能。对实邪未尽的病证，亦应慎用。

1. 补气药

凡以补益脾气、肺气为主要作用，能消除或改善气虚证的药物，称为补气药。适用于治疗食少乏力，便溏，胸腹胀满，内脏下垂，气短声低，动则喘甚，头晕自汗，脉弱等证。

临床上应用补气药，应根据不同的气虚证选用适当的补气药。如有兼证，则当随证配伍其他药物。常用补气药归纳如表 8-21 所示。

表 8-21　常用补气药归纳简表

药名	性味	归经	功效与主治	用量	备注
人参	甘、微苦、微温	脾、肺	① 补气救脱：治气虚欲脱、脉微欲绝的重危证 ② 补肺健脾：治肺虚咳喘、脾虚食少便溏 ③ 生津止渴：治热病津伤口渴、汗多 ④ 宁神益智：治神志不安、失眠多梦	3～9g	补气第一要药
党参	甘，平	脾、肺	① 补中益气：治脾虚食少便溏、肢倦乏力或肺虚咳嗽，以及气虚体弱证 ② 补气生津：治肺虚或热伤气津之气短咳喘、口渴、多汗	9～15g	
黄芪	甘，微温	脾、肺	① 补气升阳：治气虚所致倦怠乏力、食少便溏 ② 益气固表：治表虚不固的自汗证 ③ 托毒排脓：治气血不足，疮痈脓成不溃 ④ 益气利水：治气虚水肿，小便不利	10～15g	
白术	苦、甘，温	脾、胃	① 补脾益气：治脾胃虚弱，症见食少腹胀、倦怠乏力、便溏 ② 燥湿利水：治脾虚湿盛之腹胀泄泻、面色萎黄、水肿 ③ 固表止汗：治脾胃虚弱，肌表不固而自汗 ④ 安胎：治妊娠脾气虚弱，胎动不安	3～12g	白术与苍术均有健脾燥湿作用，但白术偏健脾，苍术偏燥湿
山药	甘，平	脾、肺、肾	① 补脾止泻：治脾胃虚弱之食少体倦、便溏久泻 ② 养肺益阴：治肺肾阴虚之久咳气喘、午后低热、自汗或心慌等 ③ 益肾固精：治肾气不足之遗精、带下、尿频	9～30g	

药名	性味	归经	功效与主治	用量	备注
甘草	甘,平	心、肺、脾、胃	① 补中益气:治脾胃气虚之倦怠乏力、食少便溏 ② 清热解毒:治疮疡肿毒 ③ 祛痰止咳:治诸咳嗽证 ④ 缓急止痛:治脘腹、四肢挛急疼痛 ⑤ 调和诸药:在复方中用甘草,可减低药物的偏性和毒性	3～6g	甘草生用清热解毒,炙用补虚,本品能和诸药、解百毒

2. 补血药

凡以补血为主要作用,能够治疗血虚诸证的药物,称为补血药。适用于面色萎黄、唇甲苍白、耳鸣头晕、心悸怔忡、失眠健忘、月经不调、量少色淡等症。临床应用补血药时,常配伍补气药,以益气生血。兼阴虚的亦应配伍滋阴药。

补血药性多黏腻,故脘腹胀满,湿浊中阻,纳差便溏者不宜应用。若脾胃虚弱,当配伍健脾药。常用补血药归纳如表8-22所示。

表8-22 常用补血药归纳简表

药名	性味	归经	功效与主治	用量	备注
熟地黄	甘,微温	心、肝、肾	① 补血滋阴:治血虚 ② 补精益髓:治肾阴虚之潮热盗汗、遗精、腰膝酸软及消渴证	10～30g	熟地黄偏补血,生地黄偏凉血
阿胶	甘,平	肝、肺、肾	① 补血止血:治血虚证及诸出血证 ② 滋阴润燥:治心肾阴虚之失眠心烦、燥咳、阴血亏损等	6～15g	本品生用,熔化内服滋阴作用好,炒用可入煎剂,止血功效较强
何首乌	甘、苦、涩,微温	肝、肾	① 补肝肾,益精血:治肝肾亏损、精血不足的头晕眼花、腰膝酸软、须发早白等 ② 解毒通便:治瘰疬、疮痈、血虚便秘	10～15g	首乌茎藤名夜交藤,治失眠
当归	甘、辛,温	肝、心、脾	① 补血调血:治血虚之头昏、目眩、心悸、月经不调等 ② 活血止痛:治跌打损伤、痈疽疮疡、风湿痹痛 ③ 润肠通便:治血虚肠燥便秘	6～15g	归身补血,归尾活血,全归和血
白芍	苦、酸,微寒	肝	① 柔肝止痛:治肝气不疏之胸胁脘腹疼痛、手足拘挛疼痛 ② 补血调经:治血虚之月经不调、痛经、崩漏 ③ 养阴平肝:治肝阴不足,肝阳上亢之头痛、眩晕	6～15g	白芍补血为主,赤芍活血为主
龙眼肉	甘,平	心、脾	① 补益心脾:治心脾虚损的心悸、失眠、健忘 ② 养血安神:治气血不足的心神不宁	10～15g	

3. 补阴药

凡能滋补阴液，治疗阴虚诸证的药物，称为补阴药，又称滋阴药、养阴药。适用于肺阴虚见干咳无痰、口干咽燥、声嘶、潮热盗汗或无咳痰少、咯血，肝阴虚见视力不清、目干眩晕、筋脉拘挛、心烦失眠，胃阴虚见口干唇燥、大便干结、舌红少苔，肾阴虚见头昏健忘、腰膝酸软、耳鸣耳聋、五心烦热等。

补阴药大多甘寒滋腻，凡脾虚气弱、痰湿中阻、腹胀腹泻纳呆等患者，均不宜用。常用补阴药归纳如表 8-23 所示。

表 8-23 常用补阴药归纳简表

药名	性味	归经	功效与主治	用量	备注
沙参	甘,微寒	肺、胃	① 润肺止咳:治肺热阴虚之燥咳、久咳声嘶 ② 养胃生津:治温热病后或阴虚口渴、咽干	9～15g	南沙参、北沙参均有补肺胃之阴的作用,南沙参偏于化痰,北沙参补阴力强
麦冬	甘、微苦,微寒	心、肺、胃	① 养阴益胃:治热伤津液引起的口干、便结 ② 润肺清心:治阴虚肺燥咳嗽,以及热伤心阴之心烦失眠	6～15g	天冬、麦冬均有清热养阴作用,但麦冬偏养胃阴,天冬偏养肾阴
天冬	甘、苦,寒	肺、肾	① 养阴清热:治阴虚潮热、盗汗等 ② 润肺滋肾:治肺肾阴虚之干咳痰少、咽干口渴、咯血、遗精等	6～15g	
石斛	甘、淡,微寒	胃、肾	① 养胃生津:治热病伤津或胃阴不足的口干烦渴、干呕少食、胃脘作痛、舌光少苔 ② 滋阴除热:治阴虚津亏,虚热不退	6～15g	本品与生地黄均能清热生津,而生地黄长于养肾阴,石斛主要养胃阴
百合	甘,微寒	心、肺	① 润肺止咳:治肺燥咳嗽、痰中带血、咽喉干痛、手足烦热 ② 养心安神:治热病后期余热未尽,症见神思恍惚、心烦、失眠多梦等	9～30g	
玉竹	甘,平	肺、胃	养阴润肺,益胃生津:治肺燥咳嗽、咽干痰稠以及肺胃燥热、津伤口渴	10～30g	
枸杞子	甘,平	肝、肾	① 滋补肝肾:治肾虚精亏引起的腰膝酸软、阳痿等 ② 养肝明目:治肝肾不足之头晕目眩	9～15g	

药名	性味	归经	功效与主治	用量	备注
女贞子	甘、苦,凉	肝、肾	① 补养肝肾:治肝肾阴虚的头目眩晕、失眠多梦、腰膝酸软 ② 乌发明目:治肝肾阴亏、须发早白、视物不清	9～15g	
龟甲	咸、甘、平	肝、肾、心	① 补肾健骨:治阴虚火旺之骨蒸劳热、盗汗、小儿囟门不合 ② 固经止崩:治阴虚血热的月经过多、崩漏	10～30g	龟甲胶滋补力强,且具有止血作用
鳖甲	咸,寒	肝、肾	① 滋阴潜阳:治温热病后期阴液耗伤、夜热早凉及阴虚阳亢、虚风内动、头晕目眩 ② 软坚散结:治胸胁积聚作痛、癥瘕肿块	10～30g	

4. 补阳药

凡以补肾壮阳、强筋健骨为主要作用的药物,称为补阳药。适用于肾虚肢冷、阳痿遗精、尿频遗尿、腰膝酸软、舌淡脉沉等症,以及头晕耳鸣、不孕不育、崩漏带下、五更泄泻、筋骨不健、小儿行迟等。

补阳药性多温燥,凡阴虚火旺者忌用,以免补阳助火,耗伤阴液。常用补阳药归纳如表8-24所示。

表8-24 常用补阳药归纳简表

药名	性味	归经	功效与主治	用量	备注
鹿角	咸,温	肾、肝	① 补肾阳,强筋骨:治肾阳虚之畏寒肢冷、阳痿、遗精、尿频、腰膝酸痛 ② 活血消肿:治疮疡肿毒、乳痈、瘀血肿痛	5～10g	鹿角胶有补肝肾、调冲任、固摄带下作用,故可治崩漏带下属寒者
补骨脂	辛、苦,温	肾、脾	① 补肾助阳,固肾缩尿:治肾阳不足所致的腰膝酸痛、阳痿、遗精、遗尿 ② 温脾止泻:治肾阳虚所致五更泄泻、肠鸣腹痛	6～10g	
巴戟天	辛、甘,微温	肾、肝	① 补肾壮阳:治肾阳虚衰所致的阳痿、遗精、尿频及腰膝疼痛 ② 祛风除湿:治腰膝疼痛、筋骨痿软无力	6～15g	
菟丝子	甘、辛,平	肝、肾、脾	① 补肾益精:治肾虚阳痿、遗精、腰膝酸痛 ② 养肝明目:治肝肾不足、两目昏花 ③ 益脾止泻:治脾肾两虚、食少便溏	9～15g	

药名	性味	归经	功效与主治	用量	备注
续断	苦、辛、甘，微温	肝、肾	① 补益肝肾：治肝肾不足所致腰腿酸痛、足软无力 ② 续筋接骨：治跌仆损伤、骨折 ③ 固经止崩：治崩漏、带下、胎漏	9～15g	
杜仲	甘，温	肝、肾	① 补肝肾，强筋骨：治腰膝酸痛、下肢乏力、阳痿、尿频 ② 安胎：治肝肾亏损引起的胎动不安、腰痛欲堕	9～15g	本品与川断均可补肝肾，但杜仲补肾之力较强，而川断通脉力胜，为治跌打损伤、骨折之要药
淫羊藿	辛、甘，温	肝、肾	① 补肾壮阳：治肾阳虚所致阳痿、腰膝酸软、妇女不孕 ② 祛风除湿：治风湿痹痛 ③ 止咳平喘 治肾虚咳喘	10～15g	本品可降血压、降血糖
肉苁蓉	甘、咸，温	肾、大肠	① 补肾益精：治肾虚阳痿、腰膝酸软、妇女不孕 ② 滑肠通便：治老人体虚、产后血虚的肠燥便秘	10～18g	
冬虫夏草	甘，温	肺、肾	① 益肾壮阳：治阳痿、遗精、腰膝酸软 ② 补肺止血化痰：治肺肾两虚所致的久咳虚喘、劳咳痰血	3～5g	

（十）平肝息风药

凡以平肝潜阳、镇痉息风为主要作用的药物，称为平肝息风药。适用于肝阳上亢、肝风内动所致高热痉厥、神志昏迷、眩晕、癫痫、抽搐、惊风、子痫等。临床应用时，应根据不同的病情进行适当配伍。如因热引起的，须与清热泻火药同用；因痰引起的，须与化痰药同用；因血虚引起的，则与养血药同用。常用平肝息风药归纳如表 8-25 所示。

表 8-25　常用平肝息风药归纳简表

药名	性味	归经	功效与主治	用量	备注
羚羊角	咸，寒	肝、心	① 凉肝息风：治壮热不退、热极动风、抽搐等 ② 清热解毒：治温热病壮热、神昏谵语等 ③ 清肝明目：治肝火炽盛、目赤肿痛、头痛 ④ 平肝潜阳：治肝阳上亢之头晕目眩	3～6g	
全蝎	辛，平	肝	① 息风镇静：治小儿急惊风、癫痫、破伤风 ② 通络止痛：治风湿痹证、关节疼痛 ③ 解毒医疮：治疮疡肿毒、瘰疬结核	2～5g	本品有毒，有抗惊厥的作用

药名	性味	归经	功效与主治	用量	备注
蜈蚣	辛,温	肝	① 息风止痉:治急惊风、破伤风、手足抽搐、角弓反张 ② 解毒散结:治疮疡肿痛、瘰疬溃烂 ③ 通络止痛:治顽固性头部抽掣疼痛、风湿痹证	1~3g	本品有毒,有镇静、抗惊厥的作用,并可用于治疗癌肿
天麻	甘,平	肝	① 息风镇痉:治肝风内动,惊痫抽搐 ② 祛风止痛:治痹证肢体麻木、手足不遂	3~9g	多用于眩晕
僵蚕	咸,辛,平	肝、肺	① 息风止痉:治痰热壅盛,惊痫抽搐 ② 祛风止痛:治风热头痛、目赤、咽喉肿痛 ③ 化痰散结:治瘰疬痰核、疔肿丹毒	3~9g	
钩藤	甘,微寒	肝、心包	① 息风解痉:治急惊风发热、抽搐痉挛、破伤风 ② 清热平肝:治风热头痛、眩晕、目赤	9~15g	
赭石	苦,寒	肝、心包	① 平肝潜阳:治肝阳上亢之头目眩晕、目赤耳鸣 ② 降逆止呕:治胃逆呕吐、噫气不舒、痞胀 ③ 镇逆平喘:治虚喘、喘逆迫促欲脱者 ④ 清热止血:治血热妄行之吐血、衄血	10~30g	
石决明	咸,微寒	肝	① 平肝潜阳:治高热烦躁、惊痫抽搐 ② 清肝明目:治肝火上炎之目赤肿痛、翳膜遮眼、视物不清	15~30g	
地龙	咸,寒	肝、脾、肺	① 清热止痉:治高热烦躁、惊痫抽搐 ② 清肺平喘:治肺热咳嗽、哮喘 ③ 祛风通络:治风寒湿痹、半身不遂	5~15g	本品有扩张支气管的作用,治支气管哮喘有效
牡蛎	咸,微寒	肝、肾	① 平肝潜阳:治阴虚阳亢之头痛眩晕、烦躁易怒 ② 敛汗涩精:治自汗、盗汗、遗精、滑精 ③ 软坚散结:治痰火郁结之痰核、瘰疬	15~30g	生用潜阳软坚,煅用涩精止汗

（十一）安神药

凡具有镇惊、养心、安神作用的药物，称为安神药。

安神药一般分为两类：一类是金石贝壳重镇之品，取其重可镇怯，故为重镇安神药；另一类是植物药，多为种仁，质润性补，取其养心滋肝之功，故为养血安神药。

临床上所见浮阳上扰，神志不宁，多为阴虚或血虚病人。惊痫痉厥常是热邪所扰。因此，应用安神药必须根据病因的不同而随证配伍。如因阴虚血少，应与补阴药和补血药同用；因热邪所扰，则宜与清热降火药同用。重镇安神药大多适于实证，养血安神药大多适于虚证。若见虚实相兼证，则亦常相互配用。常用安神药归纳如表 8-26 所示。

表 8-26　常用安神药归纳简表

药名	性味	归经	功效与主治	用量	备注
朱砂	甘,微寒	心	① 镇心安神:治心火旺盛之心烦失眠、心悸怔忡、癫痫 ② 解毒医疮:治疮疡肿痛、咽喉肿痛	0.3～1g	可内服,不做煎剂,不宜久用,也可外用
龙骨	甘、涩,平	心、肝、肾	① 镇静安神:治神志失常、失眠多梦、心悸健忘 ② 平肝潜阳:治阴虚阳亢之头晕目眩、烦躁惊狂 ③ 收敛固涩:治遗精遗尿、自汗盗汗、崩漏带下	15～30g	
酸枣仁	甘、酸,平	心、肝、胆	① 养心安神:治血虚失眠、惊悸怔忡、头昏眼花 ② 益阴敛汗:治体虚多汗、津伤口渴	10～15g	
柏子仁	甘,平	心、肾、大肠	① 养心安神:治心阴不足,虚烦失眠、惊悸怔忡 ② 润肠通便:治阴虚血少,肠燥便秘 ③ 益阴止汗:治阴虚盗汗	6～15g	
远志	辛、苦,微温	心、肺	① 宁心安神:治心血不足,心肾不交之失眠、惊悸健忘 ② 祛痰开窍:治咳嗽痰多黏稠及痰阻心窍、神志恍惚、惊痫	3～9g	

（十二）消导药

凡能消除肠胃积滞，助消化，促食欲的药物，称为消导药。适用于宿食不消所致的胸脘胀满、嗳气吞酸、恶心呕吐、不思饮食、大便失常等。

临床应用消导药，常根据不同的病情与其他药物同用。如脾胃虚寒，与温中散寒药同用；脾胃虚弱，与健脾药同用；脾胃气滞，与行气药同用；大便秘结，与泻下通便药同用；

食积化热，与苦寒清热药同用。常用消导药归纳如表8-27所示。

表8-27　常用消导药归纳简表

药名	性味	归经	功效与主治	用量	备注
山楂	酸、甘,微温	脾、胃、肝	① 消食化积:治食积、肉积所致胸腹胀满、食少 ② 活血化瘀:治产后瘀滞腹痛、恶露不尽	10～15g	适用于消肉食
神曲	甘、辛,温	脾、胃	消食和胃:治饮食积滞引起的脘腹胀满、食少纳呆、肠鸣腹泻	9～15g	适用于消面食
麦芽	咸,平	脾、胃、肝	① 消食化积:治面食、谷食、乳汁积滞不化,胃脘胀满,食欲减退 ② 退乳消胀:治乳汁瘀滞所致的乳房胀满	9～15g	适用于消谷食,回乳用生麦芽,每天60g
莱菔子	辛、甘,平	脾、胃、肺	① 消食化积:治食积不化、脘腹胀满、嗳气、腹痛泄泻 ② 降气化痰:治痰涎壅盛、咳嗽气喘	6～12g	
鸡内金	甘,平	脾、胃、小肠、膀胱	① 健胃消食:治饮食停滞,或小儿脾虚、疳积等 ② 涩精缩尿:治肾气不固之遗精 ③ 化结石:治尿路结石	3～9g	研粉吞服,每次1.5～3g,疗效比煎剂好

（十三）开窍药

凡以辛香走窜、开窍醒神为主要功能的药物,称为开窍药。适用于中风、惊风、癫痫等病的猝然昏厥,以及热入心包或痰阻清窍所致的神志昏迷等。

开窍药多用治实证,为急救之品,久服则伤元气。虚证忌用。除菖蒲外,其他只入丸、散剂,不入煎剂。常用开窍药归纳如表8-28所示。

表8-28　常用开窍药归纳简表

药名	性味	归经	功效与主治	用量	备注
麝香	辛,温	心、脾	① 开窍醒神:治热病神昏、痉厥、中风痰厥、惊痫闭证 ② 活血消肿:治跌打损伤、瘀血阻滞、疮疡肿毒、癥瘕积聚、咽喉肿痛	0.1～0.15g	本品对治疗淋巴结核、冠心病心绞痛以及肿瘤有一定效果
牛黄	苦、甘,凉	心、肝	① 豁痰开窍:治热病神昏谵语、烦躁不安、中风窍闭、痰热壅盛 ② 息风定惊:治热病甚惊痫、抽搐 ③ 清热解毒:治一切疔毒痈疖、乳癌、肠痈、瘰疬、咽喉肿痛	0.15～0.3g	
苏合香	辛,温	心、脾	开窍辟秽:治中风痰厥、惊痫、猝然昏倒的寒闭证	0.3～1g	本品配檀香、冰片、乳香对冠心病心绞痛,有较快的疼痛缓解作用

药名	性味	归经	功效与主治	用量	备注
冰片	辛、苦,微寒	心、脾、肺	① 开窍醒神:治热病、神昏、痉厥诸证 ② 清热止痛:治咽喉肿痛、口腔糜烂 ③ 明目散翳:治目赤肿痛、翳膜遮睛	0.15～0.3g	本品是眼、喉的要药
菖蒲	辛,温	心、胃	① 开窍宁神:治湿浊蒙蔽清窍的神志昏乱 ② 化湿和中:治湿浊阻滞中焦、胸腹胀闷、胃呆食少	3～9g	

(十四) 收涩药

凡有收敛固涩作用,能治疗各种滑脱证的药物,称为收涩药。适用于自汗盗汗、久泄脱肛、遗精早泄、尿频遗尿、崩漏带下等症。

收涩药有敛邪之弊,如表邪未解、热病汗多、热痢初起、湿热泄泻以及郁热未消等,均不宜用收涩药治疗。常用收涩药归纳如表 8-29 所示。

表 8-29　常用收涩药归纳简表

药名	性味	归经	功效与主治	用量	备注
五味子	酸、甘,温	肺、肾、心	① 固表敛汗、敛肺止咳:治阴虚盗汗或阳虚自汗、肺虚咳喘 ② 益肾固精、生津止渴:治肾虚精滑不固,以及津液不足、口干作渴	3～9g	本品可治心烦失眠、无黄疸性肝炎,可降转氨酶
山茱萸	甘、酸,微温	肝、肾	① 收敛固涩:治自汗、盗汗,若大汗虚脱,则与人参、附子同用 ② 补益肝肾:治肝肾不足之腰膝酸软、头晕目眩	9～30g	
乌梅	酸、涩,平	肝、脾、肺、大肠	① 敛肺止咳:治久咳虚喘,常与罂粟壳同用 ② 涩肠止泻:治脾虚气弱之久泻久痢 ③ 生津止渴:治消渴证,常与天花粉等同用 ④ 驱虫止痛:治蛔虫腹痛、呕吐等	3～10g	乌梅炒炭有收敛止血作用,尤其对有热的便血、崩漏效佳
金樱子	甘、酸、涩,平	肾、膀胱、大肠	① 固精缩尿:治肾气不固之遗精、滑精、小便频数、白带量多 ② 涩肠止泻:治脾虚之久泻、久痢	6～15g	
芡实	甘、涩,平	脾、肾	① 健脾止泻:治脾虚久泻不止 ② 固精止带:治肾精不固之遗精、滑精及湿热带下	6～15g	

药名	性味	归经	功效与主治	用量	备注
桑螵蛸	甘、咸、涩、平	肝、肾	① 固精缩尿：治肾气不固引起的遗精、滑精、遗尿、尿频 ② 补肾助阳：治肾虚阳痿，常与鹿茸、肉苁蓉同用	3～9g	
海螵蛸	咸、涩、微温	肝、肾	① 收敛止血：治妇女崩漏及外伤性出血 ② 固精止带：治遗精、早泄、赤白带下 ③ 生肌祛湿：治下肢溃疡、疮面多脓、湿疹 ④ 制酸止痛：治胃酸多、胃痛以及溃疡出血等	3～12g	

二、常用方剂

（一）解表剂

凡以辛散轻宣的药物为主组成，具有发汗、解肌、透疹等作用，以治疗表证的方剂，称解表剂。表证是指外感六淫之邪侵袭肌表，而出现恶寒发热、头痛身痛、脉浮等症。邪在肌表，有风寒、风热的不同。风寒表证治宜辛温解表，风热表证治宜辛凉解表。此外，若兼见气血、阴阳不足，还须结合补益法以扶正解表。

应用解表剂时，以汗出邪去为度，不可发汗太过，以防损伤正气。解表剂的煎法，一般以多浸少煎为原则，以免煎煮过久而失效。常用解表剂归纳如表8-30所示。

表8-30　常用解表剂归纳简表

方名	组成	功效	主治	现代应用
麻黄汤	麻黄、桂枝、杏仁、甘草	发汗解表宣肺平喘	风寒表实证	感冒、流行性感冒、急（慢）性支气管炎
桂枝汤	桂枝、芍药、甘草、生姜、大枣	解肌发表调和营卫	风寒表虚证	流行性感冒、变应性鼻炎（过敏性鼻炎）、皮肤病
九味羌活汤	羌活、防风、苍术、细辛、川芎、白芷、生地黄、黄芩、甘草	发汗祛湿兼清里热	外感风寒夹湿兼有里热证	流行性感冒、风湿性关节炎
银翘散	金银花、连翘、桔梗、薄荷、淡竹叶、甘草、荆芥穗、牛蒡子、淡豆豉、芦根	辛凉透表清热解毒	风热表证	流行性感冒、麻疹、流行性脑脊髓膜炎、流行性乙型脑炎、上呼吸道感染、肺炎、急性扁桃体炎、腮腺炎
桑菊饮	桑叶、菊花、连翘、杏仁、薄荷、桔梗、芦根、甘草	发散风热宣肺止咳	风热犯肺	感冒
麻杏石甘汤	麻黄、杏仁、石膏、甘草	辛凉宣泄清肺平喘	表邪化热犯肺之咳喘证	大叶性肺炎、支气管肺炎、支气管哮喘、小儿麻疹合并肺炎
人参败毒散	人参、羌活、独活、川芎、柴胡、枳壳、前胡、桔梗、茯苓、甘草、薄荷、生姜	益气解表散风祛湿	体虚外感风寒夹湿证	感冒、流行性感冒、支气管炎、荨麻疹、湿疹、过敏性皮炎

（二）清热剂

凡是以寒凉药物为主组成，具有清热、泻火、凉血、解毒等作用，以治疗里热证的方剂，称为清热剂。适用于表证已解，里热炽盛的证候。

清热剂类多寒凉之品，易败胃气，损伤脾阳，故应用时需注意病去即止，一般不宜久用。常用清热剂归纳如表 8-31 所示。

表 8-31　常用清热剂归纳简表

方名	组成	功效	主治	现代应用
白虎汤	石膏、知母、甘草、粳米	清热生津	气分热盛证	上呼吸道感染、肺炎、流行性乙型脑炎、伤寒、中暑、脊髓灰质炎（小儿麻痹症）
清营汤	犀角、生地黄、竹叶心、金银花、连翘、黄连、玄参、麦冬、丹参	清营解毒透热养阴	热病邪入营分	流行性脑脊髓膜炎、流行性乙型脑炎、败血症
犀角地黄汤	犀角、生地黄、芍药、牡丹皮	清热解毒凉血散瘀	热病邪入血分	急性白血病、流行性脑脊髓膜炎、再生障碍性贫血、紫癜、败血症
清暑益气汤	西洋参、西瓜翠衣、荷梗、黄连、石斛、麦冬、竹叶、知母、甘草、粳米	清暑益气养阴生津	暑热损伤气津	夏月感冒、小儿夏季热
白头翁汤	白头翁、黄柏、黄连、秦皮	清热解毒凉血止痢	湿热下痢	急性细菌性痢疾、阿米巴原虫病、肠炎
龙胆泻肝汤	龙胆、黄芩、栀子、泽泻、木通、车前子、当归、柴胡、生地黄、甘草	泻肝胆实火清下焦湿热	肝胆实火湿热下注	头部湿疹、高血压、急性结膜炎、外耳道疖、急性黄疸肝炎、急性胆囊炎、泌尿系炎症
青蒿鳖甲汤	青蒿、鳖甲、生地黄、知母、牡丹皮	养阴透热	热病后期津伤	慢性肾盂肾炎、肾结核、不明原因低热、小儿夏季热

（三）温里剂

凡是以温热药物为主组成，具有温中祛寒、回阳救逆作用，以治疗脾胃虚寒、阴盛阳衰、亡阳欲脱等里寒证的一类方剂，称为温里剂，亦称祛寒剂。

寒为阴邪，易伤阳气，故寒邪直中也多导致阳气不足。因此，治疗里寒证又要时护及阳气。本类方剂除以温热药为主外，常需配合补阳的药物，尤其对阴寒内盛，阳气欲脱，证属危急者，又须加入补气固阳药物，方能胜任。根据温里剂的不同作用及里寒证的所在脏腑与轻重不同，可分为温中祛寒、回阳救逆两大类。

使用温里剂，应明辨寒热真假，如为真热假寒，不可误用。本类药物多辛温燥热，对阴虚、血虚、血热妄行者均忌用。常用温里剂归纳如表 8-32 所示。

表 8-32　常用温里剂归纳简表

方名	组成	功效	主治	现代应用
理中汤	人参、干姜、白术、甘草	温中祛寒 健脾补气	脾胃虚寒	慢性肠炎、胃肠痉挛性疼痛
小建中汤	桂枝、生姜、芍药、甘草、大枣、饴糖	温补脾胃 和里缓急	脾胃虚寒	胃、十二指肠溃疡、胃神经官能症
四逆汤	附子、干姜、甘草	回阳救逆 温中散寒	阴盛阳衰	心力衰竭、心肌梗死、急慢性胃肠炎吐泻过多

（四）泻下剂

凡是以泻下药物为主组成，具有通导大便、排除肠胃积滞、荡涤实热、攻逐水饮和寒积等作用，以治疗里实证的方剂，称为泻下剂。根据治法和组成药物的不同，泻下剂可分为攻下剂、润下剂、逐水剂三类。

泻下剂除润下剂较为缓和外，其余方剂均较峻烈，故对老、弱、孕、产等均应慎用或禁用。表证未解，里实未成不宜用；表邪未解，而里已成实，可表里双解；里有实热，而正气已衰，可配合补益法，攻补兼施。泻下易伤胃气，应见效即止。常用泻下剂归纳如表 8-33 所示。

表 8-33　常用泻下剂归纳简表

方名	组成	功效	主治	现代应用
大承气汤	大黄、厚朴、枳实、芒硝	峻下热结	阳明腑实证	急性胆囊炎、胆道蛔虫、蛔虫病
温脾汤	大黄、熟附子、干姜、党参、甘草	温补脾阳 攻逐寒积	脾胃虚寒	急性阑尾炎、肠梗阻
麻子仁丸	火麻仁、杏仁、芍药、枳实、大黄、厚朴	润肠通便	肠燥便秘	痔便秘、习惯性便秘
十枣汤	大枣、甘遂、大戟、芫花	攻逐水饮	水饮内停	渗出性胸膜炎、肝硬化腹水

（五）和解剂

凡是具有和解、解郁、疏畅、调和等作用，以治疗少阳病或肝脾不和、肠胃不和等证的方剂，称为和解剂。常用和解剂归纳如表 8-34 所示。

表 8-34　常用和解剂归纳简表

方名	组成	功效	主治	现代应用
小柴胡汤	柴胡、黄芩、半夏、人参、甘草、生姜、大枣	和解少阳	少阳证	胸膜炎、疟疾、肾盂肾炎
逍遥散	柴胡、当归、白芍、白术、茯苓、甘草、生姜、薄荷	疏肝解郁 养血健脾	调和肝脾	慢性肝炎、胸膜炎、慢性胃炎、神经官能症、慢性乳房结块

方名	组成	功效	主治	现代应用
四逆散	柴胡、甘草、枳实、芍药	透邪解郁 疏肝理脾	热厥证 肝脾气滞	慢性肝炎、胆囊炎、胆石症、胃炎、附件炎
痛泻要方	白术、白芍、防风、陈皮	调肝理脾	肝脾失调	急性肠炎、神经性腹泻

（六）祛湿剂

凡是以祛除湿邪的药物为主组成，具有化湿利水、通淋泄浊作用，以治疗湿邪为病的方剂，称为祛湿剂。适用于湿温、泄泻、水肿、黄疸、淋浊诸病。常用祛湿剂归纳如表 8-35 所示。

表 8-35　常用祛湿剂归纳简表

方名	组成	功效	主治	现代应用
藿香正气散	藿香、紫苏、白术、白芷、茯苓、大腹皮、厚朴、半夏、陈皮、桔梗、甘草	芳香化湿 解表和中	外感风寒 内伤湿滞	急性胃肠炎、夏日感冒、中暑
五苓散	茯苓、猪苓、泽泻、白术、桂枝	通阳化气 渗湿利水	蓄水证	急性肾炎、慢性肠炎、产后尿潴留、脑积水
茵陈蒿汤	茵陈蒿、栀子、大黄	清热利湿	湿热黄疸	急性黄疸肝炎、胆囊炎、胆结石、胆管炎、钩端螺旋体病
八正散	木通、车前子、瞿麦、萹蓄、滑石、甘草、栀子、大黄	清热泻火 利水通淋	湿热下注膀胱	膀胱炎、尿道炎、急性前列腺炎、泌尿系结石、急性肾炎、急性肾盂肾炎
真武汤	茯苓、芍药、白术、附子、生姜	温阳利水	肾阳虚致水饮内停	肾性水肿、心源性水肿、慢性肠炎、慢性肝病水肿

（七）祛痰剂

凡是以祛痰药为主组成，具有驱除痰涎作用，以治疗痰饮咳喘等证的方剂，称为祛痰剂。常用祛痰剂归纳如表 8-36 所示。

表 8-36　常用祛痰剂归纳简表

方名	组成	功效	主治	现代应用
二陈汤	半夏、陈皮、茯苓、甘草	燥湿化痰 理气和中	痰湿证	支气管炎、肺气肿
小青龙汤	麻黄、桂枝、细辛、干姜、五味子、白芍、半夏、甘草	温肺化饮 止咳平喘	寒饮伏肺	慢性喘息性支气管炎

（八）润燥剂

凡是以辛宣滋润或甘凉滋润的药物为主组成，具有滋养润燥、祛除燥邪作用，以治疗燥证的方剂，称为润燥剂。

外感凉燥证，治疗多配合行气化痰；外感温燥证，治疗多配合清热泻火。滋润内燥方剂，多为滋腻之品，易助湿碍气，故素体多湿者忌用；脾虚便溏及气滞、痰盛者亦应慎用。辛香耗气、苦燥伤阴之品亦非治燥之所宜。常用润燥剂归纳如表8-37所示。

表8-37　常用润燥剂归纳简表

方名	组成	功效	主治	现代应用
杏苏散	紫苏叶、半夏、茯苓、前胡、桔梗、枳壳、橘皮、杏仁、生姜、甘草、大枣	轻宣温润 止咳化痰	外感凉燥	感冒
桑杏汤	桑叶、杏仁、沙参、贝母、栀子、香豉、梨皮	轻宣凉润 清肺止咳	外感温燥	上呼吸道感染
养阴清肺汤	生地黄、麦冬、甘草、玄参、贝母、牡丹皮、薄荷、白芍	养阴清肺解毒	白喉	白喉
百合固金汤	生地黄、熟地黄、麦冬、百合、当归、贝母、甘草、玄参、桔梗	养阴清热 润肺化痰	肺肾阴虚咳嗽	肺结核、慢性支气管炎、咽炎、肺源性心脏病
麦门冬汤	麦冬、半夏、人参、甘草、粳米、大枣	滋养肺胃 补中降逆	肺痿证	胃、十二指肠溃疡

（九）理气剂

凡是以理气药为主组成，具有疏畅气机、调整脏腑功能，以治疗气分病的方剂，称为理气剂。

理气剂所用药物大多辛香而燥，故对气虚、阴虚及火盛等证应注意使用。常用理气剂归纳如表8-38所示。

表8-38　常用理气剂归纳简表

方名	组成	功效	主治	现代应用
越鞠丸	苍术、香附、川芎、神曲、栀子	行气解郁	六郁证	神经官能症、消化不良
瓜蒌薤白白酒汤	瓜蒌、薤白、白酒	温阳散结 豁痰下气	胸痹	肋间神经痛、冠心病、心绞痛
旋覆代赭汤	旋覆花、赭石、人参、生姜、甘草、半夏、大枣	降逆化痰 补气和胃	胃气虚弱 胃逆不降	胃神经官能症、慢性胃炎、胃扩张、胃十二指肠溃疡

（十）理血剂

凡是以理血药为主组成，具有调血、活血、止血作用，以治疗血分病的方剂，称为理血剂。

血分病范围颇广，其治疗方法概括起来有补血、止血、凉血、活血几方面。补血剂见于补益剂，清血分热剂见于清热剂，这里主要介绍活血祛瘀剂与止血剂两类。

活血祛瘀方属攻破之剂，对于孕妇宜慎用或禁用。止血方属于治标之剂，宜根据出血原因而治本。常用理血剂归纳如表8-39所示。

表 8-39　常用理血剂归纳简表

方名	组成	功效	主治	现代应用
血府逐瘀汤	当归、生地黄、桃仁、红花、枳壳、赤芍、柴胡、甘草、桔梗、川芎、牛膝	活血化瘀 行气止痛	胸中血瘀 肝气郁滞	冠心病、心绞痛、风湿性心脏病、脑震荡后遗症
补阳还五汤	黄芪、归尾、赤芍、地龙、川芎、桃仁、红花	补气活血 祛瘀通络	中风后遗症	中风
黄土汤	灶心土、白术、附子、甘草、阿胶、黄芩、生地黄	温阳摄血	脾虚出血	胃、十二指肠溃疡出血
小蓟饮子	生地黄、小蓟、滑石、木通、蒲黄、淡竹叶、藕节、当归、栀子、甘草	凉血止血 利尿通淋	下焦热结	急性泌尿系感染、血尿

（十一）补益剂

凡是以补益药物为主组成，具有补益人体气血阴阳之不足，治疗各种虚证的方剂，称为补益剂。可分为补气、补血、补阴、补阳四大类。

补气补血、补阴补阳固然各有重点，但气血相依，阴阳互根，不能截然分开。补益剂尚有峻补、平补之分。峻补用于病势急迫；平补用于调补虚弱。

正气未虚，邪气亢盛者，不宜用补益剂；对虚不受补者，宜先调理脾胃。常用补益剂归纳如表 8-40 所示。

表 8-40　常用补益剂归纳简表

方名	组成	功效	主治	现代应用
四君子汤	人参、白术、茯苓、甘草	补气健脾	脾胃气虚	慢性肠炎、消化不良
补中益气汤	黄芪、人参、白术、甘草、升麻、柴胡、当归、陈皮	温补脾胃 益气升阳	脾胃气虚 中气下陷	胃下垂
四物汤	熟地黄、当归、白芍、川芎	补血调经	血虚血滞	痛经、月经不调
归脾汤	人参、黄芪、白术、甘草、当归、龙眼肉、茯神、远志、酸枣仁、生姜、木香、大枣	健脾养心 益气补血	心脾两虚	神经衰弱、血小板减少性紫癜
生脉散	人参、麦冬、五味子	补气敛汗 养阴生津	热病气阴两伤	慢性气管炎、心力衰竭
六味地黄丸	熟地黄、山茱萸、山药、泽泻、茯苓、牡丹皮	滋补肾阴	肾阴亏虚	神经衰弱、慢性肾炎、糖尿病
肾气丸	地黄、山药、山茱萸、泽泻、茯苓、牡丹皮、肉桂、附子	温补肾阳	肾阳不足	慢性肾炎、支气管哮喘

（十二）消导剂

凡是以消导药为主组成，具有消食导滞、消痞化积作用，以治疗积滞痞块的方剂，称为消导剂。其适用范围较广，凡是由气、血、痰、湿、食等壅滞而成的积滞痞块均可使用。常用消导剂归纳如表 8-41 所示。

表 8-41　常用消导剂归纳简表

方名	组成	功效	主治	现代应用
保和丸	山楂、神曲、半夏、茯苓、陈皮、莱菔子、连翘	消食和胃	食积停滞	积食
枳实导滞丸	大黄、枳实、神曲、茯苓、黄芩、黄连、白术、泽泻	消食导滞清热利湿	肠胃湿热	急性痢疾、急性肠炎

（十三）安神剂

凡是以重镇安神或养心安神药物为主组成，具有安定神志作用，以治疗心神不安的方剂，称为安神剂。

重镇安神剂多由金石类药物组成，质重而碍胃，应中病即止，不宜久服。常用安神剂归纳如表 8-42 所示。

表 8-42　常用安神剂归纳简表

方名	组成	功效	主治	现代应用
酸枣仁汤	酸枣仁、知母、茯苓、川芎、甘草	养血安神清热除烦	肝血不足阴虚阳亢	神经官能症、失眠
安神丸	黄连、朱砂、生地黄、当归、甘草	镇心安神养阴清热	心阴不足心火上炎	神经衰弱

（十四）息风剂

凡是以平肝息风药物为主组成，具有平息内风作用，以治疗肝阳化风、热盛动风、血虚生风的方剂，称为息风剂，适用于肝风内动证。常用息风剂归纳如表 8-43 所示。

表 8-43　常用息风剂归纳简表

方名	组成	功效	主治	现代应用
镇肝息风汤	牛膝、赭石、龙骨、牡蛎、龟甲、白芍、玄参、天冬、麦芽、川楝子、茵陈、甘草	镇肝息风	阴虚阳亢肝风内动	高血压病
羚角钩藤汤	羚羊角、钩藤、桑叶、贝母、生地黄、菊花、白芍、甘草、竹茹、茯神	凉肝息风清热化痰	热盛动风	高热惊厥、子痫、脑血管意外

（十五）固涩剂

凡是以收敛固涩药物为主组成，具有敛汗、固精、止泻、止带等作用，以治疗气血津液耗散或滑脱的方剂，称为固涩剂。适用于自汗、盗汗、精关不固、泻痢日久、带下不止等。有实邪者，如热病多汗、热痢初起、食滞泄泻、火扰精室等，均非本剂所宜。常用固涩剂归纳如表 8-44 所示。

表 8-44　常用固涩剂归纳简表

方名	组成	功效	主治	现代应用
金锁固精丸	沙苑子、蒺藜、芡实、莲须、龙骨、牡蛎	固肾涩精	肾虚精关不固	遗精、遗尿
完带汤	山药、龙骨、牡蛎、茜草、海螵蛸	收敛止带	脾肾不足	白带过多

（十六）开窍剂

凡是以芳香开窍药为主组成，具有通关开窍作用，以治疗窍闭神昏的方剂，称为开窍剂。

开窍剂药物多芳香辛散，有耗气伤阴之弊，只可暂用，不宜久服。临床多用于急救。对于元气虚极之脱证，一般禁用。常用开窍剂归纳如表 8-45 所示。

表 8-45　常用开窍剂归纳简表

方名	组成	功效	主治	现代应用
安宫牛黄丸	牛黄、郁金、犀角、黄芩、黄连、雄黄、栀子、朱砂、冰片、珍珠、麝香	清热解毒开窍安神	热入心包	流行性乙型脑炎、流行性脑脊髓膜炎
紫雪丹	寒水石、磁石、滑石、石膏、玄明粉、硝石、玄参、升麻、甘草、羚羊角、犀角、木香、沉香、朱砂、丁香、麝香、黄金	清热解毒开窍镇惊	邪热内陷	脑炎、脑膜炎

第三节　中药煎服法与护理

汤剂是我国应用最早和最广泛的中药剂型，将饮片制成汤剂的过程需要煎煮，而煎煮的好坏及服用方法可影响疗效的发挥、用药安全等。

一、中药煎煮法

1. 煎煮器具

煎药器具以砂锅为最佳，因其具有导热均匀、化学性质稳定、不易与药物成分发生化学反应、保温的特点。若无砂锅，可用其他陶瓷器具、搪瓷器皿、铝锅代替，但切忌用铜、铁、锡等制成的器具。一方面，铜、铁、锡本身也是中药类，用后可能与病情不相符；另一方面，这些金属元素与药液中的药物成分发生化学反应，轻则降低疗效，重则产生毒副作用。特别是铁在煎煮过程中，易与药材中所含的鞣质、苷类等成分起化学反应，生成一种不溶于水的鞣酸铁及其他成分，使药液变黑变绿，药味又腥又涩；另外药材中所含成分多数是生物碱，铁和鞣质等发生了化学反应，造成了鞣质的损失，从而影响了生物碱的利用，降低有效成分的浸出和疗效，甚至改变药物性能，危害人体。

2. 煎前浸泡

中药饮片煎煮前浸泡既有利于有效成分的充分溶出，又可缩短煎煮时间，避免因煎煮时间过长，导致部分有效成分耗损、破坏过多。因为植物类中药多为干品，其中有效成分多以结晶或沉淀存在于细胞内，通过浸泡，细胞中可溶性物质可重新溶解，由细胞膜透出。若不浸泡，直接加热会使药物表面的淀粉和蛋白质凝固，妨碍有效成分的溶出。提前浸泡的时间，一般以 30～60min 为宜，以种子、果实为主的药物还可延长。夏天气温高，浸泡时间可稍短，以免腐败变质；冬天气温低，浸泡时间宜长。浸泡药材的水温以常温或温水（25～50℃）为宜，忌用沸开水浸泡。

3. 煎熬用水

除处方有特殊规定用水外，一般以水质纯净为原则，如新鲜洁净的自来水、河水、井水、泉水或者蒸馏水均可用作煎煮用水，而混浊、腐臭及工业污染严重的水绝不能做煎药用水；经过反复煮沸或放置热水瓶中较久的水，不能作为煎煮用水。煎药的用水量与治疗效果密切相关。因为加水过少，药物的有效成分不易煎出，而加水过多，则煎煮所需时间也较长，易造成有效成分的破坏。一般用水量为将饮片适当加压后，液面淹没饮片约 2cm 为宜，需久煎的药物加水量可略多，而煎煮时间较短的药物，则加水量可略少，液面淹没药物即可。

4. 火候及时间

煎煮火候的控制，主要取决于药物的性质和质地。煎煮一般药物，宜先武火（大火）后文火（小火），即未沸前用大火，沸后用小火保持微沸状态，以免药汁溢出或水分迅速蒸发，影响有效成分的煎出。一般药，第一煎煮沸后再文火煎 30min，第二煎煮沸后再煎 20min。发散药及芳香类药物，第一煎应当用武火迅速煮沸几分钟后再用文火略煮 15min，第二煎沸后再煎 10min，久煎易致有效成分挥发。滋补药，第一煎沸后再煎 1h，第二煎沸后再煎 50min，使有效成分充分溶出。有效成分不易煎出的矿物类、骨角类、贝壳类、甲壳类药，应改文火煎，否则有效成分难以溶出。

5. 煎熬次数

一剂药一般至少应煎两次。第一次煎煮完毕后，将药液滤出，再加水至液面淹没药物，煎煮第二次，这样可使有效成分充分煎出。质地厚重或滋润的补益药可煎三次或更多。因药渣中所含有效成分更多，所以每次滤出药液时应绞渣取汁。

6. 特殊煎煮法

一般药物可同时入煎，但部分药物由于性质、性能及临床用途、所需煎煮时间不同，所以入药煎煮的方法也不同。

先煎：矿物、贝壳类药物，如龟甲、鳖甲、生龙骨、生牡蛎等，因质地坚硬，有效成分难以煎出，应打碎先煎，待煮沸 30min 以后再下其他药。附子、乌头等有毒药应先煎 30min，以降低其毒性。

后下：有效成分煎煮时容易挥发或破坏而不耐久煎的药物，如薄荷、木香、大黄、番泻叶、钩藤等，宜在一般药物煎好前 4～5min 下。

包煎：蒲黄、海金沙等药材质地过轻，煎煮时易飘浮在药液面上，或成糊状，不便于煎煮及服用；车前子、葶苈子等较细药材，以及其他含淀粉、黏液质较多的药物，煎煮时容易粘锅、糊化、焦化；辛夷、旋覆花等药材有毛，对咽喉有刺激。这几类药入药时宜用纱布包裹入煎。

另煎：某些贵重药物，如人参、西洋参、铃羊角片等，应另煎，取汁兑服。若与他药同煎，其有效成分被其他药渣吸附，造成浪费。

烊化：一些胶质类药物，如阿胶、饴糖、鹿角胶等，因易黏附于其他药渣及锅底，既浪费药材，又容易熬焦，应另行烊化后，与其他药汁兑服。

冲服：某些不耐高温的药、入水即化的药、汁液性的药，如芒硝、竹沥等，宜用煎好的其他药液或开水冲服；某些贵重药、细料药，如牛黄、三七、琥珀等，应研细末，用汤液冲服。

二、中药给药规则

1. 服药时间

服药应顺应阴阳消长的规律和人体的生理病理规律，选择最佳的时间，以提高疗效。

饭前服药：饭前胃中空虚，服药后可避免与胃中食物混合，能迅速入肠中，被人体充分吸收。驱虫药、攻下药、滋补药、制酸和开胃等治疗胃肠道疾病的药宜饭前服。

饭后服药：饭后胃中存有较多食物，此时服药可减少对胃的刺激，故对胃肠道有刺激的药物如抗风湿药宜饭后服；消食药宜饭后及时服用。

此外，涌吐药宜清晨或午前服；止泻药应及早服，泻止停服；安神药宜在睡前 30min 或 1h 服；缓下药宜在睡前服用，以便翌日清晨排便；截疟药应在疟疾发作前 2h 服药，急性病则不拘时服；治咽喉病药，宜少量而频频含服；涩精止遗药应夜间服一次药。

一般药物，无论饭前服或饭后服，服药与进食都应间隔 1h 左右，这样既可使食物充分消化，又可使药物充分吸收，以利药效的发挥。

2. 服药量

一般疾病服药量多为每日 1 剂，每剂分早、晚二服或早、中、晚三服，每次服 200～250ml。病情危急者，可每隔 2～4h 服药一次，昼夜不停，使药力持续。服用药力较强的药物如发汗药、泻下药，服药应适可而止，以得效为度，不可损伤正气。呕吐病人服药应小量频服。

中成药的剂型不同，服药单位也不同，应根据服药要求和病情需要适当掌握。小儿、体质较弱者服药量应酌减。

3. 服药冷热

汤剂一般应温服。治疗寒证的药物，尤应热服，特别是辛温发汗解表药用于外感风寒表实证时，不仅药宜热服，服药后还应温覆取汗。治热病所用寒药，如热在胃肠，患者欲冷饮者可凉服；如热在其他脏腑，患者不欲冷饮者，寒药也应温服。若用于从治法时，也可热药凉服，或凉药热服。

4. 其他服药方法

中药剂型多种多样，病人情况也千差万别，所以应根据病人情况和药物剂型采取不同的给药方法。一般丸剂、片剂、胶囊、滴丸等用白开水送服；散剂、丹剂、膏剂、细丸以及某些贵重细料药，用白开水或汤药冲服或含服；呕吐病人在服药前先服少量姜汁，也可嚼少许生姜片或橘皮，预防呕吐；祛寒药可用姜汤送服；祛风湿药可用黄酒送服，以助药力；对婴幼儿、危重病人可将药调化后喂服；对神志不清、昏迷、牙关紧闭不能正常进食的病人，可鼻饲给药。

三、药物内服法的护理

中药剂型、服药方法、服药后反应都与西药有较大差别，做好服药过程中的护理工作非常重要。服药后观察病人病情应贯穿始终。指导高热、厌食、体弱、小儿及精神高度紧张患者服药时，应努力使病人精神放松，将汤剂尽可能浓缩，让病人闭气饮药。

1. 解表类药物服法与护理

解表发汗药应温服，让患者静卧，喝热饮来达到发汗祛邪的目的，必要时卧床休息，加衣被取汗，发汗以微汗为宜，不可太过，要防止出汗过多损伤津液和正气，或汗出当风复感风寒（热）。应慎与解热镇痛类西药通用，以防出汗过多。饮食宜清淡，忌酸性、生冷食物。

2. 泻下类药物服法与护理

服泻下药后，要及时询问病人排便量和排便次数，若排便次数过多，或1～2h仍不排便，应采取相应处理措施。泻下类药一般应空腹服用，因其易伤脾胃，应得泻即止。服泻下药后可有轻微腹痛，一般便后腹痛即止。对服药后腹泻较重者，应随时观察病情，以免虚脱。服药期间，宜食清淡、易消化饮食，忌硬固、油腻、辛辣之品，可多食水果和蔬菜。单纯为通便而服用润下药，应于睡前服用。

3. 清热类药物服法与护理

清热类药性寒凉，易伤阳气，应中病即止，平时阳气虚亏者服用清热药时更应注意。清热药性多苦寒，容易损伤脾胃之气，所以用药前应询问患者有无脾胃宿疾，以防损伤脾胃。清热药宜饭后服用，服药期间宜服食清凉食品，忌辛辣油腻之物。

4. 祛湿类药物服法与护理

祛湿类药多为芳香之品，一般煎10～15min即可，以防止有效成分挥发，影响疗效。祛湿类药物宜伤阴耗液，故阴虚血亏者不宜服用。服药后注意观察尿量及水肿的变化情况。祛湿类药物宜饭后服用。

5. 温里类药物服法与护理

温里类药物药性温燥，容易损伤津液，阴虚津亏的患者不宜服用。服药后如果出现咽喉疼痛、舌红、咽干等症状时，为虚火上炎，应及时停药观察。服药期间应注意防寒保暖，宜进温热饮食以加强药效，忌食生冷寒凉之品。危重病人服用回阳救逆药时，应密切观察服药后的反应。

6. 理气类药物服法与护理

理气类药多辛香燥烈，走窜通行，易于耗血、动血，虚证病人应慎用或禁用。理气类药行气动血，服药期间宜服食清凉食品，忌辛辣油腻之物。

7. 消导类药物服法与护理

消导类药物不可与补益药及收敛药同服，以免降低药效。宜饭后服用，服药期间，饮食宜清淡，勿过饱。

8. 止血类药物服法与护理

服用止血类药物需注意，中病即止，注意观察病情，不可长时间服用。凉血止血药和收敛止血药长时间服用易导致恋邪留瘀，使病情复杂化。饮食应多食清淡，避免辛辣刺激性食物。

9. 活血化瘀类药物服法与护理

活血化瘀类药物易于耗血、动血，虚证病人和有出血倾向者应慎用或禁用。活血化瘀类药物应该饭后服用。孕妇禁用或慎用。

10. 化痰止咳平喘类药物服法与护理

化痰药如半夏、天南星有毒，一般生品不内服，内服多经过炮制，剂量也不宜太大。化痰药多与健脾药配伍使用，注意观察病人痰色、量、味、质的变化，以选择不同的化痰止咳平喘类药。饮食以清淡和易消化的食物为主，禁食生冷、辛辣之物。

11. 平肝息风类药物服法与护理

平肝息风类药物宜饭后服用，需要注意保护胃气，患者需要避免情绪剧烈波动，必要时需要静卧调养，注意观察患者血压、脉搏等变化。

12. 开窍类药物服法与护理

开窍类药物多辛香，内服多丸散剂，不宜久服，其中麝香、冰片孕妇忌用。使用过程中注意观察病人的体温、呼吸、脉搏等生理指标。

13. 安神类药物服法与护理

安神类药物应于睡前半小时服用，病室应保持安静。应根据病人的不同情况做好情志护理，特别应使病人在睡前消除紧张激动情绪，保持平常心态。饮食以清淡平和为宜，忌辛辣、肥甘之物和酒、茶等刺激性食物。服安神类药者，晚饭不宜过饱。

14. 补益类药物服法与护理

补益类药物应于饭前空腹服用，以利于药物吸收。补益类药易使胃气壅滞，造成消化不良。脾胃虚弱而食滞不化者应慎用，或应同时配用消导药。外感期间不宜使用补益类药。补益类药需长期服用方能见效，应鼓励病人坚持服药。服补益类药期间忌油腻、辛辣、生冷及不易消化食物。

15. 收涩类药物服法与护理

收涩类药物在使用过程中需要注意敛邪的问题，如果有表邪未解或者内有瘀血未去者，不宜使用收涩药。饮食注意忌食生冷之物，多食用营养丰富、易消化的食物。

四、药物外治法的护理

1. 膏药疗法的护理

（1）适用范围　膏药疗法具有消肿止痛、活血通络、软坚散结、拔毒透脓、祛腐生新、祛风胜湿等作用。用于外科痈疡疖肿，已成脓未溃，或已溃脓毒未尽，以及瘰疬、痰核、风湿、跌打损伤等病证。

（2）操作及护理方法　使用前先将膏药四角剪去，清洁局部皮肤，将膏药放在热源上烘烤加温，使药膏软化后再敷贴患处。加温时应注意不宜过热，以免烫伤皮肤。膏药敷贴后，应加以适当固定。使用后，应注意观察皮肤反应，如局部出现丘疹、水疱、红肿或瘙痒感较重，应随即取下膏药。除去膏药后，局部可用松节油擦拭干净。

2. 熏蒸疗法的护理

（1）适用范围　熏蒸疗法具有疏通经络、消肿止痛、活血化瘀、祛风除湿、杀虫止痒等作用。可用于跌打损伤、肢体关节疼痛和活动不利，以及各类皮肤病等。

（2）操作及护理方法　熏法是用95%酒精浸透的药物放置在容器内，点燃后产生烟雾直接熏于患处；蒸法是将冷水浸泡的药物放置于容器内，煮沸后熏蒸患处。每次20～30min，每日1～2次。除此之外，还可以用熏法进行室内外空气消毒、灭蚊虫和某些皮肤病病的治疗。

3. 熨敷疗法的护理

（1）适用范围　熨敷疗法具有温通经络、散寒止痛、活血祛瘀等功用。可用于虚寒性脘腹痛、跌打损伤、寒湿痹痛、癃闭、泻泄、腹水等。

（2）操作及护理方法　按医嘱备好熨敷所需用品，如准备好热水袋、热熨袋或将药物加热装入袋中等。温度要适宜，一般不可超过 70℃。将热熨袋放置于需热熨部位，时间为 30～60min，温度不足时可加温复用。熨敷期间注意随时听取病人对热感的反应，观察局部情况，以免烫伤皮肤，必要时可随时停止热敷。阳热实证患者不宜使用熨敷法。

4. 掺药疗法的护理

（1）适用范围　适用于疮疡创面、皮肤溃烂或湿疹、口腔黏膜炎症或溃疡等。

（2）操作及护理方法　清洁创面后，将药粉均匀撒布于创面上，用消毒纱布或油膏纱布覆盖，一般 1～2 天换药一次。去腐拔毒药末，有时会刺激创面，引起疼痛，应告知患者，以便取得合作。

5. 洗浴疗法的护理

（1）适用范围　本法用于寒湿痹痛、皮肤病、中风偏瘫、扭挫伤和妇科病等。

（2）操作及护理方法　将配制好的药液倒进指定的浴盆中，药液温度一般以 40～45℃为宜，洗浴时要防止烫伤。洗浴时间每次 30～40min，如有必要，可先熏后洗。病人坐浴和全身洗浴时，应注意观察病情，如发现异常，应随时停止洗浴。妇女月经期间，不宜坐浴。

6. 灌肠疗法的护理

（1）适用范围　本法用于慢性痢疾、慢性盆腔炎、高热等症。

（2）操作及护理方法　准备好灌肠用品，病人需提前排空大便。将准备好的药液，温度为 39～41℃，用注射器抽取备好。在肛管前端涂液状石蜡，与注射器连接，排气后夹住肛管，插入肛管 10～15cm，缓慢注入药液。一般应睡前灌肠，每次药量不超过 200ml，灌肠后不宜下床活动。

思考题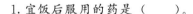

1.宜饭后服用的药是（　　　）。

A.峻下逐水药　　　　　　B.对胃肠有刺激性的药　　　C.驱虫药

D.安神药　　　　　　　　E.截疟药

2.蒲黄、旋覆花等药入煎剂宜（　　　）。

A.包煎　　　　　　　　　B.后下　　　　　　　　　C.先煎

D.烊化　　　　　　　　　E.冲服

3.中药组方中对兼病或兼证起主要治疗作用的药物称（　　　）。

A.君药　　　　　　　　　B.佐药　　　　　　　　　C.臣药

D.引经药　　　　　　　　E.调和药

4.阿胶的煎煮方法是（　　　）。

A.先煎　　　　　　　　　B.后下　　　　　　　　　C.烊化

D.包煎　　　　　　　　　E.冲服

（刘绍文）

第九章

针灸疗法及护理

【学习目标】
1. 说出腧穴的分类及治疗作用。
2. 能对常用腧穴进行正确定位。
3. 会操作毫针刺法，知道毫针刺法的注意事项，能正确处理针刺异常情况。
4. 会操作灸法，知道灸法的治疗范围和注意事项。
5. 了解电针法、皮内针法、水针法、皮肤针法、耳针法的基本知识。

第一节　腧穴常识

情境导入

刘某，男，54岁，高中教师，长期从事伏案工作，一周前因感受风寒后出现颈项部疼痛，右上肢麻痛，活动受限，尤以天冷时发作，得温痛减。

中医诊断：项痹（寒凝血瘀型）。

请问：

1. 如果你是他的责任护士，你认为需要选取哪些腧穴来进行针刺治疗？
2. 若出现晕针、断针等针刺异常情况，应该如何处理？

腧穴，又称穴位、穴道、气穴等，是人体脏腑经络之气输注于体表的特殊部位。"腧"同"俞"与"输"，有转输、输注的含义，像水流的转输灌注；"穴"，原意为"土室"，引申指空窍、凹陷、孔隙之处，腧穴在《黄帝内经》中又有"节""会""气穴""气府""骨空"等名称。人体的腧穴，既是疾病的反应点，也是针灸施术部位。腧穴通过经络与脏腑密切相连，针刺腧穴后，能疏通经脉、调理气血，达到防治疾病的目的。

一、腧穴的分类

人体的腧穴一般可分为十四经穴、经外奇穴、阿是穴三类。

1. 十四经穴

十四经穴指分布在十二经脉和任、督二脉上的腧穴，简称"经穴"。经穴共有362个穴名，671个穴位。它们有固定的位置和专用名称，是腧穴的主要部分。经穴主治本经和相联属的脏腑病证。

2. 经外奇穴

经外奇穴指既有明确位置，又有一定的名称，但未列入十四经穴系统的腧穴，亦称"经外穴"，简称"奇穴"。这类腧穴的主治范围比较单一，多数对某些病证有特殊疗效，如百劳穴治瘰疬、四缝穴治小儿疳积等。

3. 阿是穴

阿是穴指既无固定位置，又无具体名称，而是"以痛为腧"，又称"天应穴"，以压痛点或其他反应点作为针灸施术部位。

二、腧穴的作用

腧穴的治疗作用主要体现在三个方面，即近治作用、远治作用和特殊作用。

1. 近治作用

近治作用是一切腧穴所具有的主治特点。它们都可治疗该穴所在部位和邻近组织、器官的病证，"腧穴所在，主治所及"。如睛明、攒竹、阳白等穴能治疗眼睛疾病和前额头痛；听宫、听会、翳风能治疗耳病。

2. 远治作用

某些腧穴不仅能够治疗局部病证，还能治疗本经循行所及的远隔部位组织、器官的病证。具有远治作用的腧穴，主要指十二经脉在四肢肘、膝关节以下的穴位。即"经络所过，主治所及"，如足三里穴不但能治下肢病证，而且能治胃肠病证。

3. 特殊作用

刺激某些腧穴，对机体的不同状态起着双重良性调节作用。如天枢穴，大便秘结时刺之能通便，大便稀溏时刺之能止泻。又如大椎穴退热、定喘穴平喘、至阴穴矫正胎位等，都是其特殊治疗作用的体现。

三、腧穴的定位方法

（一）体表解剖标志定位法

体表解剖标志定位法是以人体解剖学的各种体表标志为依据来确定腧穴位置的方法，亦称自然标志定位法。体表解剖标志分为固定标志和活动标志两种。

1. 固定标志

固定标志是指不受人体活动的影响而固定不移的标志，也称定型标志。如五官轮廓、发际、指（趾）甲、乳头、脐窝及由骨节和肌肉所形成的突起或凹陷等部位，作为取穴的标志。例如，小趾甲角外侧取至阴；腓骨头前下方取阳陵泉；眉头定攒竹；脐旁开2寸定天枢；两眉之中定印堂；两乳头之间定膻中等。

2. 活动标志

活动标志是指必须采取相应的姿势或动作，才能出现的标志，也称动态标志。如各部位的关节、肌肉、肌腱、皮肤等随着活动而出现的孔隙、凹陷、皱纹、尖端等。例如，张口于耳屏前方凹陷处取听宫；屈肘时肘横纹外侧端凹陷处取曲池；咀嚼时咬肌隆起处取颊车等。

（二）"骨度"折量定位法

"骨度"折量定位法是以体表骨节为主要标志，测量全身各部的长度和宽度，定出分寸用于腧穴定位的方法，又称"骨度分寸定位法"，古称"骨度法"，又称"等分法"。取穴时，将设定的骨节两端之间的长度折成一定的等分，每一等分为一寸，十等分为一尺。无论男女老幼、胖瘦高矮，一般以此标准折量作为取腧穴的依据（图9-1和表9-1）。

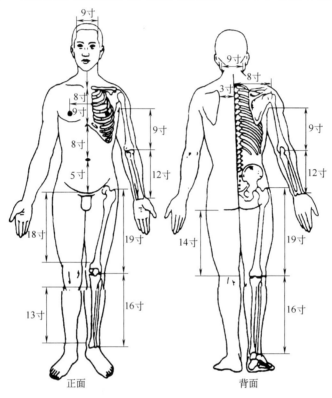

图 9-1　常用骨度分寸示意图

表 9-1　常用骨度简表

部位	起止点	折量/寸	度量法	说明
头部	前发际至后发际	12	直	如前发际不明，从眉心至大椎穴可作18寸，眉心至前发际可作3寸，大椎穴至后发际可作3寸
	前额两发角之间	9	横	用于量头部的横寸
	耳后两完骨(乳突)之间	9	横	
胸腹部	天突至歧骨(胸剑联合)	9	直	胸部与胁肋部取穴直寸，一般根据肋骨计算，每一肋骨折作1.6寸
	歧骨至脐中	8	直	
	脐中至耻骨联合上缘	5	直	
	两乳头之间	8	横	女性可用锁骨中线代替

部位	起止点	折量/寸	度量法	说明
背腰部	大椎以下至尾骶	21	直	背腰部腧穴以脊椎棘突标志作为定位依据
	肩胛骨内缘至脊椎	3	横	
身侧部	腋以下至季胁	12	直	季胁指第11肋端下方
	季胁以下至髀枢	9	直	髀枢指股骨大转子高点
上肢部	腋前纹头（腋前皱襞）至肘横纹	9	直	用于手三阴、手三阳经骨度分寸
	肘横纹至腕横纹	12	直	
下肢部	横骨上廉至内辅骨上廉	18	直	内辅骨上廉指股骨内侧髁
	内辅骨下廉至内踝尖	13	直	内辅骨下廉指胫骨内侧髁
	髀枢至膝中	19	直	膝中的水平线，前平膝盖下缘，后平腘横纹，屈膝时可平犊鼻穴
	臀横纹至膝中	14	直	
	膝中至外踝尖	16	直	外踝尖指外踝向外的凸起处
	外踝尖至足底	3	直	

（三）指寸定位法

指寸定位法亦称"手指同身寸定位法""手指比量法"，该法是以患者本人的手指为标准，来量取腧穴的定穴方法。如果患者的手指长宽与医者手指长宽相当，可用医者的手指来量取（图9-2）。

（1）中指同身寸　以患者的中指中节屈曲时内侧两端纹头之间作为1寸。

（2）拇指同身寸　以患者拇指末节的横纹宽度作为1寸。

（3）横指同身寸　横指同身寸又称"一夫法"，当患者第2～5指并拢时，以中指中节横纹为准，四指横量为3寸。

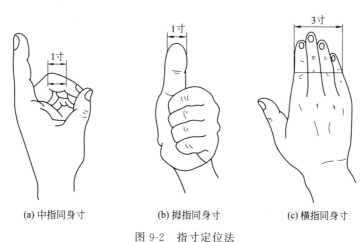

(a) 中指同身寸　　(b) 拇指同身寸　　(c) 横指同身寸

图9-2　指寸定位法

第二节　常用腧穴

一、十四经脉及其常用腧穴

（一）手太阴肺经

手太阴肺经本经从胸走手，起于中府，止于少商。腧穴包括中府、云门、天府、侠白、尺泽、孔最、列缺、经渠、太渊、鱼际、少商 11 个穴位，主要分布于胸部外侧、上肢掌面桡侧，以及手掌和拇指的桡侧。本经腧穴主治咽喉、胸肺、胃肠部疾病及经脉循行部位的其他病证（图 9-3）。

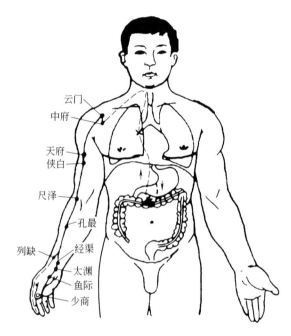

云门
中府
天府
侠白
尺泽
孔最
列缺
经渠
太渊
鱼际
少商

图 9-3　手太阴肺经

1. 尺泽

定位　在肘横纹中，肱二头肌腱桡侧凹陷处。

主治　①肺疾：咳喘，咯血，咽喉肿痛；②肘臂挛痛；③急性吐泻，中暑，小儿惊风。

2. 列缺

定位　桡骨茎突上方，腕横纹上 1.5 寸，当肱桡肌与拇长展肌腱之间。

简便取穴法：两手虎口自然平直交叉，一手示指按在另一手桡骨茎突上，指尖下凹陷处。

主治　①肺疾：咳喘，咽喉肿痛；②头痛、齿痛、项强、口眼㖞斜等头项部疾病。四总穴歌"头项寻列缺"。

3. 太渊

定位　在掌后腕横纹桡侧，桡动脉的桡侧凹陷中。

主治　①肺疾：咳嗽，气喘；②无脉症；③腕臂痛。

4. 少商

定位　拇指桡侧指甲角旁约 0.1 寸。

主治　①肺疾：咽喉肿痛，鼻衄；②急救：高热，昏迷，癫狂。

(二) 手阳明大肠经

手阳明大肠经本经从手走头，起于商阳，止于迎香。腧穴包括商阳、合谷、阳溪、偏历、温溜、下廉、上廉、手三里、曲池、手五里、肩髃及迎香等 20 个穴，主要分布在上肢背面桡侧、肩颈及面部。本经腧穴主治头面五官疾病、胃肠病、皮肤病、热病、神志病以及经脉循行部位的其他病证（图 9-4）。

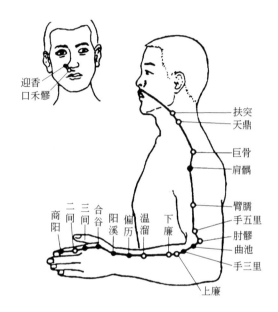

图 9-4　手阳明大肠经

1. 商阳

定位　在手示指桡侧，距指甲角旁约 0.1 寸。

主治　①五官疾病：齿痛，咽喉肿痛；②急救：热病、昏迷。

2. 合谷

定位　第 1、第 2 掌骨间，当第 2 掌骨桡侧的中点处。

简便取穴：以一手的拇指指间关节横纹，放在另一手拇、示指之间的指蹼缘上，当拇指尖下即为合谷。

主治　①头面五官疾病：头痛，目赤肿痛，鼻衄，齿痛，口眼㖞斜，耳聋；②外感病证：发热恶寒，热病无汗或多汗；③妇产科病：经闭，滞产，痛经。孕妇禁针。

3. 曲池

定位　屈肘成直角，在肘横纹外侧端与肱骨外上髁连线中点。

主治　①手臂痹痛，上肢不遂；②热病；③高血压病；④癫狂；⑤腹痛吐泻；⑥五官疾病：咽喉肿痛，齿痛，目赤痛；⑦皮肤病：瘾疹，湿疹，瘰疬。

4. 肩髃

定位　在肩峰端下缘，三角肌上部中央。肩平举时，肩部出现两个凹陷，当肩峰前下方向凹陷处。

主治　①肩臂痛，上肢不遂；②瘾疹。

5. 迎香

定位　在鼻翼外缘中点，旁开 0.5 寸，当鼻唇沟中。

主治　①五官疾病：鼻塞，衄衂，口歪，面痒；②胆道蛔虫症。

（三）足阳明胃经

足阳明胃经本经从头走足，起于承泣，止于厉兑。腧穴包括承泣、四白、地仓、颊车、下关、头维、人迎、缺盆、乳中、乳根、梁门、关门、天枢、大巨、水道、归来、足三里、上巨虚、下巨虚、丰隆、厉兑等 45 个穴位，主要分布在头面部、颈侧部、胸腹部、下肢前外侧面及足背部。本经腧穴主治胃肠疾病、头面及五官疾病、神志病、热病，以及经脉循行部位的其他病证（图 9-5）。

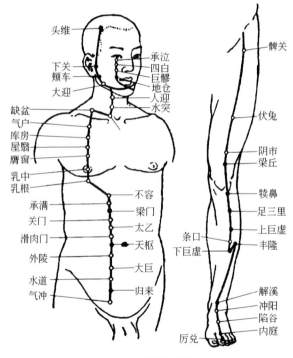

图 9-5　足阳明胃经

1. 四白

定位　目正视，瞳孔直下，当眶下孔凹陷处。

主治　头面五官病：目赤痛痒，眼睑瞤动，口眼㖞斜，面肌痉挛。

2. 地仓

定位　在面部，口角外侧，上直对瞳孔。

主治　头面五官病：口歪，流涎。

3. 下关

定位　在耳屏前，下颌骨髁状突前方，当颧弓与下颌切迹所形成的凹陷中。

主治　头面五官病：耳聋，耳鸣，齿痛，口眼㖞斜。

4. 天枢

定位　在腹中部，脐中旁开 2 寸。

主治　①胃肠病：腹胀肠鸣，绕脐痛，便秘，泄泻，痢疾；②妇科病：月经不调，痛经。

5. 犊鼻

定位　屈膝，在膝部，髌骨与髌韧带外侧凹陷中。

主治　①膝关节病：膝痛，麻木，屈伸不利；②下肢瘫痪。

6. 足三里

定位　在小腿前外侧，当犊鼻下 3 寸，距胫骨前缘一横指（中指）。

主治　①胃肠病：胃痛，呕吐，噎膈，腹胀，泄泻，痢疾，便秘；②乳房病：乳痈，肠痈；③下肢痹痛；④水肿；⑤神志病：癫狂；⑥虚证：虚劳羸瘦，产后血晕，为强壮保健要穴。

7. 丰隆

定位　在小腿前外侧，当外踝尖上 8 寸，条口外，距胫骨前缘二横指（中指）。

主治　①头痛，眩晕；②神志病：癫狂，痫证；③痰多咳嗽。

8. 内庭

定位　在足背，当第 2、第 3 趾间缝纹端。

主治　①头面五官病：齿痛，咽喉肿病，口歪，鼻衄；②热病。

（四）足太阴脾经

足太阴脾经本经从足走腹，起于隐白，止于大包。腧穴包括隐白、大都、太白、公孙、商丘、三阴交、地机、阴陵泉、血海、冲门、天溪、大包等 21 个穴位，主要分布于足大趾内侧、下肢内侧及胸腹部外侧。本经腧穴主治脾胃疾病、妇科病、前阴病变及经脉循行部位的其他病证（图 9-6）。

1. 隐白

定位　在足大趾内侧，趾甲角旁约 0.1 寸。

主治　①月经过多，崩漏；②便血，尿血；③癫狂，多梦；④惊风。

2. 三阴交

定位　在足内踝尖上 3 寸，胫骨内侧面后缘。

主治　①脾胃病：肠鸣，腹胀，泄泻；②妇科病：月经不调，带下，阴挺，不孕，滞产；③泌尿生殖系病：遗精，阳痿，遗尿，疝气；④神志病：失眠；⑤下肢痿痹，脚气。孕妇禁针。

3. 阴陵泉

定位　在小腿内侧，当胫骨内侧髁后下方凹陷处。

主治　①腹胀，泄泻，水肿，黄疸，小便不利或失禁；②膝痛。

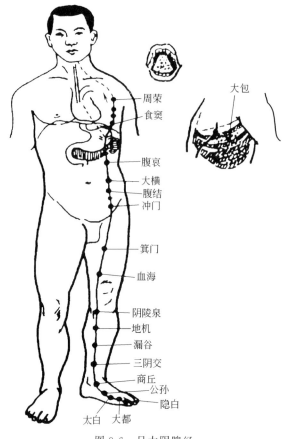

图 9-6　足太阴脾经

4. 血海

定位　屈膝，在大腿内侧，髌底内侧端上 2 寸，股四头肌内侧头的隆起处。

简便取穴：患者屈膝，术者面对患者，用左（右）手掌心按在患者右（左）膝髌骨上，二至五指向上伸直，拇指约呈 45°斜置，拇指尖下是穴。

主治　①妇科病：月经不调，崩漏，经闭；②皮肤病：瘾疹，湿疹，丹毒。

（五）手少阴心经

手少阴心经本经从胸走手，起于极泉，止于少冲。腧穴包括极泉、青灵、少海、灵道、通里、阴郄、神门、少府、少冲 9 个穴位，主要分布在腋窝、上肢掌面的尺侧及小指的桡侧。本经腧穴主治心胸疾病、神志病以及经脉循行部位的其他病证（图 9-7）。

1. 通里

定位　腕掌侧远端横纹上 1 寸，尺侧腕屈肌腱的桡侧缘。

主治　心悸，怔忡，舌强不语，腕臂痛。

2. 神门

定位　腕掌侧远端横纹尺侧端，尺侧腕屈肌腱的桡侧缘凹陷处。

主治　心痛、心烦、惊悸、失眠、痴呆等心与神志病变，以及胸胁痛。

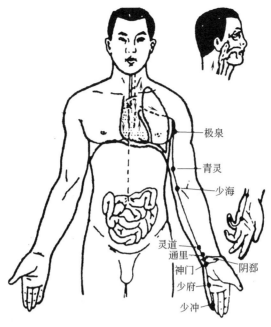

图 9-7　手少阴心经

（六）手太阳小肠经

手太阳小肠经本经从手走头，起于少泽，止于听宫。腧穴包括少泽、前谷、后溪、阳谷、养老、小海、天宗、天窗、天容、颧髎、听宫等 19 个穴位，主要分布在小指、手掌及上肢背面的尺侧，肩胛、颈部及面部。本经腧穴主治头面五官疾病、神志病、热病及经脉循行部位的其他病证（图 9-8）。

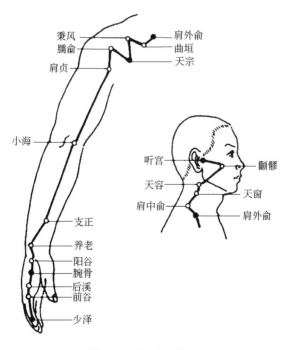

图 9-8　手太阳小肠经

1. 少泽

定位　在小指尺侧，指甲角旁开约 0.1 寸。

主治　①乳痈，乳汁少等；②昏迷，热病。

2. 后溪

定位　在手掌尺侧，微握拳，第 5 指掌关节后的远侧掌横纹头赤白肉际处。

主治　①头项强痛，腰背痛，手指及肘臂挛痛等；②目赤，耳聋，咽喉肿痛等；③癫狂；④疟疾。

3. 天宗

定位　在肩胛冈下窝中央凹陷处，平第 4 胸椎。

主治　①肩胛疼痛；②气喘；③乳痈。

4. 听宫

定位　耳屏前，下颌骨髁状突的后方，张口时呈凹陷处。

主治　①耳病：耳鸣，耳聋等；②齿痛。

（七）足太阳膀胱经

足太阳膀胱经本经从头走足，起于睛明，止于至阴。腧穴包括睛明、攒竹、天柱、大杼、风门、肺俞、心俞、肝俞、胆俞、脾俞、胃俞、肾俞、大肠俞、委中、承山、昆仑、申脉及至阴等 67 个穴位，主要分布在面部、头项部、背腰部及下肢后外侧部。本经腧穴主治脏腑病变、神志病、头项背腰部疾病以及经脉循行部位的其他病证（图 9-9）。

1. 睛明

定位　目内眦角稍上方凹陷处。

主治　①目疾：目赤肿痛，目眩，近视等；②急性腰扭伤。

2. 攒竹

定位　眉头凹陷中，眶上切迹处。

主治　①头痛，眉棱骨痛；②目疾：眼睑瞤动，眼睑下垂，目视不明，目赤肿痛等；③急性腰扭伤。

3. 风门

定位　第 2 胸椎棘突下，旁开 1.5 寸。

主治　①外感病：感冒，咳嗽，发热，头痛等；②项强，胸背痛。

4. 肺俞

定位　第 3 胸椎棘突下，旁开 1.5 寸。

主治　①肺脏病：咳嗽，气喘，咯血等；②骨蒸潮热，盗汗；③皮肤病：痤疮，风疹等。

5. 心俞

定位　第 5 胸椎棘突下，旁开 1.5 寸。

主治　①心与神志病：心痛，惊悸，失眠，健忘，癫痫等；②咳嗽，吐血。

6. 膈俞

定位　第 7 胸椎棘突下，旁开 1.5 寸。

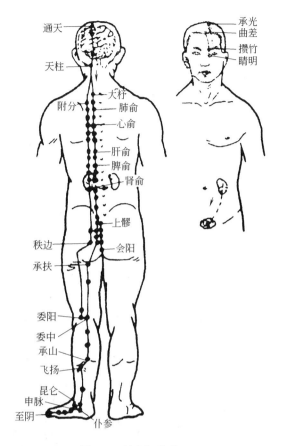

图 9-9 足太阳膀胱经

主治 ①气逆证：呕吐，呃逆，气喘等；②血证：贫血，吐血，衄血等；③皮肤病：瘾疹，皮肤瘙痒等。

7. 肝俞

定位 第 9 胸椎棘突下，旁开 1.5 寸。

主治 ①肝胆病：黄疸，胸胁胀痛等；②目疾；③癫狂病。

8. 脾俞

定位 第 11 胸椎棘突下，旁开 1.5 寸。

主治 ①脾胃肠腑病：腹胀，腹泻，呕吐，痢疾，便血等；②背痛。

9. 肾俞

定位 第 2 腰椎棘突下，旁开 1.5 寸。

主治 ①腰痛；②泌尿生殖系疾病：遗尿，遗精，阳痿，月经不调，带下等；③耳鸣，耳聋。

10. 委中

定位 腘横纹中点，当股二头肌肌腱与半腱肌肌腱的中间。

主治 ①腰背痛、下肢痿痹等腰及下肢病证；②腹痛，急性吐泻；③小便不利，遗尿；④丹毒。

11. 承山

定位　在小腿后面正中，委中与昆仑之间，当伸直小腿和足跟上提时腓肠肌肌腹下出现凹陷处。

主治　①腰腿拘急，疼痛；②痔疾，便秘。

12. 昆仑

定位　在外踝后方，当外踝尖与跟腱之间的凹陷处。

主治　①后头痛，项强，腰骶疼痛，足踝肿痛；②癫痫；③滞产。

13. 至阴

定位　足小趾外侧，趾甲角旁约 0.1 寸。

主治　①胎位不正，滞产；②头痛，目痛，鼻塞，鼻衄。

（八）足少阴肾经

足少阴肾经本经从足走腹，起于涌泉，止于俞府。腧穴包括涌泉、太溪、大钟、照海、复溜、交信、阴谷、幽门、神封及俞府等 27 个穴位，主要分布在足心、下肢内侧后缘及腹胸部。本经腧穴主治泌尿生殖疾病、神志病变、肺病、咽喉疾病，以及经脉循行部位的其他病证（图 9-10）。

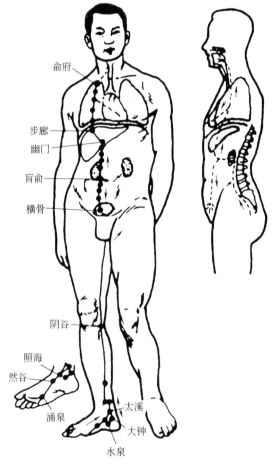

图 9-10　足少阴肾经

1. 涌泉

定位　在足底部，卷足时足前部凹陷处，约当足底第 2、第 3 趾趾缝纹端与足跟连线的前 1/3 与后 2/3 交点上。

主治　①急救：昏厥，中暑，癫痫，小儿惊风等；②头痛，头晕；③咯血，咽喉肿痛；④小便不利，便秘；⑤足心热。

2. 太溪

定位　内踝后方，当内踝尖与跟腱之间的中点凹陷处。

主治　①头面五官病：头痛，目眩，咽喉肿痛，齿痛；②耳聋，耳鸣等肾虚病证；③泌尿生殖系疾病：月经不调，遗精，阳痿，小便频数等；④腰脊痛及下肢厥冷，内踝肿痛；⑤肺部疾病：气喘，胸痛，咯血等；⑥消渴；⑦肾精不足证：失眠，健忘等。

3. 照海

定位　内踝尖正下方凹陷处。

主治　①神志病：痫证，失眠；②五官热性病证：咽干咽痛，目赤肿痛；③小便不利，小便频数；④妇科病：月经不调，痛经，赤白带下；⑤下肢痿痹。

（九）手厥阴心包经

手厥阴心包经本经从胸走手，起于天池，止于中冲。腧穴包括天池、天泉、曲泽、郄门、间使、内关、大陵、劳宫、中冲 9 个穴位，主要分布在胸前部及上肢内侧中间。本经腧穴主治心胸疾病、胃部疾病、神志病及经脉循行部位的其他病证（图 9-11）。

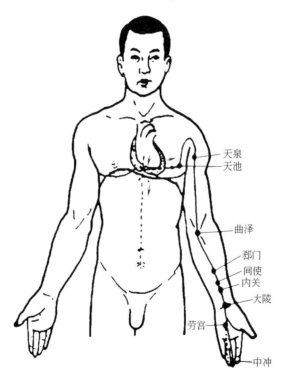

图 9-11　手厥阴心包经

1. 曲泽

定位　肘微屈，肘横纹中，肱二头肌腱尺侧缘凹陷中。

主治　心痛，心悸，胃痛，呕吐，泄泻，暑热病，肘臂挛痛。

2. 内关

定位　腕掌侧远端横纹上 2 寸，掌长肌腱与桡侧腕屈肌腱之间。

主治　心痛，心悸，失眠，眩晕，偏头痛，胃痛，呕吐，肘臂挛痛。

（十）手少阳三焦经

手少阳三焦经本经从手走头，起于关冲，止于丝竹空。腧穴包括关冲、阳池、外关、支沟、四渎、天井、肩髎、翳风、耳门、丝竹空等 23 个穴位，主要分布在上肢外侧中间、颈侧部、耳旁及侧头部。本经腧穴主治头面五官、胸胁病变，以及热病和经脉循行部位的其他病证（图 9-12）。

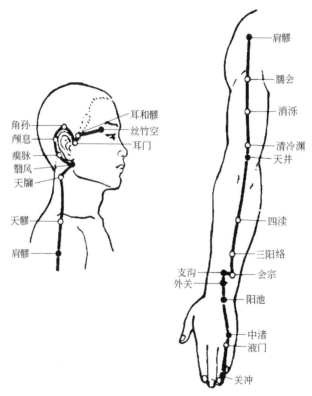

图 9-12　手少阳三焦经

1. 外关

定位　腕背侧远端横纹上 2 寸，尺骨与桡骨之间。

主治　①热病，头痛，目赤肿痛，耳鸣，耳聋等；②胸胁痛，上肢痹痛。

2. 肩髎

定位　在三角肌区，肩峰角与肱骨大结节两骨间凹陷中。

主治　肩臂挛痛不遂。

3. 翳风

定位　乳突前下方，平耳垂后下缘的凹陷中。

主治　①头面五官病：口眼㖞斜，齿痛，耳鸣，耳聋等；②瘰疬。

（十一）足少阳胆经

足少阳胆经本经从头走足，起于瞳子髎，止于足窍阴。腧穴包括瞳子髎、听会、上关、天冲、风池、肩井、环跳、风市、阳陵泉、悬钟、足临泣、足窍阴等 44 个穴位，主要分布在头面部、项部、肩部、胸腹侧面、下肢外侧面及足背外侧。本经腧穴主治头面五官疾病、肝胆病变、神志病、热病及经脉循行部位的其他病证（图 9-13）。

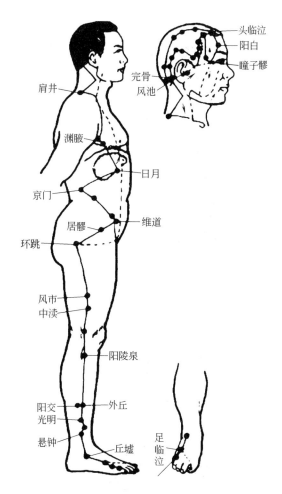

图 9-13　足少阳胆经

1. 瞳子髎

定位　目外眦旁，当眶外侧缘凹陷。

主治　①目疾：目赤，目痛，目翳等；②头痛，口眼㖞斜。

2. 风池

定位　胸锁乳突肌与斜方肌上端之间的凹陷中，平风府。

主治　①头面五官病：头痛，眩晕，目赤肿痛，鼻渊，耳鸣等；②神志病：不寐，癫痫等；③颈项强痛。

3. 肩井

定位　大椎与肩峰连线的中点上。

主治　①肩颈上肢病，肩背臂痛；②乳汁不下；③难产，胞衣不下。

（十二）足厥阴肝经

足厥阴肝经本经从足走腹，起于大敦，止于期门。腧穴包括大敦、行间、太冲、中封、中都、曲泉、足五里、期门等 14 个穴位，主要分布在下肢内侧、侧腹部及胸部。本经腧穴主治肝胆疾病、脾胃病、妇科病、前阴病变及经脉循行部位的其他病证（图 9-14）。

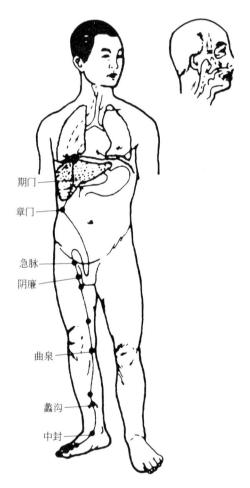

图 9-14　足厥阴肝经

1. 太冲

定位　在足背侧，第 1、第 2 跖骨结合部之前凹陷处。

主治　头痛眩晕，咽痛，月经不调，痛经，胁痛，呕逆，下肢痿痹等。

2. 章门

定位　第 11 肋游离端的下方。

主治　①肝胆病：胁痛，黄疸等；②脾胃病：腹胀，泄泻，呕吐，痞块等。

3. 期门

定位　在乳头直下，当第 6 肋间隙处。

主治　胸胁疼痛，腹胀，呕吐，咳喘，乳痈等。

（十三）督脉

督脉本经起于长强，止于龈交。腧穴包括长强、肾俞、命门、中枢、大椎、风府、哑门、百会、上星、人中、龈交等 28 个穴，主要分布在躯干后正中线及头面部正中线上。本经腧穴主治神志病、热病、头项腰背病证及相应的内脏病变（图 9-15）。

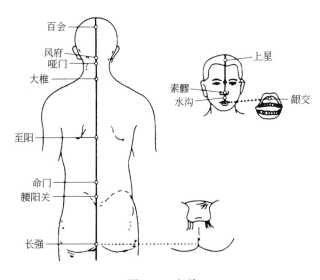

图 9-15　督脉

1. 腰阳关

定位　在腰部，当后正中线上，第 4 腰椎棘突下凹陷中。

主治　腰骶疼痛，下肢痿痹。

2. 命门

定位　在腰部，当后正中线上，第 2 腰椎棘突下凹陷中。

主治　①腰痛，下肢痿痹；②泌尿生殖系病：遗精，月经不调，赤白带下，遗尿，尿频。

3. 至阳

定位　在背部，当后正中线上，第 7 胸椎棘突下凹陷中。

主治　①黄疸，胸胁胀痛，身热，疟疾；②感冒，咳嗽，气喘；③癫痫，小儿惊风；④头项强痛。

4. 百会

定位　在头顶，两耳尖连线的中点。

主治　①头痛，眩晕；②中风失语，癫狂痫；③失眠，健忘；④脱肛，阴挺。

5. 水沟

定位　在面部，当人中沟的上 1/3 与中 1/3 交点处。

主治　①急救：昏迷，晕厥，中风，癫狂痫等；②口㖞，牙关紧闭。

（十四）任脉

任脉腧穴本经起于会阴，止于承浆。腧穴包括会阴、中极、关元、气海、阴交、神阙、下脘、中脘、上脘、膻中、天突、承浆等 24 个穴位，主要分布在躯干前正中线及颜面部。本经腧穴主治头面、颈、胸、腹部的局部病证及相应的内脏病变（图 9-16）。

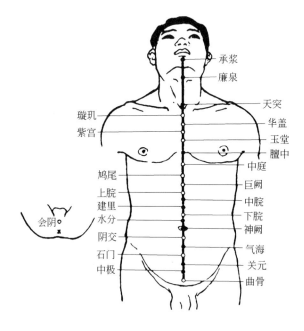

图 9-16　任脉

1. 关元

定位　在下腹部，前正中线上，当脐中下 3 寸。

主治　①阳痿，遗精，遗尿，癃闭，尿频等；②月经不调，痛经，闭经，崩漏，带下，不孕等；③腹痛，泄泻，痢疾；④虚劳羸瘦，中风脱证。

2. 气海

定位　在下腹部，前正中线上，当脐中下 1.5 寸。

主治　①腹痛，泻泄，便秘等；②遗尿，遗精，阳痿等；③闭经，痛经，崩漏，带下，阴挺；④虚劳羸瘦，中风脱证。

3. 神阙

定位　在腹中部，脐中央。

主治　①腹痛，久泻，痢疾，脱肛等；②虚脱。

4. 中脘

定位　在上腹部，前正中线上，当脐中上 4 寸。

主治　①胃痛，呕吐，吞酸，腹胀，泄泻，黄疸等；②失眠，多咳喘。

5. 膻中

定位　在胸部，当前正中线上，平第 4 肋间，两乳头连线的中点。

主治　①胸闷，气短，胸痛，心悸，咳嗽，气喘等；②乳汁少，乳痈；③呕逆，呕吐。

6. 承浆

定位　在面部，当颏唇沟的正中凹陷处。

主治　口㖞，流涎，面痛。

二、经外奇穴

1. 四神聪

定位　在头顶部高点，当百会前后左右各 1 寸，共 4 个穴位。

主治　①头痛，眩晕；②失眠，健忘。

2. 印堂

定位　在额部，当两眉头连线中点。

主治　①头痛，头晕，失眠，小儿惊风；②鼻渊，鼻衄，目赤肿痛。

3. 太阳

定位　在颞部，当眉梢与目外眦之间，向后约一横指的凹陷处。

主治　①偏正头痛，目疾；②口眼㖞斜，牙痛。

4. 耳尖

定位　在耳郭的上方，折耳向前，耳郭上方的尖端处。

主治　①目赤肿痛，睑腺炎；②高热。

5. 夹脊

定位　在背腰部，当第 1 胸椎至第 5 腰椎棘突下两侧，后正中线旁开 0.5 寸，一侧 17 个穴位。

主治　①上胸部穴位胸 1～5 夹脊：治疗心肺疾病、胸部及上肢疾病；②下胸部的穴位胸 6～12 夹脊，治疗胃肠、脾、肝、胆疾病；③腰部的穴位腰 1～5 夹脊：治疗腰、骶、腹及下肢疾病。

6. 四缝

定位　仰掌伸指，在第 2～5 指掌侧，近端指间关节的横纹中央，一侧 4 个穴位。

主治　①小儿腹泻，疳积，肠虫症；②百日咳，咳嗽气喘。

7. 十宣

定位　在手十指尖端，距指甲游离缘 0.1 寸，左右共 10 个穴位。

主治　①昏迷，晕厥，中暑，热病，小儿惊厥；②咽喉肿痛；③指端麻木。

8. 膝眼

定位　屈膝，在髌韧带两侧凹陷处，在内侧的称内膝眼，在外侧的称外膝眼（即犊鼻）。

主治　①膝痛，腿痛；②脚气。

9. 胆囊穴

定位　正坐或侧卧位，小腿外侧上部，当腓骨小头前下方凹陷处（阳陵泉）直下 2 寸。

主治　①急慢性胆囊炎、胆石症、胆道蛔虫症等胆腑病证；②下肢痿痹。

10. 阑尾穴

定位　正坐或侧卧位，在小腿前侧上部，当犊鼻下 5 寸，胫骨前缘旁开 1 横指，即足三里下约 2 寸处。

主治　①急慢性阑尾炎；②消化不良；③下肢痿痹。

第三节　针刺法

一、毫针法

（一）针具

毫针是目前临床上应用最多的针刺工具，属古代九针之一。

1. 毫针的结构

目前临床所用的毫针多由不锈钢制成，亦有用金、银或合金制成的。毫针的结构分为五个部分：针尖、针身、针根、针柄、针尾。针尖亦称针芒，指针尖端的锋锐部分；针身亦称针体，指针柄与针尖之间的部分，针身挺直、光滑、富有弹性；针根指针身与针柄相连接的部分；针柄指针根之后用铜丝或铝丝将针的一段呈螺旋状紧密缠绕而成的部分，用以持针着力；针尾是指针柄的末端部分。

2. 毫针的规格

毫针是指针身的长短和粗细，以"mm"为计量单位（表 9-2、表 9-3）。

表 9-2　毫针的长度规格表

长度/寸	0.5	1	1.5	2	2.5	3	3.5	4	4.5
长度/mm	15	25	40	50	65	75	90	100	115

表 9-3　毫针的直径规格表

号数	26	27	28	29	30	31	32	33
直径/mm	0.45	0.42	0.38	0.34	0.32	0.30	0.28	0.26

3. 毫针的检查

毫针在使用前，要注意针尖无钩曲、卷毛或变钝；针身要挺直而光滑，无弯曲、缺损、折痕；针柄无诱蚀、弯曲；针根无剥蚀或松动现象。

4. 毫针的保藏

除了一次性使用的毫针外，反复使用的针具要注意保养，防止针尖受损。

（二）针刺练习

针刺练习主要是对指力和手法的练习。良好的指力是掌握针刺手法的基础，熟练的手法是运用针刺治病的条件。若没有一定的指力和熟练的手法，是很难顺利进针和行针的，否则不仅会引起患者针刺部位疼痛，而且会影响治疗效果。

1. 指力练习

指力是指医生持针之手进针操作的力度。指力的练习，主要是在纸垫（将松软的纸张折叠成厚 2～3cm、长约 8cm、宽约 5cm 的纸块，用线做"井"字形扎紧即成）上进行。一般用右手拇、示、中三指持针柄，使针尖垂直地抵在纸垫上，右手拇、示、中指交替捻转针柄并渐加压力，使针刺入其内，再换一处反复练习。

2. 手法练习

手法练习是在指力练习的基础上进行的，主要在棉团（棉花团呈一个直径为 5～6cm 的棉球，外用纱布扎紧）上进行。因棉团松软，可以练习捻转、提插、进针、出针等各种毫针操作手法。

3. 自身试针

经过纸垫、棉团练习，掌握了一定的指力和针刺手法后，可以在自己身上进行试针练习，以便体会进针时所需指力的强弱、行针的手法、针刺的感觉。

（三）针前准备

1. 思想准备

做好宣传解释工作，消除患者的恐惧心理及思想顾虑，积极配合治疗。医生要沉着冷静，不可鲁莽浮躁。这样既能减少针刺意外的发生，又能取得良好的治疗效果。

2. 针具准备

正确选用不同规格的针具，是提高治疗效果和防止医疗事故的一个重要因素。针刺前，应按照要求认真、仔细地检查针具，注意针体有无弯曲剥蚀，针尖是否带钩、太钝等，以免在针刺施术过程中，给患者造成不必要的痛苦或针刺意外的发生。

此外，还应根据患者的体质强弱、年龄、性别、形体胖瘦、针刺部位深浅、腧穴所在的部位和不同疾病的虚实等因素，选择不同规格的针具。一般而言，男性、体壮、形胖、病发部位较深者，或在肌肉丰厚之处和针刺宜深的腧穴，可选稍粗且较长的毫针；女性、体弱、形瘦，且病发部位较浅者，或皮薄肉少之处和针刺较浅的腧穴，可选较短且较细的毫针。临床上选针时常以将针刺入腧穴应至的深度，而针身还露在皮肤外少许为宜。如应刺入 0.5 寸，可选用 1 寸的毫针；应刺入 1.5 寸时，可选用 2 寸的毫针。

3. 体位准备

针刺时患者选择适宜的体位，对于腧穴的正确定位、针刺操作、持久留针及防止针刺意外的发生等都有重要意义。因此，选择体位以便于正确取穴、患者舒适耐久和医生便于操作为原则。

临床上常用的体位有卧位和坐位两种。卧位又分为仰卧位、俯卧位、侧卧位；坐位可分为仰靠坐位、俯伏坐位、侧伏坐位。

（1）仰卧位　适用于选取头、面、胸、腹部腧穴和上、下肢部分腧穴。仰卧位舒适自然，全身放松，不易疲劳，易于持久，是施针时的最佳体位。

（2）俯卧位　适用于选取头、项、脊背、腰骶部腧穴和下肢、背侧及上肢部分腧穴。

（3）侧卧位　适用于选取身体侧面少阳经腧穴和上、下肢部分腧穴。

（4）仰靠坐位　适用于选取头前、颜面和颈前等部位的腧穴。

（5）俯伏坐位　适用于选取头顶、后头、颈项和背部腧穴。

（6）侧伏坐位　适用于选取头部的一侧、面颊及耳部前、后部位的腧穴。

4. 消毒准备

针刺治疗前必须严格消毒，消毒范围包括针灸器械、医生手指、施术部位、治疗室内等。

（1）针灸器械的消毒　消毒方法很多，以高压蒸汽灭菌法为佳。亦可采用煮沸消毒法，或用药液浸泡消毒法，即将针具放入75％的乙醇内浸泡30～60min，取出用无菌巾或消毒棉球擦干后使用。

（2）医生手指消毒　在针刺前，医生须先用肥皂水将手洗刷干净，再用75％乙醇棉球或0.5％聚维酮碘（又称碘伏）棉球涂擦，才可以持针施术。

（3）施术部位消毒　在患者需要针刺的穴位皮肤上，用75％乙醇棉球或0.5％碘伏棉球擦拭即可。擦拭时应从腧穴部位的中心点向外绕圈消毒。腧穴部位皮肤消毒后，避免接触污物，保持局部洁净。

（4）治疗室内消毒　包括治疗台上的枕巾、床垫、毛毯等物品，要按时换洗晾晒，如果采用一人一用的消毒垫布、垫纸、枕巾则更好。治疗室应该定期消毒净化，保持室内空气流通，环境卫生洁净。

（四）针刺操作

1. 进针法

进针法指将毫针迅速刺入腧穴皮下的操作方法。手法要灵活、轻巧、准确、迅速。进针时双手协同操作，密切配合。临床一般用右手持针操作，拇、示、中三指夹持针柄，拇指指腹与示、中指之间相对，其状如持毛笔，故右手称为"刺手"；左手爪切按压所刺部位，或辅助进针，故称左手为"押手"。临床常用的进针法有以下几种。

（1）单手进针法　指只用刺手将针刺入穴位的方法，适宜较短的毫针进针。用右手拇、示指持针，中指紧靠腧穴，指腹抵住针身中部，当拇、示指向下用力时，中指也随之屈曲，将针刺入，直至所需的深度。针刺入腧穴后，拇、示、中指可随意配合，施行补泻手法。

（2）双手进针法　指刺手与押手相互配合，运用指力将针尖刺入穴位皮下的方法。临床常用的方法有以下四种（图9-17）。

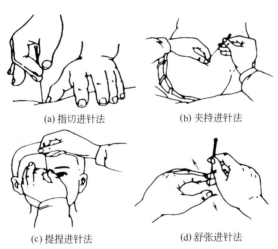

(a) 指切进针法　　　　　(b) 夹持进针法

(c) 提捏进针法　　　　　(d) 舒张进针法

图 9-17　进针手法

① 指切进针法：又称爪切进针法，以左手拇指或示指端切按在穴位旁，右手持针，将针紧靠左手指甲面刺入穴位，适用于短针的进针。

② 夹持进针法：用左手拇指和示指夹持针身下端，将针尖固定于针刺腧穴的皮肤表面，右手持针柄，使针身与皮肤垂直，在右手指力下压时，左手拇指和示指同时配合用力，协同将针刺入腧穴，适用于长针的进针。

③ 提捏进针法：用左手拇指、示指将针刺腧穴部位的皮肤提起，右手持针从捏起部的上端将针刺入，适用于皮肉浅薄部位的腧穴进针，如印堂穴等。

④ 舒张进针法：用左手拇指、示指将针刺腧穴部位的皮肤向两侧撑开、绷紧，右手持针，将针从左手拇、示二指的中间刺入，适用于皮肤松弛或有皱纹部位的进针，如腹部。

2. 针刺的角度、深度和方向

针刺时掌握正确的角度、深度和方向是针刺过程中增强针感、提高疗效、防止针刺意外事故发生的关键。针刺的角度、深度和针刺方向，主要根据施术腧穴的具体位置、患者的体质、病情需要和针刺手法等实际情况灵活掌握。

（1）针刺的角度　是指进针时针身与针刺部位的皮肤表面所形成的夹角，是根据腧穴所在的位置和治疗要求而定的。一般分为直刺、斜刺、平刺三种方法（图 9-18）。

① 直刺：是指针身与皮肤表面呈约 90°垂直刺入。适用于人体的大部分腧穴，尤其是肌肉丰满的腰、臀、腹、四肢等部位的腧穴。

② 斜刺：是指针身与皮肤表面呈约 45°斜刺入，适用于肌肉较为浅薄部位或内有重要脏器的胸背部腧穴，或不适宜直刺、深刺的腧穴。

③ 平刺：又称横刺或沿皮刺，是指针身与皮肤表面呈约 15°或沿皮横向刺入，适用于头皮、胸骨等皮肉特别浅薄处的腧穴。

（2）针刺的深度　是指针身刺入腧穴皮肉的深浅度。以既要有针下得气的感觉，又不伤及组织、器官为原则。在临床操作时，每个腧穴的针刺深度还必须结合患者的年龄、体质、病情、腧穴部位、季节、医生针法经验和得气需要等诸多因素作综合参考，灵活掌握。

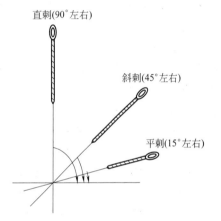

图 9-18　针刺角度示意图

浅刺适用于形体消瘦、年老体弱、小儿和手指末梢爪甲旁、头面、胸骨等处的腧穴，以及病情轻浅的新病等。

深刺适用于形体肥胖、年轻体壮、皮肉结实之体和腰、臀、腹及四肢等肌肉丰厚的腧穴，以及病情较深重的旧病、久病等。

（3）针刺的方向　是指进针时针尖对准的某一方向或部位，一般根据经脉循行方向和腧穴的部位特点及治疗需要而定。如实证用泻法时，应逆经脉循行而刺，虚证用补法时，应顺经脉循行而刺。为保证针刺安全，某些腧穴必须向特定的方向刺，如针刺风池穴时，针尖必须向鼻尖方向刺。

3. 行针

行针又称运针，是指将针刺入腧穴后，为了使患者产生针感，或进一步调整针感的强弱，以及使针感向某一方向扩散、传导而采用的操作方法。常用的行针手法有基本手法和辅助手法两种。其中基本手法有提插法（图 9-19）和捻转法（图 9-20），辅助手法有循法、震颤法、弹柄法、刮柄法和摇柄法。

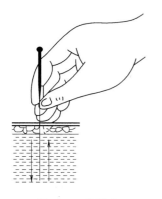

图 9-19　提插法

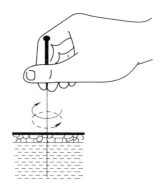

图 9-20　捻转法

（1）提插法　指毫针刺入腧穴一定深度后，将针反复上提下插的操作手法。使用本法时，指力要均匀，提插幅度不宜过大，一般以 3～5cm 为宜，频率不宜过快，每分钟 60 次左右。提插幅度的大小、频率的快慢及时间的长短，应根据患者的体质、病情、腧穴的部位及治疗要求而灵活掌握。

（2）捻转法　指将毫针刺入腧穴一定深度后，施以左右来回捻转的行针手法。捻转幅度的大小、频率的快慢和时间的长短，应根据患者的体质、病情、腧穴的位置、治疗目的等具体情况而定。使用本法时，指力要均匀，角度要适当，不可单一方向捻针，以免肌纤维缠绕针身，引起疼痛或滞针。

（3）循法　指针刺不得气时，医生用手指沿着经脉循行路径，在腧穴的上下部轻柔地循按的方法。本法可推动气血运行，激发经气，促使针后易于得气。

（4）震颤法　指将针刺入腧穴一定深度后，右手持针柄，作小幅度、快频率的提插、捻转手法，使针身发生轻微震颤的方法。本法可增强针感。

（5）弹柄法　指在留针过程中，用手指轻弹针柄，使针身微微震动的方法。本法具有催气、行气的作用。

（6）刮柄法　指在留针过程中，用指甲由上而下或由下而上频频刮动针柄的方法。本法可激发经气，加强针感，同时促进针感的传导、扩散。

（7）摇柄法　指针刺入一定深度后，手持针柄，将针轻轻摇动的方法。摇柄法有两种：一是直立针身而摇，以加强得气感应；二是卧倒针身而摇，使经气向一定方向传导。

4. 得气

得气又称为针感，是指针刺入腧穴一定深度后，患者感觉在针刺部位出现酸、麻、胀、重，而医生手下亦有沉紧的感觉。

得气与否以及气至的迟速，不仅直接关系到针刺治疗的效果，而且可以借此窥测疾病的预后。因此，针刺过程中如遇到得气较慢，或不得气，应及时调整针刺角度和深度，并检查所取腧穴位置是否准确，操作手法是否得当。

5. 针刺补泻

针刺补泻是根据病情需要而采取的两种不同的针刺操作方法。补法指能鼓舞人体正气，使低下的功能恢复旺盛的方法，适用于虚证；泻法指能疏泄病邪，使亢进的功能恢复正常的方法，适用于实证。

6. 留针与出针

（1）留针　针刺入腧穴并施行手法后，将针留置在穴位内称为留针。其目的是加强针刺的持续作用和便于间歇性行针施术。留针与否和留针时间的长短，主要取决于病情。一般病证只要针下得气并施以适当的补泻手法后，即可出针，或酌情留针10～30min。但对一些特殊病证，如急性腹痛、顽固性疼痛或痉挛性疾病等，可适当延长留针时间，以便在留针过程中间歇性行针，以增强和巩固治疗效果。

（2）出针　又称起针、退针。在施行针刺手法或留针达到预定针刺目的和治疗要求后，即可出针。出针一般是以左手拇、示指持消毒干棉球按住针旁皮肤，右手持针，轻微捻转退至皮下，然后拔针。出针后，要用消毒棉球按压针孔片刻；询问针刺部位有无不适感，检查、核对毫针数目以确定是否遗漏，还应注意有无出血和迟发的晕针现象。

（五）异常情况的处理

针刺治疗比较安全，但若存在操作不慎，疏忽大意，或违犯禁忌，或施术手法不当，或对人体解剖部位缺乏全面了解，以及患者精神紧张以致不能很好地配合等诸多因素，也会出现一些异常情况。一旦发生意外应妥善处理，以免给患者带来不必要的痛苦，甚至危及生命。临床上常见的针刺异常情况有如下几种。

1. 晕针

原因：患者精神紧张、体弱、过度劳累、饥饿或大汗、大泻、大出血之后；或体位不当；或医生手法过重。多见于初次接受针刺治疗的患者。

症状：患者突然出现头晕目眩、心慌气短、面色苍白、恶心呕吐、出冷汗、血压下降、脉沉细甚至晕厥等现象。

处理：立即停止针刺，将所刺入之针全部拔出，让患者平卧，头部放低，松解衣带，注意保暖。轻者静卧，给予温白糖开水，休息片刻，即可恢复。重者在上述处理的基础上，可刺水沟（人中）、内关、足三里、涌泉等急救穴，即可恢复。较严重者，应该配合现代治疗急救措施。

预防：对初次接受针治者，要做好解释工作，消除其恐惧心理，选择正确、舒适、持久的体位。选穴宜少，手法宜轻。劳累、饥饿、大汗时，应休息片刻，进食、饮水后，再予针刺。针刺过程中，医生应随时注意观察患者的情况，一旦有不适等晕针先兆，应及早采取处理措施。

2. 滞针

原因：患者精神紧张，局部肌肉强烈收缩，或医生行针手法不当，单方向捻转幅度过大，致使肌纤维缠绕针体。

症状：针在穴位内捻转不动，提插、出针均感困难。若勉强捻转、提插，则患者感到疼痛。

处理：嘱患者消除紧张，使局部肌肉放松；或延长留针时间，医生用手指在邻近部位做循按动作，或在滞针附近加刺一针，以缓解局部肌肉紧张。因单向捻转而致者，需反向将针捻回。

预防：对精神紧张及初诊者，应先做好解释工作，消除顾虑。正确选择体位，医生行针手法要轻，捻转幅度不宜过大，避免连续单向捻针。

3. 弯针

原因：医生进针手法不熟练，用力过猛、过速，或针下碰到坚硬组织；或在留针时患者改变了体位；或因针柄受到某些外力压迫、碰击；或因滞针处理不当等，均可造成弯针。

症状：针柄改变了原来的刺入方向或角度，提插、捻转和出针困难，而患者感到针处疼痛。

处理：出现弯针后，医生不得再行提插、捻转手法，如针身轻度弯曲，可将针慢慢退出；若弯曲角度过大，应顺着弯曲方向将针退出。若因患者移动体位所致，应嘱咐其慢慢恢复原来体位，待局部肌肉放松后，再慢慢起针。切忌强行拔针，以免发生断针现象。

预防：医生进针手法要熟练，指力要轻巧。患者体位舒适，并嘱其在针刺或留针期间不要随意变动体位。注意针刺部位和针柄不要受外力碰压。

4. 断针

原因：针具质量不佳，或针身、针根有剥蚀损伤，施术前失于检查；针刺时将针身全部刺入，行针时强力提插、捻转，使肌肉强力收缩；或留针时患者体位改变；或未能及时、正确处理弯针、滞针，并强力抽拔；或外物碰压等所致。

症状：行针时或出针后，发现针体折断，断端部分针身露在皮肤外，或断端全部没在皮肤之下。

处理：医者必须沉着冷静，嘱患者不要惊慌，切勿移动体位，以免断端继续深陷。若断端尚有部分针体露于皮肤之外，可用镊子将残针拔出；若断端与皮肤相平，或稍低，轻轻下压断端周围的皮肤，使针身暴露后再用镊子取出；若断针较深，应手术取出。

预防：施术前应认真仔细地检查针具，不合要求的应剔除不用。长度适宜，针刺时切勿将针全部刺入，应留部分在体外。进针、行针时，手法宜轻巧，不可强力猛刺。留针期间，嘱患者不要随意改变体位。遇有滞针、弯针现象时，应及时、正确地处理。

5. 血肿

原因：多因针尖弯曲带钩，使皮肉受损，或刺伤血管所致。

症状：出针后，针刺部位肿胀疼痛，继而皮肤呈青紫色。

处理：血肿较轻者，一般不必处理，可自行消退。若局部肿痛较重，青紫面积较大，可先做冷敷止血，再做热敷，以促进局部瘀血吸收。

预防：针刺前应认真检查针具，操作时避开血管；针刺手法不宜过重，切忌用力捣针，出针时立即用消毒干棉球按压针孔。

（六）针刺注意事项

① 患者在过饥、过劳、精神过度紧张时，不宜立即进行针刺；对于体弱患者，针刺时手法不宜过强，并尽量选择卧位。

② 妇女早孕期间，不宜针刺其小腹部的腧穴。

③ 小儿囟门未闭合时，头顶部腧穴不宜针刺。

④ 有自发性出血或损伤后出血不止者，不宜针刺。

⑤ 皮肤有感染、溃疡、瘢痕或肿瘤部位，不宜针刺。

⑥ 胸胁、背、腰、缺盆以及内有重要脏器的腧穴，不宜过深直刺，避免损伤脏器。

⑦ 针刺眼区和项部的风府、哑门等穴，以及脊椎部腧穴时，要注意掌握一定的角度，不宜大幅度提插、捻转和长时间留针，以免损伤重要组织、器官，发生严重后果。

二、电针法

电针法，是将针刺入腧穴得气后，在针具上通以接近人体生物电的微量电流，针和电两种刺激相结合，以防治疾病的一种方法。此法不仅提高了毫针的治疗效果，而且扩大了针灸的治疗范围。由于刺激量大，电针可以引起肌肉的强烈收缩，应当防止晕针、弯针和断针的发生。

三、皮内针法

皮内针法是一种呈颗粒形或呈麦粒状的针，一般长 1cm；也有呈揿钉形，或呈图针状的，长 0.2～0.3cm，针柄呈环形。环状针柄平整地留在皮肤上，用胶布固定，作为长时间留针的小型针具。针刺部位多以不妨碍正常活动处的腧穴为主，如耳部腧穴。

四、水针法

水针又称腧穴注射法，习称穴位注射，是选用某些中西药物注射剂，依据穴位作用和药物性能，在穴位内注射药物以防治疾病的一种疗法。它把针刺对穴位的刺激与药物对穴位的刺激以及中西药物对穴位的药理作用结合在一起，发挥综合作用，从而提高疗效。

五、皮肤针法

皮肤针法亦称"梅花针"，针柄的一端由 5～7 枚不锈钢针组合而成，形如梅花而得名。具有安全、简便、适应证较广的特点。使用时用腕力叩击皮肤，并立即提起。使局部皮肤潮红、充血，为轻刺；局部皮肤微微出血，为重刺。临床多用于治疗头痛、失眠、中风后遗症、腰背痛、皮肤病证等。

六、耳针法

耳穴治病具有操作简单、易于掌握的特点，其临床常用的有耳穴压豆法、耳穴毫针刺法、耳穴埋针法、耳穴放血法等。耳穴压豆法是在耳针疗法的基础上发展起来的一种保健方法，是用胶布将药豆或磁珠准确地粘贴于耳穴处，给予适度揉、按、捏、压，使其产生热、麻、胀、痛等刺激感应，以达到治疗目的的一种外治疗法。此法又称耳穴埋豆法、耳郭穴区压迫疗法。

第四节　灸法

情境导入

张某，女，21岁，痛经 3 年。患者体型偏瘦，面色㿠白，平素手脚冰凉，少气懒言。月经初潮时即出现痛经，每次月经来时都感觉小腹冷痛，喜按，喜热饮。舌淡苔白，脉细弱。

请问：

1.该病人是否适合艾灸治疗？为什么？

2.若需要，适宜哪种灸？

3.艾灸的具体操作是什么？有什么注意事项？

灸法是用艾绒或其他药物燃烧，在体表腧穴上进行熏、灼、熨，通过刺激经络腧穴以调整人体脏腑功能，起到防治疾病作用的一种方法。施灸的原料很多，但常以艾叶为主，所以灸法俗称艾灸，临床常用的方法有艾条灸、温针灸、艾炷灸三种。

（一）工具

施灸的原料很多，但以艾叶制成的艾绒为主要灸料。艾草属菊科多年生草本植物，我国各地均有生长，以蕲州产者为佳，故有"蕲艾"之称。艾叶制成的艾绒气味芳香，辛温味苦，容易燃烧，热力温和，具有温经散寒、消瘀止痛、回阳固脱、预防保健等功效，故艾绒为施灸佳料。《名医别录》曰："艾味苦，微温，无毒，主灸百病。"

另外，还需要准备酒精灯、凡士林、棉签、镊子、弯盘、治疗盘、灭火瓶等。根据需要准备温灸器、温灸筒、毫针。间接灸时需备用食盐、附子饼、姜片、蒜片等。

（二）操作方法

1. 艾条灸

艾条灸是指用桑皮纸包裹艾绒，卷成圆筒形的艾条，将其一端点燃，对准施术部位进行熏烧、施灸的一种方法，又称艾卷灸。根据艾条灸的操作方法，临床上又分为温和灸、雀啄灸和回旋灸三种，统称为悬灸（图9-21）。

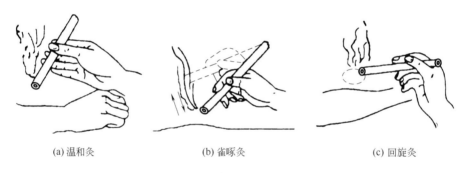

(a) 温和灸　　　　　　　　(b) 雀啄灸　　　　　　　　(c) 回旋灸

图 9-21　温和灸、雀啄灸、回旋灸

（1）温和灸　将艾条的一端点燃，对准施灸的患处或腧穴，距离皮肤 2～3cm 进行熏烤，以使患者局部有温热感而无灼痛为宜，一般每穴灸 10～15min，以皮肤红晕为度。

（2）雀啄灸　施灸时，艾卷点燃的一端与施灸部位的皮肤并不固定在一定的距离上，而是像鸟雀琢食一样，一上一下地移动施灸。

（3）回旋灸　施灸时，艾卷点燃的一端与施灸皮肤虽保持一定的距离，但不固定，而是均匀地向左右方向移动或反复旋转地施灸。

2. 温针灸

温针灸是针刺与艾灸相结合的一种方法，适用于既需要留针又须施灸的疾病。针刺得气后，留针期间将纯净细软的艾绒捏在针尾上，或用一段长约 2cm 的艾卷插在针柄上，点燃施灸，直待燃尽，除去灰烬，再将针取出。

3. 艾炷灸

艾炷灸是将纯净的艾绒放在平板上，用拇、示、中三指搓捏成规格、大小不同的圆锥形艾炷，放置于施灸部位点燃而治病的方法。艾炷形如麦粒、莲子或半个橄榄。每燃烧一个艾炷称为一壮。艾炷灸分为直接灸和间接灸两种方法。

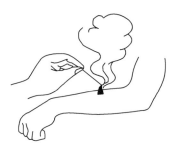

图 9-22　直接灸

（1）直接灸　是将艾炷直接放在腧穴皮肤上施灸的一种方法，又称明灸、着肤灸（图 9-22）。根据灸后对皮肤刺激的不同程度，又分为无瘢痕灸和瘢痕灸两种。

① 无瘢痕灸：施灸时先将施灸部位涂上少许凡士林，以使艾炷便于黏附，上置艾绒点燃，当燃至剩 2/5 左右，患者感到微有灼痛时，即换炷再灸，一般灸 3～7 壮，以局部皮肤充血、红润而不起疱为度。因皮肤无灼伤，故灸后不化脓，不留瘢痕。临床常用于治疗虚寒性疾病。

② 瘢痕灸：又称化脓灸。施灸前先在施术部位上涂以少量凡士林或大蒜液，以增强黏附性和刺激作用，然后将大小适宜的艾炷置于腧穴上并点燃，待艾炷燃尽，除去灰烬，换炷再灸，一般灸 5～10 壮。灸时疼痛较剧，可用手在施灸部位周围轻轻拍打，以缓解灼痛。正常情况下，施灸部位皮肤化脓形成灸疮，1 个月左右灸疮自愈，留下瘢痕。故灸前必须征求患者同意。此法多用于顽固性疾病，如哮喘、肺结核等。

（2）间接灸　是在艾炷与皮肤之间加一层间隔物而施灸的方法。常用的间隔物有生姜、大蒜、食盐、附子等。

① 隔姜灸：将鲜生姜切成直径为 2～3cm、厚约 0.3cm 的薄片，中间用针穿刺数孔，然后将姜片置于施灸的部位，姜片上方置艾炷并点燃，当艾炷燃尽后易炷再灸，一般灸 5～10 壮，以皮肤红晕而不起水疱为度。本法温胃止呕、散寒止痛，常用于治疗因寒呕吐、腹痛及风寒湿痹等（图 9-23）。

② 隔蒜灸：将鲜大蒜切成厚 0.3cm 左右的薄片，灸法同隔姜灸。此法清热解毒、杀虫，常用于治疗痈疽初起、肺结核、毒虫咬伤、腹中积块及未溃疮疡等病证。

③ 隔盐灸：用纯净干燥的食盐填敷于肚脐，使其与脐平，或于盐上再置一薄姜片，上置艾炷施灸，一般灸 5～9 壮。此法回阳、救逆、固脱，常用于治疗急性寒性腹痛、吐泻、中风脱证等。

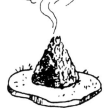

图 9-23　隔姜灸

④ 隔附子饼灸：用附子研粉，与酒调和成直径 3cm、厚约 0.8cm 的附子饼为施灸的衬垫物，中间以针穿刺数孔，上置艾炷施灸。由于附子辛温大热，温补肾阳，常用于治疗各种阳虚证，如阳痿、早泄和疮疡久溃不敛的病证。

（三）适用范围

艾灸具有温经散寒、扶阳固脱、活血祛瘀、预防保健等功能，临床上常用于治疗寒凝血滞、经络痹阻所致的风寒湿痹、痛经、经闭、寒疝、腹痛等；风寒外袭之表证，脾胃寒盛之呕吐、胃痛、泄泻；脾肾阳虚之久泄、久痢、遗尿、阳痿、早泄；阳气虚脱之大汗淋漓、四肢厥冷、脉微欲绝；气虚下陷之内脏下垂、阴挺、脱肛、崩漏日久不愈等；疮疡、痈疽初起、疖肿未化脓者；瘰疬及疮疡溃后久不愈合者。常灸关元、气海、中脘、命门，能温养气血，预防保健。

（四）注意事项

① 施灸时，一般应先上部、后下部，先背腰部、后胸腹部，先头身、后四肢，依次施灸。如遇特殊情况，亦不必拘泥。

② 内有实热、阴虚内热者，不宜灸；面部穴位、乳头、五官、大血管和关节活动处不宜采用瘢痕灸；孕妇的腹部和腰骶部不宜灸；皮肤破溃处和禁灸穴不宜灸。

③ 施术者应严肃认真，专心致志，精心操作。施灸前应向患者说明施术要求，消除恐惧心理，取得患者的合作。若需选用瘢痕灸时，必须先征得患者同意。

④ 临床施灸应选择正确的体位，要求患者的体位平正舒适。

⑤ 在施灸或温针灸时，要注意防止艾火脱落，以免造成皮肤及衣物的烧损。灸后若局部出现水疱，只要不擦破，可任其自然吸收。若水疱过大，可用消毒针从疱底刺破，放出水液后，再涂以碘伏。对于化脓灸者，在灸疮化脓期间，不宜从事体力劳动，要注意休息，严防感染。若有继发感染，应及时对症处理。此外，尤其对呼吸系统疾病患者进行灸治时，更应注意。

⑥ 施术的诊室，应注意通风，保持空气清新，避免烟尘过浓，污染空气，伤害人体。

⑦ 未用完的艾条，应插入火筒灭火，以防复燃。

思考题

（1～5题共用题干）

刘某，男，54岁，高中教师，长期从事伏案工作，3日前因感受风寒后出现颈项部疼痛，右上肢麻痛，活动受限，尤以天冷时发作，得温痛减。

1. 医师在了解患者病情后，施针灸治疗。下面哪个腧穴在针刺时要尤其注意针刺角度及深度（　　）。

A. 风府　　　　　　　　B. 合谷　　　　　　　　C. 曲池

D. 手三里　　　　　　　E. 肩髃

2. 针刺前，嘱患者做准备。患者最不应该选择的体位是（　　）。

A. 侧卧位　　　　　　　B. 俯坐位　　　　　　　C. 侧俯坐位

D. 仰卧位　　　　　　　E. 俯卧位

3. 在患者（　　）时，不宜进行针刺。

A. 精神放松，有足够的心理准备

B. 适量用餐后

C. 睡眠充足，精神充足

D. 平素身体健康，慢走1km后

E. 严重腹泻3天之后

4. 患者在针刺途中突然出现面色苍白、恶心呕吐、心慌气短现象，应（　　）。

A. 安抚患者，嘱其再坚持一会儿

B. 不予理会，此属正常现象

C. 立即停止针刺，将刺入之针全部拔出

D. 等待为其扎针的医生到来再处理

E. 不知所措，掩面哭泣

5. 当毫针出现（　　）时，不能用于针刺。

A. 无弯曲缺损　　　　　B. 针尖有钩曲　　　　　C. 针身光滑而挺直

D. 针柄无锈蚀　　　　　E. 针根无剥蚀

（康凤河）

第十章

其他中医护理技术

○○
○○
○○

【学习目标】

1.能正确操作常用推拿手法，知道推拿疗法的操作注意事项。

2.能正确操作拔罐疗法，知道拔罐法的适用范围及注意事项。

3.能正确操作刮痧疗法，知道刮痧法的适用范围及注意事项。

第一节　推拿疗法与护理

推拿疗法是操作者以手部及其他部位，或借助一定器材施术于患者相应部位，以达到疏通经络、调和气血、防病治病等目的的一种治疗方法。

一、常用推拿手法

按照手法类型，常用推拿手法可分为摆动类、摩擦类、挤压类、振动类、叩击类等。

（一）摆动类手法

操作者以指、掌或者腕关节作用于人体，在前臂主动摆动的带领下，进行协调的连续摆动动作。本类手法包括一指禅推法、㨰法和揉法等。本类手法操作时上肢放松，腕和前臂的动作保持协调一致，深透力强，适用于全身各部位或穴位。

1.一指禅推法

（1）动作要领　用拇指指端罗纹面或拇指桡侧着力于施术部位，腕关节放松，以肘部为支点，前臂做主动摆动，带动腕部摆动和拇指指间关节做屈伸活动。腕部的尺侧要低于桡侧，肘低于腕，使产生的力持续地作用于治疗部位上（图10-1）。

（2）要求　压力、频率、摆动幅度要均匀，动作要灵活，手法频率每分钟120～160下。

（3）临床应用　本法由于接触面积较小，加之手法持续不断地刺激，因而渗透度大，适用于全身各部。临床常用于头面、胸腹、腰背及四肢等处。头痛、胃痛、痛经及关节筋骨酸痛等疾病常用本法治疗，具有舒筋活络、调和营卫、祛瘀消积、健脾和胃的功能。

2.㨰法

（1）动作要领　手指微曲，用手背偏尺部或近端指间关节突起处以一定的压力吸附于一

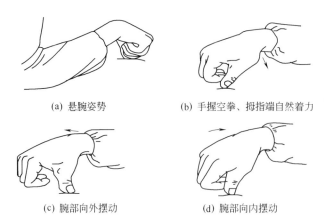

(a) 悬腕姿势　　　　　　　　(b) 手握空拳、拇指端自然着力

(c) 腕部向外摆动　　　　　　(d) 腕部向内摆动

图 10-1　一指禅推法

定部位上，以肘部为支点，前臂做主要摆动，带动腕部做屈伸和前臂旋转的复合运动，使产生的力持续地作用于治疗部位。可用单手或双手交替操作（图 10-2）。

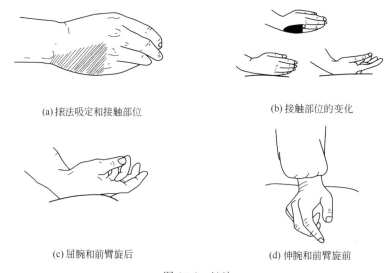

(a)滚法吸定和接触部位　　　　　　(b)接触部位的变化

(c)屈腕和前臂旋后　　　　　　(d)伸腕和前臂旋前

图 10-2　滚法

（2）要求　本法操作时手背尺侧或近端指间关节突起处要紧贴体表，不能拖动或跳动。操作时要注意肩、臂、腕尽可能放松，肘关节微屈。压力、摆动幅度要均匀，动作要协调而有节律。

（3）临床应用　滚法压力大，接触面也较大，适用于肩背、腰臀及四肢等肌肉较丰厚的部位。风湿痛、麻木不仁、肢体瘫痪等疾病常用本法治疗。具有舒筋活血、疏通经络、解痉止痛、消除肌肉疲劳等作用。

3. 揉法

（1）动作要领　用手掌大鱼际、掌根、全掌或手指罗纹面等部位着力吸定于施术部位，做轻柔灵活的环旋转动的方法。用大鱼际着力的称大鱼际揉法；用掌根或全掌着力的称掌揉法；用手指罗纹面着力的称指揉法（图 10-3）。

（2）要求　压力要轻柔，动作要协调而有节律，要带动皮下组织。一般每分钟 120～160 下。

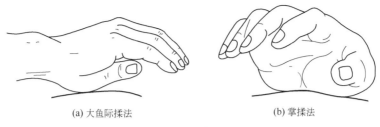

(a) 大鱼际揉法   (b) 掌揉法

图 10-3　揉法

（3）临床应用　本法具有宽胸理气、健脾和胃、消积导滞、活血化瘀、舒筋解痉、消肿止痛的作用。适用于全身各部，常用于胸闷胁痛及脘腹胀满、泄泻、便秘等胃肠道疾病以及风湿痹痛，麻木不仁，肌肉萎缩等疾病。指揉法多用于穴位，大鱼际揉法多用于头面部，掌揉法多用于肩背、腰臀、四肢部。

（二）摩擦类手法

以掌、指或肘附着在体表一定部位做直线或环转移动，与皮肤表面形成摩擦的一类手法，称摩擦类手法。本类手法包括摩法、擦法、推法、搓法、抹法等。本类手法紧贴皮肤，对体表有一定摩擦力，产生热度比较高。

1. 摩法

本法分指摩法和掌摩法两种。

（1）动作要领　指摩法是用示、中、环指面附着于一定部位上，手指自然伸直，以腕关节为中心，连同掌、指做节律性的环旋运动。掌摩法是用掌面附着于体表一定部位上，以腕关节为中心，连同前臂做有节律的环旋运动（图 10-4）。

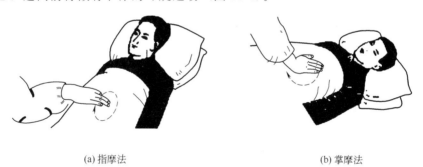

(a) 指摩法   (b) 掌摩法

图 10-4　摩法

（2）要求　本法操作时肘关节自然微微屈曲，腕部放松，指掌自然伸直，动作要缓和而协调。一般每分钟 100～120 下。

（3）临床应用　本法刺激轻柔缓和，常用于头面、胸腹、胁肋腰背部。掌摩法适用于胸腹、胁肋、腰背部等面积较大部位；指摩法适用于头面、四肢远端或特定穴位等面积较小部位。饮食积滞、脘腹疼痛、便秘等常用本法治疗。具有和中理气、消积导滞、舒筋缓急、活血祛瘀、消肿止痛等作用。

2. 擦法

用手掌的掌根、小鱼际或大鱼际附着在一定部位，或循经络的循行方向，进行直线来回摩擦的一种手法。

（1）动作要领 操作时腕关节伸直，手指自然伸开，使前臂与手接近相平，着力部位要贴在患者体表的治疗部位，上臂主动，带动手掌做上下或前后往返移动，掌下的压力不宜太大，但推动的幅度要大（图10-5）。

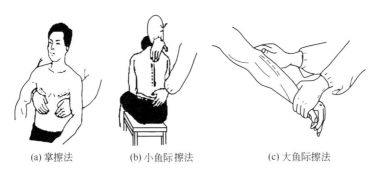

(a) 掌擦法　　　　(b) 小鱼际擦法　　　　(c) 大鱼际擦法

图 10-5　擦法

（2）要求 本法操作时动作要均匀连贯，用力适中，推动幅度大，频率每分钟120下左右。

（3）临床应用 本法是一种柔和温热的刺激，适用于体表很多部位。掌擦法多用于胸胁及腹部；小鱼际擦法多用于肩背、腰臀及下肢部；大鱼际擦法在胸腹、背腰、四肢等部位均可运用。常用于治疗内脏虚损及气血失调的病证，尤以活血祛瘀的作用更强。具有行气活血、消肿止痛、温经通络、祛风散寒、温肾壮阳、健脾和胃等作用。

3. 推法

推法指用拇指、手掌、拳面或肘部着力于一定部位上，进行单方向的直线摩擦。

（1）动作要领 操作时用拇指、手掌、拳面或肘部着力于一定的部位或按经络的循行方向进行单方向的直线移动。用指称指推法，用掌称掌推法，用拳称拳推法，用肘称肘推法（图10-6）。

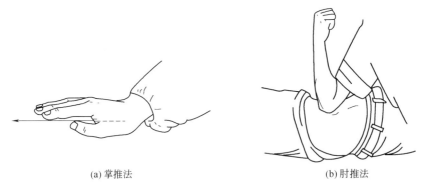

(a) 掌推法　　　　　　　　　　　　(b) 肘推法

图 10-6　推法

（2）要求 操作时指、掌、拳面或肘部要紧贴体表，带动皮下组织，用力要稳，速度要缓慢而均匀，以能使肌肤深层透热而不擦伤皮肤为度。力量大小因患者年龄、体质、性别而异。可使用介质。

（3）临床应用 可在人体各部位使用。掌推法适用于四肢、腰背等面积较大的部位；肘推法适用于腰臀等肌肉丰厚的部位；指推法适用于全身各部的穴位或面部、颈项等面积较小的部位。具有调和气血、舒筋活络、退肿消瘀等作用。

4. 搓法

搓法指以两手掌面夹住一定部位，相对用力做快速搓揉，同时上下移动的一种手法（图10-7）。

（1）动作要领　操作者双手掌面夹住肢体施术部位，以肘关节和肩关节为支点，前臂与上臂部主动施力，两手掌做正反两方向的交替搓动，并由上向下缓慢移动。

（2）要求　操作时双手用力要对称，搓动要快，移动要慢，用力要均匀，动作要自然。

（3）临床应用　搓法适用于四肢、腰背及胁肋部，以上肢部最为常用，常作为推拿治疗的结束手法。具有行气活血、放松肌肉等作用。

5. 抹法

（1）动作要领　用单手或双手拇指罗纹面紧贴皮肤，略用力，做上下、左右或弧形移动（图10-8）。

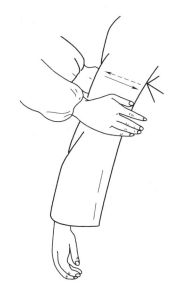

图 10-7　搓法

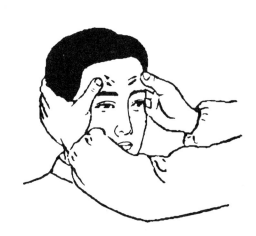

图 10-8　抹法

（2）要求　双手操作时用力要均匀，动作要协调一致。

（3）临床应用　本法常用于头面及颈项部。对头晕、头痛、视物模糊及颈项强痛等症常用本法治疗。还可用于面部保健和美容。具有清利头目、开窍镇静等作用。

（三）挤压类手法

用手指、手掌或肢体其他部分对患者体表的一定部位着力进行按压或对称性挤压，称挤压类手法。本类手法包括按法、点法、捏法、拿法和捻法等法。本类手法适用范围广泛，操作时要紧贴皮肤，用力要稳，由轻到重，循序渐进。

1. 按法

按法有指按法、掌按法和肘按法三种。

（1）动作要领　用拇指端或罗纹面按压体表，称指按法。用单掌或双掌，也可用双掌重叠按压体表，称掌按法。用肘尖按压体表，称为肘按法（图10-9）。

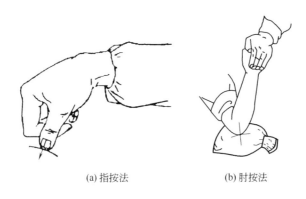

(a) 指按法   (b) 肘按法

图 10-9 按法

（2）要求 按法操作时要紧贴体表，不可移动，着力于一定的部位或穴位，做一掀一压的动作，用力要由轻而重，不可用暴力猛然按压，并在按压局部适当停留。

（3）临床应用 指按法可用于全身各部位穴位；掌按法、肘按法常用于腰背和腹部、四肢、肩背。本法具有开闭通塞、放松肌肉、通经活络、活血止痛的作用。适用于头痛、胃脘痛、肢体酸痛麻木等疼痛病症。按法在临床上常与揉法结合应用，组成"按揉"复合手法。

2. 点法

点法有拇指点和屈指点两种。

（1）动作要领 拇指点是用拇指指端点压体表。屈指点有屈拇指，用拇指指间关节桡侧点压体表；或屈示指，用示指近侧指间关节点压体表（图 10-10）。

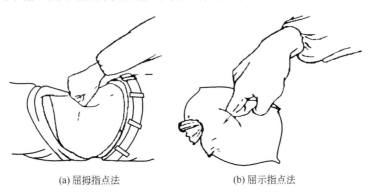

(a) 屈拇指点法   (b) 屈示指点法

图 10-10 点法

（2）要求 点法操作常用来点按穴位，要持续性用力。

（3）临床应用 本法刺激作用很强，使用时应根据病人的具体情况和操作部位酌情用力。常用于肌肉较薄的腰背部和四肢的骨缝处。肌肉痉挛及各种疼痛性病证常用本法治疗。具有开通闭塞、活血止痛、放松肌肉的作用。

3. 捏法

捏法分三指捏和五指捏两种。

（1）动作要领 用拇指与其他手指夹住肢体的一定部位，相对用力挤压，并可沿其分布或其结构形态辗转移动的操作方法。用拇指和示、中两指相对用力操作的为三指捏法，用拇指与其余四指操作的为五指捏法。

（2）要求 在做相对用力挤压动作时要循序而下，均匀而有节律性。

（3）临床应用　本法适用于四肢、头部、颈项及背脊，具有舒筋通络、行气活血、祛风散寒的作用。

附：

捏脊法

用两手拇指桡侧面顶住脊柱两侧的皮肤，示、中指前按与拇指相对捏提腰骶部皮肤和肌肉，沿脊柱向上缓缓推动，每捻三下提一下，直至大椎，如此反复2～4遍（图10-11）。

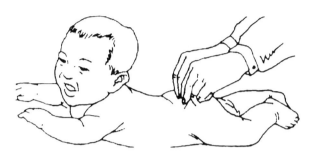

图 10-11　捏脊法

临床应用：本法具有调和营卫、健脾和胃、行气活血的作用。适用于脾气虚弱、脘腹胀满、虚烦少寐等症，尤其对小儿发热、惊风、夜啼、疳积、腹泻、呕吐、腹痛、便秘、消化不良等症疗效更为明显。也是小儿常用保健手法之一。

4.拿法

捏而提起谓之拿。

（1）动作要领　用拇指和示、中两指，或用拇指和其余四指相对用力，在一定的部位或穴位上进行节律性捏提（图10-12）。

（2）要求　操作时，用力要由轻而重，不可突然用力，动作要缓和而有连贯性。提起时不要过分强调提的幅度，否则会产生被提捏组织的损伤。

（3）临床应用　临床常配合其他手法使用于颈项、肩部和四肢等部位。适用于颈项强痛、关节酸痛等。具有开窍止痛、舒筋通络、祛风散寒等作用。

5.捻法

（1）动作要领　用拇、示指罗纹面捏住一定部位，两指相对做搓揉动作（图10-13）。

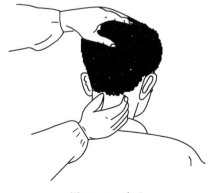

图 10-12　拿法

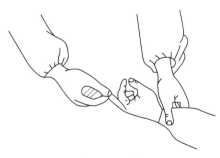

图 10-13　捻法

（2）要求　操作时动作要灵活、快速，用劲不可呆滞。

（3）临床应用　本法一般适用于四肢小关节，为辅助性手法。常配合其他手法治疗指（趾）间关节酸痛、肿胀或屈伸不利等。具有理筋通络、滑利关节的作用。

（四）振动类手法

以较高频率的节律性轻重交替刺激，持续作用于人体，称振动类手法。本类手法包括抖法、振法等。主要是以强力、静止性用力带动患者肢体做小幅度的振动。

1. 抖法

用单手或双手握住患者的上肢或下肢远端，用力做连续的小幅度的上下抖动，使关节有松动感。

（1）动作要领　操作者站于患者前外侧，上身略前倾，用单手或双手握住病人的手腕部或足踝部（手不能握得太紧），慢慢将其向前外侧方向抬高一定角度，然后稍用力做连续的小幅度的上下颤动，使肘肩关节或大腿及髋部有舒松感（图10-14）。

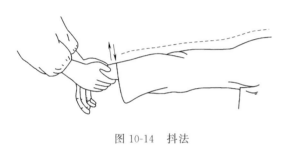

图10-14　抖法

（2）要求　操作时抖动幅度要小，频率要快。

（3）临床应用　本法可用于四肢部，以上肢常用。适用于疼痛、肿胀、运动障碍。临床上常与搓法配合使用，作为治疗的结束手法。治疗作用与搓法相同，具有调理气血、疏通经络、滑利关节的作用。

2. 振法

（1）动作要领　用手指或手掌着力于施术部位，运用前臂和手部静止性用力，使肌肉产生强力收缩，产生小幅度连续性的快速的振动，使受术部位有振动感。用手指着力称指振法，用手掌着力称掌振法（图10-15）。

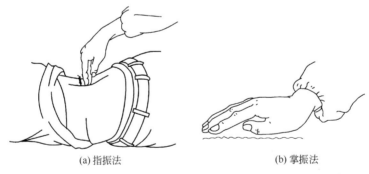

(a) 指振法　　　　　　　(b) 掌振法

图10-15　振法

（2）要求　操作时力量要集中于指端或手掌上。振动的频率较高，着力稍重，压力可大可小，紧贴皮肤。

（3）临床应用　本法一般常用单手操作，也可双手同时操作。可用于全身各部位和穴位，主要适用于疼痛类疾病。具有疏通经络、和中理气、消食导滞、镇静安神等作用。

（五）叩击类手法

用手指、手掌、拳背、掌侧面，或桑枝棒叩打体表，称叩击类手法。本类手法包括拍法、击法、弹法等。

1. 拍法

用虚掌拍打体表一定部位的操作方法，称拍法。

（1）动作要领　操作时手指自然并拢，掌指关节微屈，使掌心空虚，以手腕发力，平稳而有节奏地拍打患部（图 10-16）。

（2）临床应用　本法适用于肩背、腰臀及下肢部。对风湿痹痛、肌肉痉挛、局部感觉迟钝等症常用本法配合其他手法治疗，具有通经活络、行气活血、缓急止痛之功。

2. 击法

击法是用力较重的一种击打法。操作者用拳背、掌根、侧掌小鱼际、指尖或桑枝棒叩击体表一定部位的操作方法。

（1）动作要领　拳背击法时手握空拳，腕伸直，用拳背平击一定部位或穴位；掌根击法时腕部背伸，手指微屈，用掌根部叩击体表一定部位；侧掌击法又称小鱼

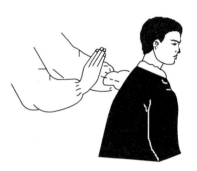

图 10-16　拍法

际击法，操作时手指自然伸直，腕略背伸，以单手或双手的小鱼际部为着力点，击打体表的一定部位；指尖击法时五指自然分开，用指端轻轻击打体表，如雨点下落；桑枝棒击法时用特制的桑枝棒（略有弹性）击打体表一定部位（图 10-17）。

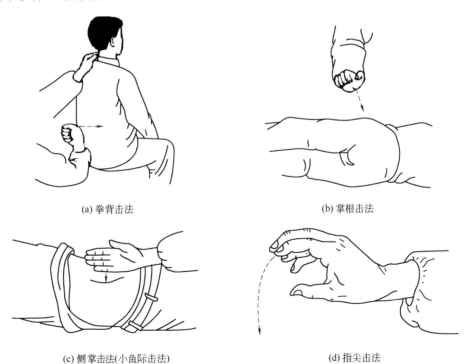

(a) 拳背击法　　　　　　　　　　　　　　　(b) 掌根击法

(c) 侧掌击法(小鱼际击法)　　　　　　　　　(d) 指尖击法

图 10-17　击法

（2）要求　击法用劲要快速而短暂，垂直叩击体表，在叩击体表时不能有拖抽动作，速度要均匀而有节奏，轻叩三次，重叩一次。

（3）临床应用　拳背击法常用于大椎穴和背腰部；掌根击法常用于头顶及四肢部；侧掌击法常用于腰背及四肢部；指尖击法常用于头面、胸腹部；桑枝棒击法用于腰背及四肢部。本法具有疏通经络、调和气血、消瘀止痛、缓解痉挛的作用，对头痛或风湿痹痛、局部感觉迟钝、肌肉痉挛等症，常用本法配合治疗。

3. 弹法

（1）动作要领　用一手指的指腹紧压住另一手指的指甲，用力将被压手指弹出，连续弹击治疗部位（图10-18）。

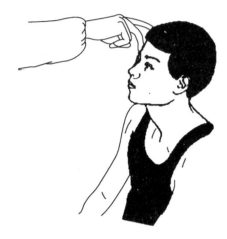

图 10-18　弹法

（2）要求　操作时弹击力要均匀，每分钟弹击120～160下。

（3）临床应用　本法可适用于全身各部，尤以头面、颈项部最为常用，具有舒筋通络、祛风散寒的作用。对项强、头痛等症，常用本法配合治疗。

二、推拿疗法的护理

推拿疗法具有适应证广、疗效显著、痛苦较小且简便易学的特点，无论男女老幼，体质强弱，均能接受，在临床上被广泛应用。

1. 推拿手法操作的基本要求

（1）持久　是指手法在操作过程中，能按照规定的技术要求和操作规范持续地运用，在足够的时间内不走样，保持动作的形态和力量的连贯。

（2）有力　是指手法必须具备一定的力量，力量的轻重应根据治疗对象的具体情况、施术部位及手法性质等多方面的情况而定。

（3）均匀　是指在手法操作时，其动作幅度、速度的快慢、手法压力的轻重，都必须保持相对的一致，幅度不可时大时小，速度不可忽快忽慢，用力不可时轻时重，应使手法操作既平稳又有节奏性。

（4）柔和　是指手法操作时，动作稳柔灵活，要轻而不浮，重而不滞，手法变换衔接连贯自然，切忌生硬粗暴。

推拿疗法的效果除了决定于操作方法、部位准确程度外，还和推拿力量、时间、速度有关。

在施行推拿疗法时，一定要由轻到重，由慢到快，由浅入深，由表及里，循序渐进，经刻苦练习和反复实践，达到《医宗金鉴》所言"机触于外，巧生于内，手随心转，法从手出"的境界。

2. 操作程序

① 准备治疗巾、按摩膏等物品。核对医嘱。

② 安排合理体位，必要时松开衣着，注意保暖。

③ 根据患者的症状、发病部位、年龄及耐受性，选用适宜的手法和刺激强度，进行推拿疗法的操作。

④ 操作过程中注意观察患者对手法的反应，若有不适，应及时调整手法或停止操作，以防发生意外。

⑤ 操作后协助患者穿衣，做好记录并签字。

3. 推拿疗法的作用及适用范围

传统医学认为，推拿疗法具有疏通经络、调和气血、平衡阴阳、调节脏腑、防病保健、理筋整复等作用。推拿疗法不仅治疗骨科某些疾病，而且治疗某些内科、外科、妇科、儿科、眼科等科的某些疾病。

4. 推拿疗法的注意事项

推拿疗法主要是通过手法的刺激作用而达到保健和治疗的效果。效果的好与差都直接与手法的选择和熟练程度、施术部位穴位的准确性，以及手法用力的技巧有着密切的关系。为了使推拿疗法顺利进行、取得应有的效果，同时防止出现意外事故，必须注意以下几个方面的问题。

① 以下情况不宜进行推拿治疗：急性传染性疾病；皮肤病及皮肤外伤、破损；高热；严重高血压、心脏病、肺病、肝肾损害；由化脓菌、结核菌引起的运动器官疾病（如化脓性关节炎）；骨折、脱位；恶性肿瘤；未经诊断明确的各种急性脊柱损伤或伴有脊髓症状的患者；出血性疾病；精神疾病；孕妇的腹部、腰骶部；醉酒后、过饥、过饱、疲劳过度、极度衰弱者。

② 要注意双手清洁，勤剪指甲，讲究手部卫生，并要保持双手温暖。

③ 要保持室内空气流通，温度适宜，避免过寒或过热。

④ 患者接受推拿前应排空大小便，保持身心安静，在平静轻松的情况下进行操作。在推拿操作过程中，应让患者做到全身肌肉放松，呼吸自然，宽衣松带，这样可使全身血流通畅，气血无阻。在四肢、躯干、胸腹推拿时，最好直接在皮肤上进行或隔着薄的衣服，以提高效果。

⑤ 推拿操作时，要根据病人情况和疾病需要，因人因时选用适宜的操作方法，根据不同的部位，选择不同的手法。要根据患者的强壮与否，来适当调整用力大小。以患者感到局部稍有酸胀为好，不要过分贪重。

⑥ 在操作手法上应遵循先轻后重、由浅入深、循序渐进的原则，使体表有个适应的过程。切勿使用暴力，以免损伤皮肤及其他组织器官。

⑦ 在做较大动作手法治疗时，施术者应嘱咐患者充分放松或默契配合，不要紧张或抵抗，以免造成损伤。俯卧位时，注意保持呼吸通畅；重手法治疗时，不要憋气。

⑧ 推拿操作过程中要随时询问和观察患者的反应，如患者出现头晕、心慌、休克等异常情况时，施术者应保持沉着，及时处理，应让病人平卧，头晕者按风池穴、百会穴；心慌者按内关穴；休克者取头低脚高位，掐人中穴，牙关紧闭者按合谷穴。

⑨ 年龄较大者、身体较弱者或重手法操作后，如患者感到疲劳，可在床上休息片刻，以防马上起床产生头晕、血压波动现象，但要加盖衣被，以防受凉。

第二节 拔罐疗法与护理

拔罐法，又称"拔火罐""吸筒疗法"，古称"角法"，是以罐为工具，利用燃火、抽气等方法排除罐内空气，形成负压，使之吸附于腧穴或应拔部位的体表，产生刺激并使局部皮肤充血、瘀血，以达到防治疾病目的的一种方法。拔罐疗法具有祛风散寒、通经活络、消肿止痛、吸毒排脓等作用，在临床应用较为广泛，常用于外感风寒所致头痛、咳嗽、哮喘，风寒湿邪所致关节疼痛、腰背酸痛，还可用于丹毒、红丝疔、毒蛇咬伤、疮疡初起未溃等外科疾病。

一、罐具

1. 竹罐

用直径3～5cm坚固无损的竹子，制成6～8cm或8～10cm长的竹管，一端留节作底，另一端作罐口，用刀刮去青皮及内膜，制成形如腰鼓的圆筒。用砂纸磨光，使罐口光滑平整。其优点是取材较容易，经济易制，轻巧价廉，适于煎煮；缺点是容易燥裂、漏气，易摔碎，吸附力不大。

2. 陶罐

用陶土烧制而成，有大有小，罐口光整，肚大而圆，口底较小，其状如腰鼓。其优点是吸附力大；缺点是质地较重，易于摔碎、损坏。

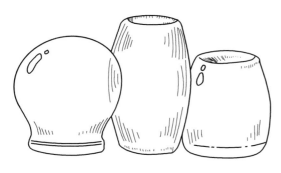

图10-19 玻璃罐、竹罐、陶罐

3. 玻璃罐

玻璃罐是在陶罐的基础上，改用玻璃加工而成，其形如球状，罐口平滑。其优点是质地透明，可察看瘀血程度，便于随时掌握情况；缺点也是容易摔碎、损坏（图10-19）。

4. 抽气罐

抽气罐常用青霉素、链霉素药瓶，将瓶底磨掉，制成平滑的罐口，瓶口处的橡皮塞应保持完整，留作抽气用。也可用透明塑料瓶制成，不易破碎，上置活塞便于抽气。抽气罐的特点是可随意调节罐内负压，控制吸力，用小瓶制成者，可用于皮薄肉少之处。

二、拔罐法

拔罐物品准备：罐具、治疗盘、酒精棉球、火柴，冬季要备毛毯等保暖用品等。罐具大小要根据施术部位具体情况而合理选择，检查罐口是否平整。

治疗环境准备：治疗室通风换气，保持室温相对稳定在20℃左右。

术者准备：修剪指甲、穿工作服、戴口罩、肥皂水清洗双手，核对医嘱，向患者解释拔罐操作程序。

患者准备：患者取合适体位，暴露拔罐部位。

1. 拔火罐法

（1）闪火法　用长纸条或用镊子夹酒精棉球一个，用火将纸条或酒精棉球点燃后，使火在罐内绕1～3圈后，将火退出，迅速将罐扣在应拔的部位，即可吸附在皮肤上。此法罐内无火，比较安全，是最常用的吸拔方法。但需注意切勿将罐口烧热，以免烫伤皮肤（图10-20）。

（2）滴酒法　用95％酒精或白酒，滴入罐内1～3滴（切勿滴酒过多，以免拔罐时流出，烧伤皮肤），沿罐内壁摇匀，用火点燃后，迅速将罐扣在应拔部位。

（3）贴棉法　用大小适宜的酒精棉球一块，贴在罐内壁的下1/3处，用火将酒精棉球点燃后，迅速扣在应拔的部位。此法需注意棉球浸酒精不宜过多，否则燃烧的酒精滴下时，容易烫伤皮肤。

（4）投火法　用易燃纸片或棉花，点燃后投入罐内，迅速将罐扣在应拔的部位，即可吸附在皮肤上。此法由于罐内有燃烧物质，容易落下烫伤皮肤，故适宜于侧面横拔（图10-21）。

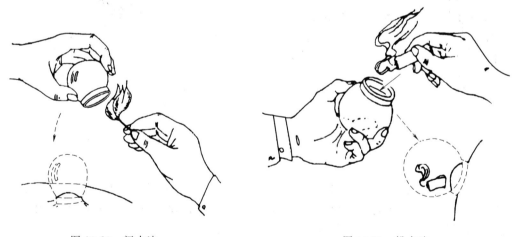

图 10-20　闪火法　　　　　　　　　　　　图 10-21　投火法

2. 拔水（药）罐法

拔水（药）煮罐法，是利用沸水（或药液）排出罐内空气，形成负压，使罐吸附在皮肤上的方法。此法一般选用竹罐。即选用5～10枚完好无损的竹罐，放在锅内，加水煮沸，然后用镊子将罐口朝下夹出，迅速用凉毛巾紧扣罐口，立即将罐扣在应拔部位，即能吸附在皮肤上。临床可根据病情需要在锅中放入适量的祛风活血药物，如羌活、独活、当归、红花、麻黄、艾叶、川椒、木瓜、川乌、草乌等，故又称"药罐法"。

3. 负压吸引拔罐法

负压吸引拔罐法，是先将抽气罐的瓶底紧扣在穴位上，用注射器或抽气筒通过橡皮塞抽出罐内空气，使罐内形成负压的一种吸附方法。本法可以避免烫伤，操作方法容易掌握，负压的大小能够调整，基本不受施术部位限制。

4. 拔罐法的应用

临床上根据病情需要，在具体运用拔罐法时，还有以下几种方法。

（1）留罐法　又称"坐罐法"，是将罐吸附在体表后，使罐子吸拔留置于施术部位 10～15min，然后将罐起下。此法是临床上最常用的拔罐法，且单罐、多罐皆可应用。

（2）走罐法　又称"推罐法"，即拔罐时先在所拔部位的皮肤或罐口上，涂一层凡士林或其他润滑剂，再将罐拔住。然后，术者用右手握住罐子，向上、向下或向左、向右移动到需要拔的部位，往返推动，至所拔部位皮肤红润、充血，甚或瘀血时，将罐起下（图 10-22）。此法适用于面积较大、肌肉丰厚部位，如脊背、腰臀、大腿等部位。

（3）闪罐法　即将罐拔住后，立即起下，如此反复多次地拔住起下，直至皮肤潮红、充血，或瘀血为度（图 10-23）。此法多用于局部皮肤麻木、疼痛或功能减退等病证，尤其适用于不宜留罐的患者，如小儿、年轻女性的面部。

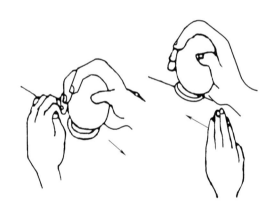

图 10-22　走罐法

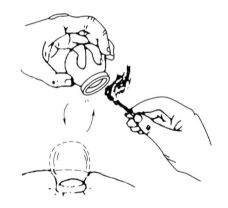

图 10-23　闪罐法

（4）刺血拔罐法　又称"刺络拔罐法"，是在应拔部位皮肤消毒后，用三棱针点刺出血或用皮肤针叩打后，再将火罐吸拔于点刺的部位，使之出血，以加强刺血治疗的作用。一般刺血后拔罐留置 10～15min，多用于治疗丹毒、扭伤、乳痈等。

（5）留针拔罐法　又称"针罐法"，是指在针刺留针时，将罐拔在以针为中心的部位上5～10min，待皮肤红润、充血或瘀血时，将罐起下，然后将针起出。此法起到针罐配合的作用。

三、拔罐法的护理

1. 适用范围及禁忌证

（1）适应证　拔罐法具有温经通络、行气活血、消肿止痛、祛湿逐寒的作用，其适应证比较广泛，以内科病证为主，妇科、儿科、骨伤科疾病也可使用，如感冒、胃病、风寒湿痹、痛经、荨麻疹等。

（2）禁忌证

① 高热、抽搐、出血性疾病。

② 皮肤有溃疡、水肿、大血管分布部位。

③ 孕妇小腹部及腰骶部。

2. 注意事项

① 拔罐时要选择适当体位和肌肉丰满的部位。若体位不当，骨骼凹凸不平，毛发较多的部位，火罐容易脱落，不可拔罐。

② 拔罐前应仔细检查罐口是否光滑，罐体有无裂痕，以免损伤皮肤，或中途罐体破裂、漏气。

③ 拔罐动作需稳、准、快，点燃的棉球切勿烧烤罐口，以免烫伤皮肤。针对烫伤或留罐时间太长而皮肤起水疱的情况，小的水疱无须处理，外敷无菌纱布，防止擦破即可；水疱较大时，用消毒针将水放出，涂以碘伏，或用无菌纱布包敷，以防感染。

④ 注意保暖，避免拔罐后施术部位受凉。

⑤ 罐具选取要结合治疗部位肌肉丰满程度和面积大小，选择大小适宜的罐具，使用后要消毒保存。

⑥ 使用火罐法，尤其是投火法和贴棉法，要注意乙醇溶液不宜过多，操作时动作迅速，小心谨慎，避免烫伤。

⑦ 拔罐前明确患者无过敏、溃疡、水肿等拔罐禁忌证。

⑧ 皮肤有过敏、皮肤病、溃疡、水肿及心脏、大血管分布部位，不宜拔罐。高热抽搐者，以及孕妇的腹部、腰骶部位，亦不宜拔罐。

⑨ 留罐时间一般为 10～15min。留罐期间，应为患者加盖衣被以免受凉。并应观察罐内皮肤隆起程度及皮色变化，既要防止吸力不够，火罐脱落，影响疗效，又要避免因拔罐时间过长、吸力过大而出现水疱。

⑩ 拔出脓、血者，应用无菌棉球清洗干净，并覆盖无菌纱布，若局部出现较大水疱，则以无菌针头刺破水疱下缘，抽出渗出液，涂以碘伏。必要时覆盖无菌纱布，防止感染。

⑪ 起罐时，一般先用一手夹住火罐，另一手拇指或示指从罐口旁边按压一下，使空气进入罐内，火罐即可取下。

第三节　刮痧疗法与护理

一、刮痧法

"痧"是民间的一种习惯叫法，一方面指痧疹征象即痧象，即皮肤出现红点如粟米，用手指触摸时，稍有阻碍的疹点。另一方面是指"痧证"，又称"痧胀"和"痧气"，不是一种独立的病，而是一种毒性反应的临床综合征，临床上许多疾病都可以出现痧象，痧是许多疾病的共同证候，故有"百疾皆可发痧"之说。

现代医学认为，所谓痧，是渗出于脉外的含有大量代谢产物的离经之血，在临床观察中发现完全健康的人，刮拭体表经络则无"痧痕"出现，因为健康的人体内无代谢产物潴留，其毛细血管通透性正常。当机体脏腑功能减退或发生严重障碍时，代谢产物不能及时排出，局部呈缺氧状态，毛细血管通透性也增强，刮痧时毛细血管破裂，因此有"痧"出现。

刮痧疗法是应用边缘钝滑的器具如牛角刮板、小汤匙、铜钱、纽扣等物，蘸油或清水等介质在人体体表一定部位进行反复刮动，使其局部皮下出现痧斑或痧痕的一种治疗方法。本法是以中医理论为基础，以脏腑经络学说为指导，博采针灸、按摩、放血拔罐等中医非药物疗法之所长，可疏通腠理，使脏腑秽浊之气通达于外，促使周身气血流畅，从而达到治疗疾病的目的。本疗法源于民间，具有操作简便、易懂易学、经济安全、取效迅速、易于普及等特点。临床常用于"痧证"及中暑、外感、咽喉肿痛、腹痛、腹泻、呕吐、头痛等病证。

刮痧疗法历史悠久，最早可以追溯到《黄帝内经》时代，是砭石疗法和刺络疗法的一种，薪火相传，沿用不废。宋代《保赤推拿法》记载："刮者，医指挨皮肤，略加力而下也。"它多用于治疗痧证，即夏季外感中暑或湿热温疟疫毒之疾，皮肤每每出现花红斑点，亦称"夏法"。清代有关刮痧的描述更为详细。郭志邃撰写了第一部刮痧专著《痧胀玉衡》，从痧的病源、流行、表现、分类、刮痧方法、工具以及综合治疗方法等方面都做了较为详细的论述。如"痧毒在气分者刮之，在血分者刺之，在皮肤者粹之，痧毒入腑者宜荡涤攻逐之""刮痧法，背脊颈骨上下，又胸前胁肋两背肩臂痧，用铜钱蘸香油刮之"。此后，陆乐山的《养生镜》问世，为刮痧成为专科医疗技术奠定了基础。

1. 器具

刮痧常用器具是刮痧板，它是由犀牛角制成，形状为长方形，边缘钝圆，是专业人员使用的工具。

2. 介质

介质是为了减少刮痧时的阻力，避免损伤皮肤，增强疗效，刮痧前局部涂以水、植物油、刮痧油、中药液等，这些物质称为介质。有的介质是液体，如植物油，或具有通经活络功效的中药制剂及专业使用的刮痧油等；有的介质是膏剂，如质地油腻的凡士林等。

（1）用物准备　治疗盘、刮痧器具、治疗碗、清水或植物油等润滑剂、75%酒精棉球、无菌持物钳，必要时备大毛巾、屏风等。

（2）操作方法

① 洗手戴口罩，备齐用物，携至床旁，核对，向患者解释。

② 确定刮痧部位，选择舒适的姿势和体位。

③ 暴露刮治部位，用75%酒精常规消毒局部皮肤。

④ 施术者用右手拿取刮痧板，蘸清水或植物油后，在确定的体表部位，与皮肤呈45°~90°按经络循行方向，由上而下，或从内向外朝单一方向反复刮动，力量由轻到重，一般每个部位刮10~20下，以皮下出现紫红色斑点或斑块为度。一般来说，病情轻者痧斑为红色，重者痧斑为紫色，严重者痧斑为紫块，第二次刮拭需等患处皮肤无疼痛感时方可再刮。

⑤ 刮痧顺序一般要求先刮颈项部，再刮脊椎两侧部，然后刮胸部及四肢部位。

⑥ 刮治时间以15~20min为宜。本次刮痧与前次刮痧之间应间隔3~6天，以皮肤痧消

退为准。3～5次为一疗程。

⑦ 操作完毕，整理用物，洗手记录。

3. 常用刮痧部位及操作方法

（1）头面部　患者取坐位或仰卧位。施术者用刮板在患者前额部从前发际自上而下进行刮拭，并点揉印堂穴、百会穴和两头维穴。以印堂穴为中点，分别向左右两侧刮拭前额，止于两侧太阳穴，点揉太阳穴。以皮肤红润为度。患者闭目。施术者用刮痧板轻刮患者上下眼眶，并用刮板轻揉患者两侧睛明穴、四白穴和迎香穴。施术者用刮板轻刮患者上唇和下唇周围，点揉人中穴和承浆穴。在患者两侧面颊涂抹少许介质，施术者用刮板自下而上轻轻刮拭面部；并用刮板轻轻点揉患者两侧耳门、听宫、听会穴，以面部皮肤红润为度。

（2）项背部　患者取侧卧或俯卧位，术者侧立，先从后项发际下第7颈椎起至腰骶部第5腰椎为止，由上而下轻直刮。然后从第1胸椎旁开沿肋间向外侧斜刮脊柱两侧，由上至下顺刮；背部肋间，由内向外斜刮。此处为常用部位。

（3）肩颈部　颈部后外侧至肩峰，由内上往外下斜刮；颈前部气管两侧，由上往下顺刮。

（4）胸腹部　天突至歧骨（胸骨）、剑突下至脐上，均由上往下顺刮。胸胁部肋间，由内往外斜刮。

（5）肘腘窝　由上往下顺刮。刮痧时，一般先刮肩颈部、项背部，再刮胸腹部、肘窝、腘窝。

二、刮痧法的护理

1. 适应证

刮痧疗法临床应用广泛。以前主要用于痧证，现已扩展用于治疗内科、外科、妇科、儿科等多科病证，如感冒、发热、头痛、中暑、咽喉肿痛、伤食、疳积、呕吐、腹痛、腹泻等，亦可用于落枕、腰肌劳损、肩周炎及风湿性关节炎等伤科病证。

（1）痧证　取背部脊柱两侧自上而下刮治，若见神昏者可加用太阳穴及眉心部位。

（2）中暑　取脊柱两旁自上而下轻轻顺刮，逐渐加重。

（3）湿温初起　取背部自上而下顺刮，并配用苎麻蘸油在腘窝、后颈、肘窝部擦刮。

（4）感冒　取生姜、葱白各10g，切碎和匀布包，蘸热酒先刮擦前额、太阳穴，然后刮背部脊柱两侧，也可配刮肘窝、腘窝。如有呕恶者加刮胸部。

（5）发热咳嗽　自颈部向下至第4腰椎处顺刮，同时刮治肘部曲池穴。如咳嗽明显，再刮治胸部第2、第3、第4肋间。

（6）风热喉痛　取第7颈椎至第7胸椎两旁（蘸盐水）刮治，并配用拧提颈前部侧肌肉（胸锁乳突肌）约50下。

（7）风湿痹痛　取露蜂房100g，用酒浸3天后，蘸酒顺刮颈、脊柱两旁，同时取腘窝、肘部或痛处刮治。

2. 禁忌证

① 孕妇腹部、腰骶部等禁忌刮痧。

② 有出血倾向的疾病患者如白血病、血小板减少性紫癜等需慎用。

③ 过度消瘦、久病体弱、皮肤高度过敏，或皮肤溃烂、损伤、炎症者，或皮肤病患者

等慎用。

3. 注意事项

① 刮痧时应注意保暖，刮痧后避免刮痧部位受风寒。

② 一定要先在施术部位处涂抹一定量的介质后进行。这样不仅可以减少刮板与皮肤的摩擦，降低对皮肤的损害，而且更可以增强渗透力，加大治疗功效。

③ 刮痧工具使用前仔细检查边缘是否光滑，使用后清洁、消毒、擦干。

④ 施术者应根据患者自身和疾病的特点，掌握力度和控制时间进行刮痧治疗。一般来说，"实则重之，虚则轻之"。体质较强、病属实证、病情较重的患者用力稍重，时间稍长；体质虚弱、病属虚证、病情稍轻的患者用力则稍轻，时间短。

⑤ 切忌强求出痧，出痧后30min内禁忌洗凉水澡。

⑥ 明确患者属于刮痧适用范围再行刮痧。

⑦ 刮痧过程中密切观察患者局部情况，注意询问患者的主观感受，若患者出现疼痛异常、出冷汗、胸闷烦躁、面色苍白等症状者，停止刮痧，并告知医生做相应处理。刮痧后患者不宜发怒、烦躁或忧思焦虑，应保持情绪平静。同时，忌食生冷瓜果和油腻食品。注意两次刮痧之间的间隔，应以痧痕消退为准，不宜过频。

思考题

（1～3题共用题干）

张某，女，25岁，因昨日淋雨，今晨起感觉寒冷，轻微发热，无汗，头痛，身痛，鼻塞流清涕，咳嗽，有痰，痰清稀色白，喜热饮，舌苔薄白，脉浮紧，前来就诊。

1. 该患者出现（　　）时，不宜拔罐。

A. 高热抽搐　　　　　B. 无过敏、溃疡、水肿等　　C. 有足够的思想准备

D. 之前得到了足够的休息　　E. 5个月前有脚踝扭伤史

2. 拔罐前若发现（　　），则不选择使用此罐。

A. 罐大小适宜　　　　　B. 罐体光滑无缺口　　　　C. 罐体有裂痕

D. 抽气罐活塞密封很好　　E. 玻璃罐经过了严格消毒

3. 在拔罐过程中，尽量避免（　　）情况的发生。

A. 起罐时缓慢向内放气，使其自然落下

B. 操作中，乙醇溶液适量

C. 注意保暖

D. 留罐1h

E. 罐具使用后消毒保存

（4～6题共用题干）

赵某，男，30岁，工人，7月的某日午后在户外作业，突然出现脘腹闷痛，欲吐不吐，欲泻不泻，口有酸腐臭味，发热头痛，身热不宁，四肢酸楚，舌红苔黄，脉数而濡。

4. 为该患者刮痧时，可以在该部位进行操作的情况有（　　）。

A. 皮肤破溃　　　　　B. 施术部位有足够的介质　　C. 过度饥饿

D. 久病体虚　　　　　E. 皮肤高度过敏

5. 为患者刮痧的最佳部位是（　　）。

A. 胸部　　　　　　　B. 前额　　　　　　　　C. 腘窝

D. 肘窝   E. 脊柱两旁

6. 为该患者进行背部刮痧时，最适宜的刮痧方向是（   ）。

A. 自上而下   B. 自下而上   C. 从两侧到中间

D. 时而自上而下，时而自下而上   E. 先腰后颈，最后刮背

（康凤河　杨丽英）

参考文献

［1］　杨洪.中医护理.第 2 版.北京：人民卫生出版社，2015.

［2］　杨艳玲.中医护理.北京：北京出版社，2009.

［3］　孙秋华.中医护理学.第 3 版.北京：人民卫生出版社，2002.

［4］　刘琳.中医护理学.北京：中国医药科技出版社，2013.

［5］　张丽霞，徐袁明.中医护理学.北京：北京大学医学出版社，2012.